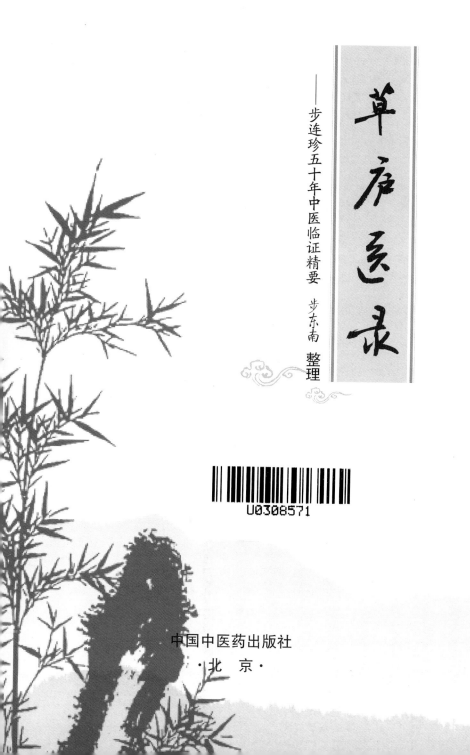

草庐医录

——步连珍五十年中医临证精要

步东南 整理

U0308571

中国中医药出版社

·北 京·

图书在版编目（CIP）数据

草庐医录：步连珍五十年中医临证精要/步东南整理. —北京：中国中医药出版社，2015.4
ISBN 978 - 7 - 5132 - 2444 - 4

Ⅰ. ①草… Ⅱ. ①步… Ⅲ. ①中医学 - 临床医学 - 经验 - 中国 - 现代 Ⅳ. ①R249.7

中国版本图书馆 CIP 数据核字（2015）第 057942 号

中 国 中 医 药 出 版 社 出 版
北京市朝阳区北三环东路 28 号易亨大厦 16 层
邮政编码 100013
传真 010 64405750
廊坊市三友印务装订有限公司印刷
各地新华书店经销

*

开本 880×1230 1/32 印张 14.875 彩插 0.25 字数 374 千字
2015 年 4 月第 1 版 2015 年 4 月第 1 次印刷
书 号 ISBN 978 - 7 - 5132 - 2444 - 4

*

定价 39.00 元
网址 www.cptcm.com

如有印装质量问题请与本社出版部调换
版权专有 侵权必究
社长热线 010 64405720
购书热线 010 64065415 010 64065413
微信服务号 zgzyycbs
书店网址 csln.net/qksd/
官方微博 http://e.weibo.com/cptcm
淘宝天猫网址 http://zgzyycbs.tmall.com

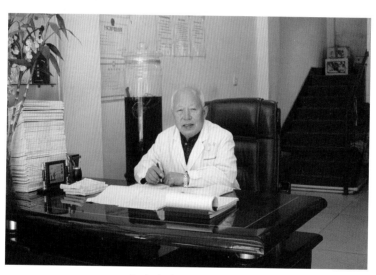

步连珍在门诊部出诊

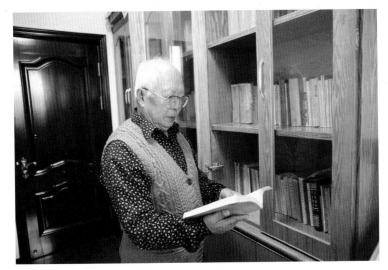

步连珍在书房

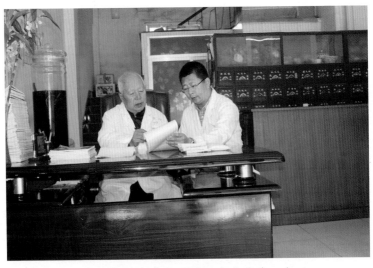

步连珍和其学术继承人步东南在一起

大将军骑海马 为披穿山甲

小孤松坐车前 头戴金银盔

丁亥菊月步连珍

步连珍的墨宝

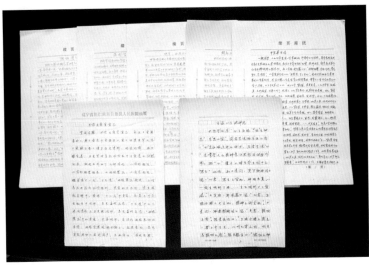

步连珍的中医文稿（一）

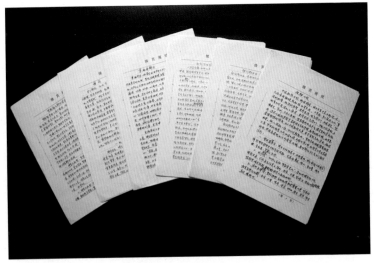

步连珍的中医文稿（二）

序

我是中医业内一名小卒，中医副主任医师。1960 年随桓仁县名老中医邵延龄先生学习中医，后又随本溪市名老中医班世民主任医师学习，先后两次参加中医提高班，1982 年在中医研究院（今中国中医科学院）西苑医院进修，后又多次参加全国短训班及国内、国际学术会议。抱弘扬国医之志，刻苦钻研，孜孜探索，反复实践，感悟新知，博采众家之长，危急重症每获良效，疑难痼疾屡起沉疴，回春之术，逾越山城。因执业于基层，中医内、妇、儿、外、皮肤、五官等科，无不涉猎。诊余闲暇，总结经验与心得体会，撰写论文数十篇，部分论文先后在市、省、国内、国际专业杂志和学术会议上发表。1985 年获本溪市职工自学成才奖；1995 年获第二届世界传统医学大会暨"超人杯"世界传统医学大奖赛"国际优秀成果奖"，被授予"民族医药之星"称号；1997 年获本溪市自然科学（中医）"学科带头人"；1998 年获本溪市政府科学技术"拔尖人才"奖；所撰论文选入《中华名医高新诊疗通鉴》，被中医研究院特色医药合作中心评为"共和国名医专家世纪高新金杯奖壹等"，获中华名医科研成果论文证书、共和国名医专家金奖证书、"中华名医专家"称号。

我已年逾七十，鬓发皆白，回首医涯五十载，感慨万千。基于此念，将自己从医以来的部分学习心得、实践体会、临床医案加以整理，虽已遗失大部，但仍可反映出五十年来的执医斑迹。全书分为"医理勾玄""临床撮要""医案拾零"上中下三篇，名曰《草庐医录》。限于本人学识浅薄，书中不可避免存在许多不足之处，但只要对他人有所借鉴，对医者的治疗有更多帮助，则余愿足矣。

步连珍

2015 年 4 月

草庐医录

治学体会

一、学医之要，首在立志　人的生命是最为宝贵的，而健康是人生第一位的幸福。古曰：不为良相，愿为良医。良相可以治国安邦，造福黎民百姓；良医可直接解除患者疾苦，使人健康长寿。正因如此，从事医疗工作乃是高尚的职业。中医药学是中华民族几千年来与疾病斗争的经验总结，是国粹，是伟大的宝库。他博大精深，只有深爱他，不为名利，树博爱之心，抱弘扬国医之志，有为之献身探索其奥秘之精神者，方可为之。

二、刻苦钻研，专心致志，练就背诵记忆的功底　初学之始，要学习好中医基础理论，要通学"五大中医学院"编写的各种教材，重点学习掌握好中医诊断学、中药学、中医方剂学、中医内科学、妇科学、儿科学，熟悉中医外科、皮肤科、眼科等，通学精读《黄帝内经》《伤寒论》《金匮要略》《温病学》等经典著作。熟练掌握八纲辨证、脏腑辨证、经络辨证、六经辨证、卫气营血辨证、气血津液及病因病机辨证，在临床上才能面对纷杂的病因体征，从不同角度切入重点进行论治。要想在临床实践中得心应手，不至于茫然无措，还要练就背诵功底，加强记忆。如"药性赋""药性四百味歌括""汤头歌诀""濒湖脉诀"《黄帝内经》《伤寒论》《金匮要略》中的重点条文，《医宗金鉴》中"伤寒""内科""妇科"的部分重点歌括，不断重复背诵，加深记忆，加深理解。这也是学习中医，为之打下坚实基础的重要步骤，也是自新中国成立以来院校教学与师承学习方法之不同。

三、反复实践，不断总结　学习的目的是为了指导实践，通过实践来验证已学的知识，加深对已学理论的理解。在临床中要加强病案的书写，做到病史、诊断、辨证、治则、用药的真实完整，既是对病人负责，又便于复诊和追访，从中总结出某些疾病的治疗规律，成功的经验或失败的教训，以提高自己的诊断治疗水平。要阶段性、不定期地制定出对某些疾病的临床治疗观察计划，收集重点病种的治疗病例，以便于总结分析。学习的成果体现在疗效。

四、坚持学习，不断提高　学习是无止境的，中医典籍、历代的名医名家著作、医案浩如烟海，要重点选读古代和近代名家名著至少在二百部以上，博览群书，熔各学派于一炉。一是订阅当今主要专业期刊，建立读书文摘卡片，记录心得体会，从中不断汲取营养，充实提高自己。二要根据需求，选择课题，阶段性进修学习，聆听名家讲学、学术特色、学术会议交流的新经验新成果，开阔视野。三要接受现代医学成果为我所用，对现代医学的定位、定量、定性检查结果不盲从，不忘中医学理论之本，以中医理论的宏观辨证去统筹，确定证型、病机所在和治疗原则。四要注意收集民间简便廉且有特效的小方，以充实自己，为患者服务。

五、驭繁就简，由博返约　常用中草药近千种，方剂数以万计，不可能全部背诵熟记。药物要熟记性味归经、功能主治及用量，专病专药；方剂要熟记各类病证的代表方剂，临证加减变通。即使无代表方剂，也可以根据病证，按药性功能随机组方，以应万变。无论涉及中医何科病证，只要熟记掌握中医理法方药之要领，均可辨证施治用药。纵观先贤治病，并非当今中医分科过细（尤以大中医院为最），有为更广泛患者群服务之长。关键在于医者要博学广识，才能应对疑难或危急重症而起沉疴。

六、临证要胆识兼备，辨证准确，专病专药　"医乃仁术，医而无术则不足生人。"临证要熟练掌握各类疾病的证候群，辨证精当，胆识兼备。有胆无识则会草菅人命，有识无胆则会坐失

草庐医录

良机。余曾治任某长期高热不退，从桓仁转诊至沈阳医科大学治疗两个多月，效果不佳，后在余处以"甘温除大热法"服中药治愈，恢复正常工作；曾治急腹症胰腺炎、肠梗阻、肠梗阻术后粘连再梗阻近百例，均获效甚捷，患者免受手术之苦。

目 录
CONTENTS

上篇 医理钩玄

一、漫谈阴阳 / 2

二、五行学说 / 8

三、辨病与辨证论治 / 15

四、藏象理论与人的整体调控说 / 19

五、妇科生理特点及其发病基础 / 23

六、中医养生说 / 26

七、用药及饮食宜忌 / 34

中篇 临床撮要

一、咳嗽辨治 / 38

（一）分型 / 38

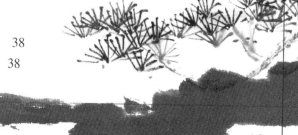

（二）咳嗽临证诊断与鉴别诊断 / 42

（三）咳嗽用药管见 / 43

二、胃脘痛的辨证论治 / 44

三、肠炎病证辨治心得 / 47

四、便秘 / 50

五、肝硬化及腹水 / 53

六、痹证 / 56

（一）肌肉风湿痛（肌纤维炎）/ 56

（二）类风湿性关节炎 / 57

（三）强直性脊柱炎 / 58

（四）颈椎病、颈肩综合征 / 58

（五）腰椎病（骨质增生、腰椎间盘脱出、坐骨神经痛）/ 59

（六）痛风性关节炎 / 59

（七）静脉炎、下肢静脉曲张 / 60

七、鼻窦炎（鼻渊）/ 60

八、痛经辨治六法 / 61

九、经间期出血（排卵期出血）/ 65

十、闭经辨治八法 / 66

十一、功能性子宫出血诊治提要 / 72

十二、荨麻疹辨治 / 76

十三、带状疱疹及其后遗神经痛 / 82

下篇 医案拾零

一、内科 / 86

（一）外感、时病 / 86

（二）咳嗽 / 97

（三）咳喘 / 102

（四）哮喘 / 110

（五）痰饮 / 111

（六）肺积 / 113

（七）斑疹 / 115

（八）浮肿 / 117

（九）自汗、盗汗 / 121

（十）心悸、惊悸 / 123

（十一）胸痹 / 129

（十二）不寐 / 136

（十三）郁证 / 143

（十四）癫痫 / 149

（十五）狂证 / 150

（十六）胃痛 / 151

（十七）胃胀 / 162

（十八）胃脘嘈杂、灼热 / 165

（十九）呃逆 / 168

（二十）胃积、噎嗝 / 170

（二十一）腹泻 / 174

（二十二）腹痛 / 183

（二十三）便秘 / 186

（二十四）胁胀痛 / 189

（二十五）黄疸 / 199

（二十六）鼓胀 / 203

（二十七）头痛 / 206

（二十八）眩晕、耳鸣 / 215

（二十九）中风 / 230

（三十）淋证、癃证 / 235

（三十一）尿失禁 / 245

（三十二）消渴 / 248

（三十三）阳痿 / 251

（三十四）早泄 / 255

（三十五）阳强 / 256

（三十六）血精 / 257

（三十七）疝痛 / 258

（三十八）痹证 / 261

（三十九）夜热、自主神经紊乱 / 293

（四十）虚风内动（神经官能症）/ 294

（四十一）乏力 / 295

二、妇科 / 301

（一）月经病 / 301

（二）带下病 / 333

（三）妊娠病 / 338

（四）产后病 / 352

（五）妇科杂病 / 360

三、儿科 / 370

（一）感冒 / 370

（二）咳嗽 / 372

（三）乳蛾、火瘰 / 377

（四）火眼 / 380

（五）热淋 / 380

（六）眩晕 / 381

（七）疳积 / 382

四、外科 / 382

（一）疮疡 / 382

（二）乳房疾病 / 385

（三）皮肤病 / 389

（四）肛肠痛 / 427

（五）外科其他疾病 / 427

五、五官科 / 430

　（一）眼疾 / 430

　（二）鼻疾 / 433

　（三）喉痛、火瘰、便秘合病(咽喉炎、淋巴结炎) / 437

　（四）口疮 / 437

　（五）唇风 / 442

　（六）口眼歪斜 / 443

附篇　发表的部分论文

中医治疗元阳暴脱证（急性心梗）一例 / 446

用"小青龙汤"治疗小儿寒性哮喘的体会 / 448

试谈"治崩三法"在临床出血证中的运用 / 450

运用补中益气汤琐谈 / 456

婴儿肠梗阻术后再梗阻二例治验 / 460

当归补血汤合五子衍宗丸化裁治疗男性不育症13例 / 462

育精Ⅰ～Ⅳ号系列药治疗男性不育症136例 / 463

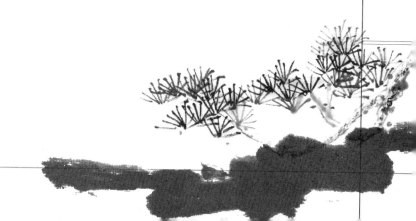

上篇 医理钩玄

一、漫谈阴阳

阴阳的原始概念是日光的相背，源于河图洛书。《易·系辞传》说："古者包牺氏之王天下也，仰观象于天，俯则观法于地，观鸟兽之文与地之宜，近取诸身，远取诸物，于是始作八卦，以通神明之德（解释自然界的神妙），以类万物之情（说明万物的各种变化）。""易有太极，是生两仪（即阴阳）。两仪生四象，四象生八卦。""法象莫大乎天地，变通莫大乎四时。"知道万事万物的变化是由于四时寒暑，而四时寒暑的变化是由于日月之运行。也就是说，没有日月的运行，就不会有四时寒暑的变化，没有四时寒暑的变化，就没有万物的变化。"圣人有以天下之赜，而拟诸其形容，象其物宜，是故谓之象；圣人有以见天下之动，而观其会通，以行其典礼，系辞焉以断其吉凶，是故谓之爻。""爻也者，效天下之动者也。""天地变化，圣人效之。"可见，《易》就是对客观事物变化规律的模拟。

古人以自然界常见的八种事物现象去概括千差万别的象，这八种事物各有它的符号，就是乾☰、坤☷、震☳、巽☴、坎☵、离☲、艮☶、兑☱八卦。《易·序卦传》说："有天地然后万物生焉，盈天地间者唯万物。"可见《易》是朴素的唯物论。《易·系辞传》说："天地氤氲，万物化醇；男女媾精，万物化生。""乾，阳物也；坤，阴物也。阴阳合德，而刚柔有体，以体天地之撰，以通神明之德。"又说："刚柔相推，变在其中矣。""乾坤其易之蕴耶，乾坤成列，而易立乎其中矣。""乾坤毁，则无以见易。""易不可见，则乾坤或几乎息矣。"乾属纯阳，坤属纯阴，乾坤即阴阳，是矛盾的统一体，由这个矛盾统一体的变化发展而产生六十四卦。"乾坤毁，则无以见易"，"易不可见，则乾坤或几乎息矣"，是对六十四卦最后两卦既济和未济所作的说明。既济是几乎息，未济是没有息，是说卦从乾坤到既济未济，是完成一个大的发展阶段，变化发展并没有终止，而且也不可能终止，因为时间和空间都是无限的，物质运动变化也就永远不会停止。

《易》认为天与地、乾与坤、男与女、阴与阳是相互关联统一的，又是对立相反相成的。相互关联统一是指阴阳代表的事物现象，必须是密切相关地处于一个统一体中的两种事物和现象，或者是一事物和现象内部密切相关的两种属性。所谓相反相成，是指阴阳代表的事物或现象及其属性，必须是一对对立相反相成的事物和现象，或者是一事物或现象内部的一对对立相反相成的属性。对立统一、相反相成是阴阳的唯一结构形式，是阴阳双方对立统一、相反相成关系的表述，是阴阳所有运动规律和运动形式的发生之源。阴阳之间的对立制约和互根互用以及互藏交感，都是对立统一相反相成概念的延伸。《荀子·礼论》说："天地合而万物生，阴阳接而变化起。"《淮南子·天文训》说："阴阳和合而万物生。"《素问·阴阳应象大论》说："天地者，万物之上下也；阴阳者，血气之男女也；左右者，阴阳之道路也；水火者，阴阳之征兆也。"古代先哲通过取类比象思维，认为天地阴阳二气不断地升降运动而致氤氲交感，人身的阴阳二气也在不停地升降出入运动中相摩相错相濡，阴升阳降来维持其协调平衡。

阴阳是认识事物思维方法的抽象的属性概念，如《灵枢·阴阳系日月》说："阴阳者，有名而无形。"《类经·阴阳类》说："阴阳者，一分为二也。"杨上善在《太素·知针石》的"天地合气，别为九野，分为四时"一节下注释说："从道生一，谓之朴也。一分为二，谓天地也。从二生三，谓阴阳和气也。从三以生万物，分为九野、四时日月，乃至万物。"但阴阳所解释的具体事物又是依事物的客观存在为前提为依据为基础的，所以也是唯物的。《素问·阴阳应象大论》云："清阳为天，浊阴为地。""积阳为天，积阴为地。""阳化气，阴成形。"《素问·天元纪大论》云："形气相感而化生万物矣。动静相召，上下相临，阴阳相错，而变由生也。"因而，阴阳不仅是万物的物质根源，而且阴阳的相互作用和不断运动是万物产生、变化和消亡的根本由来。正因如此，阴阳变化的规律也就理所当然地成为贯通整个宇宙的普遍规律，从而也就成为人们认识客观存在、分析和归纳一切事物的法则。

具体事物的阴阳属性，不是绝对的不可变的，而是相对的，而这对应的两个方面各自都有着与对方相反的特征和性质。其表现为：在一定条件下阴和阳之间可以发生相互转化，即阴可以转化为阳，阳可以转化为阴。同时阴阳之中还可以再分阴阳，这是事物的无限可分性。如以物质与功能相对而言，物质属阴，功能属阳。二者在一定条件下是可以相互转化的，物质所产生的能量转化为功能，功能活动亦可形成物质。以昼与夜而言，昼为阳，夜为阴。平旦至日中为阳中之阳，日中至黄昏为阳中之阴，黄昏至夜半为阴中之阴，夜半至鸡鸣为阴中之阳。《灵枢·寿夭刚柔》曰："人身内有阴阳，外亦有阴阳。在内者五脏为阴，六腑为阳；在外者筋骨为阴，皮肤为阳。"《素问·金匮真言论》曰："背为阳，阳中之阳，心也；背为阳，阳中之阴，肺也；腹为阴，阴中之至阴，脾也。"概括说明阴阳之广，无所不在，也表明阴阳在构成具体事物上的多样性和无限可分性。

凡相互对立又相互联系的事物和现象，在自然界中是无穷无尽的，所以《黄帝内经》曰："阴阳者，天地之道也，万物之纲纪，变化之父母，生杀之本始。""阴阳者，数之可十，推之可百，数之可千，推之可万，万之大不可胜数，然其要一也。"说明自然界的一切事物都在不停地发展变化着，阴阳是自然界一切事物运动变化的基本规律，是一切事物属性的纲领，是一切事物生长、发展、变化的根源。

阴阳是对立制约的。自然界一切事物和现象都存在着相互对立的阴和阳两个方面。如内与外，外为阳，内为阴；动与静，动为阳，静为阴；出与入，出为阳，入为阴；升与降，升为阳，降为阴；热与寒，热为阳，寒为阴；雄与雌，雄为阳，雌为阴……所有这些都说明了阴阳是代表事物或现象中相互对立的不可分割的两个方面，既是对立的，又是统一的。统一是对立的结果，对立是二者之间相反的一面，统一是二者之间相成的一面。没有对立，也就没有统一，没有相反，也就没有相成。阴阳两个方面的相互对立，主要表现在它们之间的相互制约，相互对抗。通过阴与阳的相互制约和相互对抗，取得了统一，达到阴阳之间相互动态平衡。自然界中春夏秋冬四季及温热凉寒四时气候周而复始、循环不已的变化，这正是自然界中阴阳二气相互制约、相互推移变化的结果。如夏季正当阳热盛，但夏至以后阴气却渐次以生，以制约火热的阳气；冬季正当阴寒盛，而冬至以后阳气却随之而复，用以制约寒冷之阴。秋冬之所以寒冷，是因秋之时阴气下降，抑制了春夏温热之气；春夏之所以温热是因春夏之时阳气上升抑制了秋冬寒冷之气。阴阳的对立，就是通过阴阳的相互制约、相互对抗促进了自然界一切事物的发展变化，同时也贯穿于人体生命过程的始终。基于此，事物才能不断地发展变化，自然界才会生生不息，生物才有生、长、化、收、藏和生、长、壮、老、已的变化，机体才能进行正常的生命活动。

阴阳是互根互用的。阴阳是相互依存、相互为用的。阴依存于阳，阳依存于阴，双方均以对方的存在而为自己存在的前提。如天为阳，地为阴。没有天就无所谓地；没有地就无所谓天；昼为阳，夜为阴。没有昼就无所谓夜，没有夜就无所谓昼。热为阳，寒为阴。没有热就无所谓寒；没有寒就无所谓热。阴阳必须保持相对的平衡协调，才能维持自然界中一切生物的相对平衡协调，以及人体的正常生理活动。其中任何一方都不能脱离另一方单独存在。人体的机能活动（阳）和营养物质（阴）是相互依存的，正如《素问·阴阳应象大论》曰："阴在内，阳之守也；阳在外，阴之使也。"若双方失去了相互依存的条件，就会出现有阴无阳或有阳无阴，而最终导致阴阳均无，即所谓"独阴不生，孤阳不长。"机体生生不息之机就会遭到破坏，出现"阴阳离决，精气乃绝"而死亡，所属事物也就不复存在了。

阴阳的相互消长维持着自然界的平衡。阴阳二者之间经常处于彼增此减或彼减此增的动态变化之中。阴阳消长，可能阴消阳长，也可能阳消阴长。任何事物在一定限度之内，相互对立、相互依存的阴阳双方都在不断地进行着消长变化，以保持着事物的相对动态平衡，只有这样才能维持事物正常的发展变化。所谓阴阳的消长和动态平衡，是说阴阳双方不是保持静止不变的，而是处于动态之中，这种动态就包含着阴阳之间的消长。事物就是通过阴阳双方的消长关系，保持事物本身阴阳二者之间的相对平衡。动态只能保持在一定的限度内，超过限度（极限）就将打破相对的平衡，事物就将会发生质的变化，一事物就会变为他事物。如一年四季气温的变化，寒暑的更替，就是典型的阴阳消长过程。从冬末至春及夏，寒气渐减，温热日增，气候则由寒逐渐变温和变炎热，这就是阴消阳长的变化过程；由夏末至秋及冬，热气渐消，寒气日增，气候则由热变凉变冷，这就是阳消阴长的变化过程。这种正常的阴阳消长，反映了四季气候变化的一般规律。宇宙间的万物，正因为处于这种正常的阴阳消长过程中，才有相应的春生夏长、长夏化、秋收冬藏的运动变化。这种变化从不停息。在人体生命活动过程中，物质和功能是在不断变化着的。各种功能活动的产生，必须消耗一定的营养物质，即谓阴消阳长；而各种营养物质的化生，又必然消耗一定的能量，即谓阳消阴长。说明在阴阳消长变化中，并不是单独进行的，而是一个复杂的变化过程，即阴消阳长之中包含着阳消阴长，阳消阴长之中也包含着阴消阳长。只有这样，事物才能保持相对的动态平衡，人体才能维持正常的生理活动。在阴阳消长过程中，如果一方太过，必然导致另一方不及；反之，一方不及，也必然导致另一方太过。太过和不及，均会打破阴阳之间的相对动态平衡，使阴阳消长超过常度，出现偏胜偏衰现象，事物的运动变化就会超出常规，而发生根本性改变。因此，阴阳消长有常有度，在一定限度之内，保持阴阳相对动态平衡的消长谓之常；超出一定限度，破坏了阴阳相对动态平衡的消长谓之变。

阴阳是可以互相转化的。阴阳不但是相互对立的、相互依存的、相互消长的，而且在一定条件下，阴阳还可以向其相反的方向转化，即阴可以转化为阳，阳可以转化为阴。阴阳的转化，必须具备一定的条件，这种条件《黄帝内经》称之为"重"和"极"，即所谓"极则生变""重则必反"。故曰："重阴必阳，重阳必阴。""寒极生热，热极生寒。"所以阴阳二者之间的变化，包含着量变和质变两种形式。一般而言，阴阳消长是量变的过程，阴阳转化是质变的过程。事物的发展变化，不外乎是量变和质变两个方面，量变是质变的开始，质变必须先有量变的过程。如果阴阳消长超越了正常度，事物必然会由"化"至"变"，亦可由"变"至"化"，即通过量变到质变，向其相反的方面转化，阴可以转化为阳，阳可以转化为阴。阴阳的消长超出一定限度必然导致阴阳的转化，所以阴阳的转化与消长是事物发展变化的全过程，是密不可分的两个阶段。

阴阳在时空中存在着无限性和辨证发展的永恒性，表现在阴阳运动形式的"升降出入，无器不有"，而宇宙一切事物也只有在升降出入的运动中得以显示其存在。同样，其变化和运动规律也只有在升降出入的运动中得以显示出来。在不同的时空中，其形态有多样，范围有大小，期限有长短，但作为物质固有的属性，即升降出入的运动是永恒的、不灭的。否则，运动停止，一切事物就会毁灭和消亡。《素问·六微旨大论》曰："无不出入，无不升降。化有大小，期有远近，四者之有，而贵常守，反常则灾害至矣。""出入废则神机化灭，升降息则气立孤危。故非出入，则无以生长壮老已，非升降则无以生长化收藏。是以升降出入，无器不有。故器者，生化之宇，气散则分之，生化息矣。"阴阳永恒运动的根本原因，是由于阴阳双方的"形气相感，动静相召，上下相邻，阴阳相错"（《素问·天元纪大论》）。"高下相召，升降相因"（《素问·六微旨大论》），即正是阴阳相反相成的相互作用，推动了事物的运动和发展。

二、五行学说

五行学说和阴阳学说一样，渊源于远古时代。大约在夏代就出现了"五行"的名称。到了春秋时期对五行的记述日渐增多，主要指生活生产中时刻不离的五种物质，如《尚书·大传》云："水火者，百姓之所饮食也；金木者，百姓之所兴作也；土者，万物之所资生也，是为人用。"《左传·襄公二十七年》云："天生五材，民并用之，废一不可。"古人运用生活中最基本的五种物质金、木、水、火、土作为五材，依照五材之性及它们之间相互关系来说明事物的变化规律。而真正比较深入地认识五行的特性及其相生相胜的关系，并加以概括、抽象成为哲学范畴则是在战国时期。如《尚书·洪范》说："五行：一曰水，二曰火，三曰木，四曰金，五曰土。水曰润下，火曰炎上，木曰曲直，金曰从革，土爰稼穑。润下作咸，炎上作苦，曲直作酸，从革作辛，稼穑作甘。"阴阳家邹衍首先提出火胜金、金胜木、木胜土、土胜水、水胜火的五行相胜次序。在《管子》《吕氏春秋》中，五行与春、夏、长夏、秋、冬相配的顺序来看，木生火、火生土、土生金、金生水、水生木的相生次序已经形成。

　　《素问·阴阳应象大论》说："天有四时五行，以生长收藏，以生寒暑燥湿风。人有五脏化五气，以生喜怒悲忧恐。"意思是说，天之四时对应于人的五脏五气。四时则春生、夏长、秋收、冬藏；五行则水为寒、火为暑、金为燥、土为湿、木为风。故天有四时五行，以生长收藏，以生寒暑燥湿风。其在于人，有五脏化五气，心气主喜，肝气主怒，肺气主悲，脾气主忧，肾气主恐，以生喜怒悲忧恐。"东方生风，风生木，木生酸，酸生肝，肝生筋，筋生心，肝主目。"意思是在方位是东方，在四时为春季，在六气为风，在五行为木，木主酸味，是五行五味归于天地之气。"酸生肝，肝生筋。"肝者人之脏，筋者人之体。人有五体，而五体复有所生，故筋生心；五脏各有所主，肝开窍于目。"神在天为风，在地为木，在体为筋，在脏为肝，在色为青，在音为角，在声为呼，在变动为握，在窍为目，在味为酸，在志为怒。"用五运五行与天地人三才相合的理念把自然现象与人体生理功能归纳在一起：五行中的木，在东方生风，在地为木，在脏为肝，在体为筋，在色为青，在音为角，在声为呼，在变为握，在窍为目，在味为酸，在情志为怒，都属于人体肝脏所属所主。"怒伤肝，悲胜怒；风伤筋，燥胜风；酸伤筋，辛胜酸。"在情志方面，肝主怒，故怒伤肝；悲为肺之情，肺在五行属金，故悲能胜怒（金克制木），是情志相胜；风伤筋，燥胜风，是金之燥可以克制风木，是伤于气者以气相胜；酸伤筋，辛胜酸，是酸味伤筋，辛味可以胜酸。

《素问·五运行大论》说："土主甲己，金主乙庚，水主丙辛，木主丁壬，火主戊癸。"是把十天干甲乙丙丁戊己庚辛壬癸合化于五行土金水木火。故《素问·六节藏象论》进一步说："五气更立，各有所胜。盛衰之变，此其常也。"五运化气，更立其岁，甲己土胜，乙庚金胜，丙辛水胜，丁壬木胜，戊癸火胜。故各有所胜，其中有盛衰虚实之变，是其常理，实际是天干合化把阴阳和五行融为一体。天干合化五行是阴阳和五行相互作用产生的一种气化功能。天干合化五行是古人观察天象得出的结论，是宇宙运行的一种规律。按广义全息理论概念：一个大系统中存在很多相对独立的小系统，人是宇宙这个大系统之中一个相对的小系统，所以人体包含了整个宇宙的全部信息，这就是中医学理论中的"天人相应"理念。

五行理论在中医学中的运用，在《难经》有了进一步的补充，其中以十难、十三难、十七难、十八难、三十四难、四十难、四十九难、五十难、五十三难、五十四难、五十六难、六十四难、六十九难、七十三难、七十五难、七十七难、七十九难、八十一难十八篇为代表。主要运用五行互藏说明五脏的色、臭、音、液；用五行母子乘侮论脏腑病机；用五行确立脉位脉象的相生相克关系；用五行论五腧穴针刺法；用五行理论确立治则治法等。

1. 用五行互藏关系解释五脏的色、臭、音、液，体现在三十四难、四十难、四十九难中。五色之变在于肝木，肝主色为青色，其功能渗透于五脏中，而有"自入为青，入心为赤，入脾为黄，入肺为白，入肾为黑"；五臭之变在于心火，即心主臭的功能渗透于五脏中，而有"自入为焦臭，入肝为臊臭，入脾为香臭，入肺为腥臭，入肾为腐臭"；五音发于肺金，肺主音的功能渗透于五脏之中，而有"自入为哭，入肝为呼，入心为言，入脾为歌，入肾为呻"；五液之变在于肾水，即肾主液的功能渗透于五脏中，而有"自入为唾，入肝为泣，入心为汗，入脾为涎，入肺为涕"。可见人体的五色、五臭、五音、五液各由一脏为主，兼入其他四脏而化生。

2. 用五行母子相生相乘关系解释脏腑病机，即脏腑病机五行传变。脏病传变的相乘规律：五十三难提出"七传者，传其所胜"。即依火、金、木、土、水次序相乘，而有"心病传肺，肺传肝，肝传脾，脾传肾，肾传心"，其预后较差而难治；相乘传变可致五脏积病。五十六难说："肺病传于肝，肝当传脾，脾季夏适王，王者不受邪，肝复欲还肺，肺不肯受，故留结为积"。其证候："在胁下，如覆杯，有头足，……令人发咳逆，痎疟，连岁不已。"其余四脏之积亦如此传变而成。母子相传规律，五十三难说："间脏者，传其子也。"即依火、土、金、水、木次序相生，而有"心病传脾，脾传肺，肺传肾，肾传肝，肝传心"的母子相传，其病易治而生。

3. 五行之理寓于脉象变化之中。用五行解释寸口脉所主脏腑相生，十八难中记有"脉有三部"，即寸脉为上部，关脉为中部，尺脉为下部，以对应人体脏腑相互资生。具体是右寸肺金生左尺肾水，左尺肾水生左关肝木，左关肝木生左寸心火，左寸心火生右尺命门（相火），右尺命门（相火）生右关脾土，右关脾土生右关肺金。一脉十变寓母子相及与乘侮病机：以十难中心脉十变为例，正经自病见"心脉微大，小肠邪干小肠也"，"心脉大甚者，心邪干心也"；母病及子见"心脉急甚者，肝邪干心也"，"心脉微急者，胆邪干心也"；子病犯母见"心脉缓甚者，脾邪干心也"，"心脉微缓者，胃邪干小肠也"；心肾水火相乘传变见"心脉沉甚者，肾邪干心也"，"心脉微沉者，膀胱邪干心也"；肺金反克心火的反侮传变见"心肺涩甚者，肺邪干心也"，"心脉微涩者，大肠邪干心也"。脏病相乘的脉证预后：十七难中肝病反见肺金乘肝木，脉"浮短而涩"，症见"闭目不欲见人"，多主死；心病反见肾水乘心火，脉见"沉濡而微"和"开目而渴，心下牢"证候，多主死；脾病反见肝木乘脾土，脉见"浮大而滑"和"大腹而泻"证候，多主死；肾病反见脾土乘肾水脉象，亦主死。死于其所不胜。十三难还从色脉顺逆判定肝病预后，如"肝病色青，其脉当弦急"，为色脉相应，多主生；若"肝病色青，其脉浮涩而短"，为色脉相乘，多主死。

以五行传变区分五邪，五十难根据五脏病机五行传变情况命名虚邪、贼邪、实邪、微邪和正邪。母病及子称为"从后来者为虚邪"；子病犯母"从前来者为实邪"；"从所不胜来者为贼邪"；"从所胜来者为微邪"（即反侮传变）；属于本经自病的称为正邪。进而推演到病因学中，"心病中风得之为虚邪，伤暑得之为正邪，饮食劳倦得之为实邪，伤寒得之为微邪，中湿得之为贼邪。"

4. 腧穴五行与手法补泻。五腧穴指井木、荥火、俞土、经金、合水。六十四难提出五俞十变说，即阴井木、阳井金；阴荥火、阳荥水；阴俞土、阳俞木；阴经金，阳经火；阴合水，阳合土。临床依据腧穴五行属性可确定针刺补泻手法。如七十三难在肝木实时，可泻子取荥穴，因荥属火，火为木之子；肝木虚时可补母，取合穴，因合属水，水为木之母。联系补泻针法，七十九难有泻子用"迎而夺"法，补母用"随而泻"法。

5. 根据五行规律确定治疗原则。六十九难确立了"虚者补其母，实者泻其子"的治疗原则；七十七难有"见肝之病，则知肝当传之于脾，故先实其脾气，无令得受肝之邪"。肝实肺虚者，可用"泻火补水"法，即肝木实泻其子心火；肺金虚则补其子肾水，达到子能令母实。七十五难说："南方火，火者木之子也；北方水，水者木之母也；水胜火，子能令母实，母能令子虚，故泻火补水，欲令金不能平木也。"八十一难还强调对肺实肝虚病人，不能损不足，益有余，犯虚虚实实之戒。

《内经》和《难经》依据五行的属性，结合具体事物的不同形质、形态、功能、作用等，用取类比象的方法把自然界中形形色色的事物进行明确的归类。于是，不同的方位、地域、季节、气候、天象、颜色、音声、气味以及动植物等，便成为五个不同的同构系统。同样，对人体的脏腑、形体等组织结构，音声、肤色、脏腑功能、形体动态、精神活动、气质禀赋等生理心理现象，以及各种千变万化的病理变化和现象，也归纳为五个不同的同构系统，并与自然界的五个系统作了相应的联系。这使复杂多端、漫无头绪的万物及其现象，尤其是人的生理、病理现象等都成为系统化、条理化、形象化，并成为有条不紊的整体。五行学说在《内经》和《难经》中运用最重要的方面，就是根据五行相生相胜关系来探讨自然界事物之间、人体内部之间、人与自然之间的相互关系。所谓生，有相互资生、相互促进、助长的意思；相胜（即相克），有相互约束、抑制、克服之意。认为事物之间在其运动发展过程中，不是孤立的和不相关联的，而是彼此有机地联系着的。联系就是既相互资生、促进、助长，又相互制约、抑制、克服。相生，意味着物质之间的相互依存和消长，功能之间的相互协调；相克，则意味着事物之间的相互斗争和更胜。因此，相生和相克是对立统一的，是事物发生发展过程中不可缺少的两个方面。

没有生，就没有事物的发生和发展；没有克，就不能维持正常协调关系下的变化和发展。因此，生中有制，制中有生，相反相成，从而推动事物在平衡协调中发展。当然，生克制化的平衡协调是动态的，是相对的，一旦五行中的任何一方出现生或克的太过或不及，就会使它所生、所克和生它、克它的其他四方均发生不及或太过，从而导致整个生克制化的平衡协调遭到破坏，事物的生化和运动也就遭到破坏甚至毁灭。所以《素问·六微旨大论》说："亢则害，承乃制，制则生化，外列盛衰，害则败乱。"中医学理论运用五行来探讨人体的动态平衡和疾病进退演变规律。五脏中，每一脏都有生我、我生、克我、我克的关系，是以相生、相克、相反、相成来保持稳态的平衡。在各种病理因素作用下，这个稳态平衡就会被破坏而出现乘我、我乘、侮我、我侮的失调关系，这就是病态。对被破坏关系所出现的偏差和病态，进行补偏救弊，抑其太过，补其不足，旨在重建五行生克制化的平衡协调关系。五行生克制化乘侮规律，如下图所示：

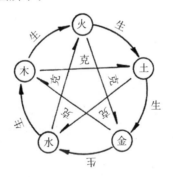

五行相生相克图

五行学说辨证法，既从整个事物之间的普遍联系上，又从各个具体事物之间的相互联系上，指导着中医学的思维方法和具体应用，是中医学辨证法体系中不可缺少的组成部分。

五行本于阴阳，阴阳的对立统一规律是根本和核心，五行生克乘侮规律则是它的衍化和逻辑补充。《景岳全书·类经图翼》说："五行即阴阳之质，阴阳即五行之气，气非质不立，质非气不行，行也者，所以行阴阳之气也。"这就是阴阳五行规律内在的辩证关系。

三、辨病与辨证论治

中医理论对人体生命活动的认识，是渊源于古老的哲学思想，即《易经》和阴阳五行学说。老子说："道生一，一生二，二生三，三生万物。"意思是说宇宙间的万物是生成的，而不是构成的。"生成"具有有机的含义，而"构成"则是机械的。把哲学的抽象思维与人体生命现象有机地结合起来，并深化到人体的生理结构、组织器官等各个层次，形成了中医学理论特有的整体观和恒动观思想。主要体现在"五脏一体"思想，认为复杂的人体结构和功能是一个相互关联、相互制约的有机整体；体现在"天人相应"的思想，认为人的组织器官和精神活动是统一的协调的；体现在生命的"恒动观"，用阴阳说明事物内部普遍存在的对立统一属性，用五行说明事物内部结构间相反相成的复杂关系。运动和变化是事物存在的形式。《素问·六微旨大论》说："物之生从于化，物之极由乎变"，"升降出入，无器不有。"临床医疗就是一种动态的调谐活动和过程，以期达到生命机体的"阴平阳秘。"正是在这种理论思想指导下，产生了辨证论治的中医临床医学理论核心。

"证"是病人的内在的、外源的、有联系和关联的临床症状和体征等信息征象的有机组合，是对病变过程中某一阶段的病理概括，综合反映了疾病的病因、病位、病机和病势。

"证"不同于病，它的表现特征的大致如下：

（1）病理的综合性　中医的证是指一种病理状态，即人体对病理因素的综合反应，往往涉及多个系统与器官（脏象），因而用反映单一器官变化的现代理化指标是难以测察的。

（2）病情的多变性　"证"有很强的时段性，因此临床上证的诊断很少始终不变，这与"病"的诊断相对稳定完全不同。

（3）证候的表象化　主要指症状、体征通过外部现象分析判断体内生理病理变化成为证的诊断方法，即"有诸内必形诸外"的黑箱法。

（4）证的个体化　病因是病的诊断基础，证受多种因素尤其是个体因素的影响，如体质、职业、气候、精神刺激和生活环境等。在诊断上证的个体化是证最突出特点。

"辨"是辨识，是审证求因，是判断疾病过程中的阶段性证候诊断和病机所在的认识。辨证仅是认识疾病某一阶段的方法，而不是疾病过程的最终结果。因为证无非就是在脏在腑、在气在血、属寒属热、属虚属实、属表属里、属阴属阳等诸多症状主次轻重的组合，而后通过脏腑、八纲、六经、三焦、卫气营血、气血津液等辨证方法，进行综合分析归纳提炼确定的。如果把辨证作为结果的话，就会影响对疾病的深入研究和认识。

目前中医的病名相对滞后，主要指大量非特异性的症状、病机、病理产物命名的病种。如胃脘痛、呕吐、咳嗽、胸痹、眩晕、水肿、虚劳、痰饮、血瘀等，由于这些病种对病的特殊性认识不够，内容覆盖面广泛，在同一病种间出现病情轻重、预后良恶的天壤差异是屡见不鲜的。对这些病局部地片段地进行归类是简单的和肤浅的，并且会造成一种疾病适应于多种病名的情况发生。如慢性病毒性丙型肝炎。中医无此病名，根据临床症状可被划分为"疫毒""胁痛""黄疸""癥积"等病证范畴，把症候病机作为病种的方法，是立足于疾病某个阶段交叉点、融合点的方法，其后果就是有着不同病理阶段的疾病，在不同的病理阶段，将被划为多个中医病名下，或出现多个病名叠加的现象。"同病异治"和"异病同治"的治疗原则，是基于"证"的共性认识和"证"的个性认识。虽然它不能完全代表西医在结构上确定的"病"，但因为证相同，必然有内在的相似的病理基础。因此，西医理论中没有证相同和证相反的概念，反而认为中医"同病异治"、"异病同治"原则，"证"不能代表西医"病"的个性特质，这正是西医发展的局限性，而不是中医"证"理论的缺陷。大量的临床实践已证明，西医诊断的病，如果脱离了中医的辨证思维去认识和治疗，就难以收到理想的临床效果。西医的同一病，中医同样可以辨为一个或多个证型，根据不同证型去确定治疗原则，而不是单一的模式，这就是中医临床的优势。

在辨证过程中，要师夷之长，把西医对疾病内在的物理化学检测、微观特异性指标纳入证候的元素中来，这样把整体宏观证候与内在的、微观的具体定位结合起来，才能做到对疾病的更全面和更深层次的认识，使之辨证更加贴切疾病的本源。在病名的确立上，应以现代医学病名为准，使中医病名的模糊概念有了较为确切的定义，既有利于治疗效果的验证，又有利于中西医学的沟通。当西医诊断不确定、模糊或多种病错杂时，就应以中医病名为主，言简意赅，涵盖了疾病的实质。

论治是在辨证基础上的医疗决策，包括立法、选方、组药，并确定服药方法、饮食宜忌、起居宜慎等。辨证和立法（治疗原则）是中医临床诊疗的重要环节，但却都是为处方用药服务的。如何选方组药，使之对应于所辨之证、所立之法，需要中医药理学和配伍学方面的知识和经验，这是与西医所不同的。

辨证与辨病的关系，应该是方法和结果的关系。中医是灵活的辨证思维，西医是逻辑辨病思维。辨证必须以辨病为前提，证只有因病的存在才有自己的特殊性而言。而这时的病不是传统意义上的以症状或病机命名的"病"，而必须是具有发展规律，表现出特定症状与相应阶段证候的"病"，即现代医学命名的病。病是代表疾病全过程的特点与规律，是疾病的根本所在；证型代表疾病当前所处阶段的主要矛盾。由于在病的层次上包含了不同的病理阶段，包含了虚实进退演变的诸多因素，把这些阶段和因素单个地划分开来，就形成了证。所以说证是病的补充，是病的组成部分或单元。辨证和辨病的关系也应该说是一般与特殊的关系。具体地说，应先确定病，而后分证。以病为纲，揭示病的特异性的病机性质和病变过程；以证为目，明确每一病理阶段的主要矛盾、虚实进退。以病统证，病是全程，病是全体；证是局部，证是阶段，证从属于病。辨证必须以辨病为前提，证只有因病的存在才有自己的特殊性而言。但在临床实践中，也常常发生现代医学检查尚无法发现和确诊不了的病，或虽然确诊了病，却又无法治疗的情况。而以中医传统病名去辨证论治，反而收到了意想不到的效果。从这层意义上讲，反映了现代医学对疾病认识的不足。而又可以理解为证是纲，病是目。以证统病，因为证的内涵包括了病。所以就不能断言为何是纲，何是目。纲与目的地位，病与证的主次，是可以相互转换的。只要抓住辨证论治这一临床思维，抓住了证型这一主要矛盾，病就可以迎刃而解了。例如，西医所谓的不明原因发热、发热待查、功能性发热、自主神经功能失调发热、泌尿系发热、手术后发热、产后发热、癌症发热、肝胆病发热、血液病发热、各种结核病发热等，往往束手无策，而中医多可以应用辨证论治，以甘温除大热等法，灵活辨证，使之尽快热退而愈。

总之，中医药学理论形成的基础是"天人合一"的整体观，恒动观。从对人体结构、五脏六腑、经络、气血津液、卫气营血、三焦等的认识，从脏腑、八纲、经络、卫气营血、三焦、气血津液等辨证框架的确立，从辨证论治、审证求因、理法方药的具体运用，都无处不贯穿着阴阳五行的哲学思想，把哲学的抽象思维和人体的疾病"征象"紧密地有机联系在一起，指导和运用于临床实践。也就是说，中医辨证论治的临床实践都无处不贯穿着哲学辩证法思想，正因为如此，中医药学才有了无限的生命力。

四、藏象理论与人的整体调控说

藏象理论是中医基础理论的核心，包含了人体五脏六腑、经络、气血津液、五官九窍、四肢百骸、筋骨脉皮肉毛、精气神等理论。脏腑经络等深在人体之内，如"匣匮之藏禁器"，有"藏"之意。"象"是指脏器经络等外在的功能表现，可以使人看到五色、听到五音、嗅到五味、接触到脉诊等。反映脏器及经络气血的正常活动或在疾病状态下所出现的变化。"象"是由"物象"推衍出"意象"，再由"意象"反推衍"物象"的过程。通过取象比类的思维方法，把被研究对象与已知对象在某些方面相通、相似或相近的属性、规律、物质进行充分关联类比，找出共同的特征和根本内涵，以"象"为工具进行标志、归类，以达到模糊、领悟、认识客体的目的。

藏象理论的形成是源于《周易》象的理论和方法。《周易》卦象、爻数代表宇宙的统一整体，六十四卦为阴阳二爻的六层结构，反映了宇宙间事物联系变化发展的整体画面，是天地人三才与时空统一的整体系统。此外，五行模型构建了这一整体系统的框架，使藏象理论具有整体观的优势。

藏象一词，出自《素问·六节藏象论》专篇，其理论内容涵盖于《内经》全书，以阴阳应象、司外揣内、由表及里、取象比类来阐释人与自然、气血津液、脏腑经络等理论的起源、生理联系、病理传变等。《素问·生气通天论》说："夫自古通天者，生之本，本于阴阳；天地之间，六合之内，其气九州、九窍、五脏十二节，皆通乎天气。"是说人的生命来源于天地阴阳之气，而化生有九窍耳目口鼻，前后二阴；五脏心肝脾肺肾；十二节两手、两肘、两臂、两足、两腘、两髀，都是天地之气所游行出入之处。又说："其生五，其气三，数犯此者，则邪气伤人，此寿命之本也。"是说人之生具备五行之理，通贯精气神三才之气，若数犯五行规律，则会出现木有风邪、火有热邪、土有湿邪、金有燥邪、水有寒邪而伤人，所以说生五（五脏）、气三（精气神）是人身寿命之本。《素问·金匮真言论》以四时五行为核心，按照整体观念取象来说明人身五脏、五体与内外环境的联系，如："东方青色，入通于肝，开窍于目，藏精于肝，其病发惊骇，其味酸，其类草木，……其应四时，上为岁星，是以春气在头也，……是以知病之在筋也。""南方赤色，入通于心，开窍于耳，藏精于心，故病在五脏，其味苦，其类火，……其应四时，上为荧惑星，是以知病之在脉也。"该篇还就四时气候与五藏的关系讨论了四季常见多发病，如："春善病鼽衄，仲夏善病胸胁，长夏善病洞泄寒中，秋善病风疟，冬善病痹厥"等。《素问·六节藏象论》说："藏象何如？"岐伯曰："心者，生之本，神之变也。其华在面，其充在血脉，为阳中之太阳，通于夏气。肺者，气之本，魄之处也。其华在毛，其充在皮，为阳中之太阴，通于秋气。肾者，主蛰，封藏之本，精之处也。其华在发，其充在骨，为阴中之少阴，通于冬气。肝者，罢极之本，魂之居也。其华在爪，其充在筋，以生血气，其味酸，其色苍，此为阳中之少阳，通于春气。脾者，仓廪之本，荣之居也，其华在唇四白，其充在肌，其味甘，其色黄，此至阴之类，通于土气。"《内经》此论是以五行为框架，以五脏为核心，以象为标志，进行模拟归类，即心在五行属火，色赤，味苦，在四季主夏，其华在面，其充在血脉，在情志主神，为阳中之太阳；肺在五行属金，色白，味辛，在四季主秋，在体主气，其华在毛，其充在皮，在志主魄，为阳中之太阴；肾在五行属水，色黑，味咸，在四季主冬，主藏精，其华在发，其充在骨，为阴中之少阴；肝在五行属木，在四季主春气，色苍，味酸，其华在爪，其充在筋，以生血气，在志为魂，是罢极之本，为阴中之少阳；脾是化生水谷精微之处，在五行属土，色黄，味甘，在四季主长夏，其华在唇四白，其充在肌肉，在志主思，属于阴中之至阴。《素问·八正神明论》以象解释气血运行的虚实，如："天温日明，则人血淖液，而卫气浮，故血易泻，气易行；天寒日阴，则人血凝泣，而卫气沉。"是以天气寒温阴晴变化说明对气血运行的影响。又说："月始生，则血气始精，卫气始行；月廓满，则血气实，肌肉坚；月廓空，则肌肉减，经络虚，卫气去，形独居。是以因天时而调血气也。"《素问·阴阳应象大论》说："神在天为风，在地为木，在体为筋，在脏为肝，在色为苍，在音为角，在声为呼，在变动为握，在窍为目，在味为酸，在志为怒。"以象阐释五行五脏的生理功能，将自然界的各种变化与脏腑的生理病理表现相联系，推演出脏腑与自然界五方、五季、六气、五色、五味、五音、五志、五体、五官九窍等的变动关系，形成了人体内外环境相联系的五行系统，确立了人体自身的整体性和人与自然环境相统一的整体观念。

　　藏象理论与整体观是中医学理论的灵魂，是古代先哲在医学实践的基础上，引入阴阳五行学说，以取象思维方式对生命体进行抽象和综合归类所形成的，超越具体脏器组织结构的整体认识，用相互作用和相互联系的若干组成部分而组成的，具有特定功能的整体，这与现代方法论中的系统方法是何等的一致。系统论方法的特征是整体性、关联性、环境适应性和非加和性。藏象理论中人体与自然的统一关系和人体自身五脏系统的生克乘侮制化规律，充分体现了彼此间的相互联系与相互制约关系，特别是"小孔成像"理论，则更深层次说明了脏腑间功能的整合协调与放大交错重叠，而共同构成了不可分割的有机整体。如《灵枢·大惑论》说："五脏六腑之精气，皆上注于目而为之精。精之窠为眼，骨之精为瞳子，筋之精为黑眼，血之精为络，其窠气之精为白眼，肌肉之精为约束。裹撷筋骨血气之精，而与脉并为系，上属于脑，后出项中。"《河间六书》说："眼通五脏，气贯五轮。"肉轮指上下眼睑部位，属脾，主肉；血轮指内外眦血络，属心，主脉；气轮指白睛，属肺，主气；风轮指黑睛，属肝，主筋；水轮指瞳孔，属肾，主精。说明五脏精气构筑和支配眼睛的活动，眼目是五脏精气盛衰的外在表现。就五脏开窍而言，肝开窍于目，所以目又可以直接反映肝或神的活动。如《灵枢·论勇》说："怒则盛气而胸腹胀，肝举，胆横，眦裂而目拘，毛起而面苍，此勇士之由然也。"再如舌为心之窍，足太阴脾经连舌本，散舌下；手少阴心经系舌本；足少阴肾经挟舌本；足厥阴肝经连舌本。舌质可以反映脏腑虚实，舌苔可以察外邪之深浅、胃气之盛衰存亡。有"气病察苔，血病观质"之说。从部位划分上：舌尖候心肺、舌边候肝胆、舌中候脾胃、舌根候肾。说明五脏精气支配着舌的活动，舌是五脏精气盛衰和病理变化的外在表现。

在五脏中心开窍于舌，在病理变化过程中，不但"心"的病理变化可以从舌反映出来，而且还可以观察其他脏腑的虚实寒热、气血盛衰。其他还有耳穴、小儿察指纹、指诊等，都可以反映五脏的生理病理信息。"象"涵盖理，理寓于"象"，理象为一。中医学中有阴阳五行之象，五脏六腑、气血津液、精气神、经络、卫气营血、四诊、八纲、方药等象，可谓是"象"医学。

五、妇科生理特点及其发病基础

《医宗金鉴·妇科心法要诀》曰："男妇两科同一治，所异调经崩带症，嗣育胎前并产后，前阴乳疾不相同。"高度概括了女性生理特征、生理功能以及疾病与男性的不同。换言之，除女性的经带胎产之外，其他疾病的治疗与男性基本是一样的。《素问·上古天真论》曰："女子七岁，肾气盛，齿更发长。二七而天癸至，任脉通，太冲脉盛，月事以时下，故有子。"男子"二八，肾气盛，天癸至，精气溢泻，阴阳和，故能有子。"天癸是促进生成男精女血和影响生长发育及生殖的一种阴精，男女皆有天癸至，而男性属阳，天癸所含物质偏于阳精为多，表现为"精气溢泻"；女性属阴，天癸所含物质偏于阴精为多，表现为月事经血，并且天癸可促进男女性征的发育。天癸源于先天肾气，经过后天水谷精微气血的不断充养，在女性则任脉依时旺盛而满，冲脉得肾气激发血海充盈，冲任相互资生，冲和协调，则使月经如期来潮，阴阳和而有胎孕。《医宗金鉴·妇科心法要诀》曰："先天天癸始父母，后天精血水谷生，女子二七天癸至，任通冲盛月事行。"说明月经如期而至是任脉通、冲脉盛、冲任和谐的主要标志。而冲任和谐的内在基础是肾气盛、天癸至。肾气盛、天癸至的基础是后天脏腑气血津液不断地充养肾气。反过来说，由于后天脏腑气血的不断充养肾气，肾气盛才能使天癸水平渐至旺盛，天癸水平旺盛才会实现任通冲盛，月经依时而行。天癸的盛衰是有一定时限性的，如《素问·上古天真论》曰：女子"二七而天癸至，任脉通，太冲脉盛，月事以时下，故有子。三七，肾气平均，故真牙生而长极。四七，筋骨坚，发长极，身体盛壮。五七，阳明脉衰，面始焦，发始堕；六七，三阳脉衰于上，面皆焦，发始白。七七，任脉虚，太冲脉衰少，天癸竭，地道不通，故形坏而无子也。"此条文应释为天癸水平由盛到衰的过程，其表现程序为："二七而天癸至"—"七七任脉虚，太冲脉衰少"（天癸衰）—"天癸竭，地道不通，故形坏而无子"。

天癸藏于先天肾气，经后天气血的充养而使肾气盛。天癸是肾气中能促进性发育和维持性生殖机能的一种精微物质，能分别促进男女性征和生殖器官的发育、成熟，激发性欲冲动，维持性生理功能，是化生生殖之精和繁衍后代的重要物质基础。"肾主生殖"就是通过天癸来实现的。天癸是肾气在人类生育阶段产生的一种特殊物质。女性的主要生理特点是月经，月经的主要成分是血，血是月经的物质基础。气血互根，气血同源，气为血之帅，血为气之母，气血充足相互协调则月经正常。气血是脏腑的精微所化生，脾是气血生化之源，水谷精微气血不断充养肾气，使天癸成熟而至，脾又能统血，而使月经正常；肾藏精，精可化血，精血同源，肾气盛才能天癸至，致使冲脉盛任脉通，月经正常；肝为女子先天，主藏血，司血海。肝主疏泄，调节血量，除营养全身之外，一部分通过冲脉和任脉输送至胞宫而为月经；心主血脉，是后天之本，五脏六腑之大主，既主全身脏腑气血，又主神明，通贯于脑，脑为髓海，为肾精所注，心肾相通，水火互济，肾上注于脑，脑下灌于肾，阴阳相济，而使肾气盛天癸至，月经正常。若脾虚化源不足，就会导致全身气血不足，尤其是心血不足，心血不足则不能充养肾气，则天癸何能得至？冲脉何得以盛？任脉又何得以通？脾能统血、摄血，即使天癸至，也可出现月经不调、月经过少或过多、崩漏、月经先期等病证。若肝的藏血和疏泄功能失常，就会出现经前乳房胀痛、月经超前错后、痛经、闭经等病证。若心血不足不能充养肾气，或心肾不交、水火不济，就会出现月经不调、闭经、子宫发育不良、不孕等病证。可以说，月经的产生和正常如否，宏观来讲是气血的盛衰和协调如否，具体讲是心肾功能的平衡和天癸水平的盛衰如否，而心肾盛衰与天癸平衡又靠脾的化源和统摄，肝的藏血与疏泄。

经络是气血运行的通道，冲任督带四条奇经之脉与奇恒之府的胞宫关系最为密切。冲脉为十二经脉气血汇聚之所，为十二经脉之海，是全身气血运行的要冲，起源于胞中，隶于阳明，冲脉气血充盛，就会使胞宫气血充盛。任具有"妊养"之义，任脉主一身之阴精，为阴脉之海，也起于胞中，行身之前，得肝脾肾阴精之精血而担任妊养之职，故冲脉盛任脉通则月经如期而至。督脉行身之背，主一身之阳，维系人身元气。任督二脉互相贯通，均起于胞中，任脉行身之前而主阴，督脉行身之后主阳，任督循环往复，维持人体阴阳气血的平衡，其中也包括胞宫的气血平衡。带脉横行于腰部，约束冲任督三脉，维持胞宫的生理功能。故肾藏精、肾主胞宫、主生殖。冲任督均起源于胞中，一源三岐，受带脉约束，与十二经脉联系，和脏腑与经络相互交汇，维持着胞宫的正常生理功能，是胞宫经络气血之道路。总之，月经的产生是天癸、气血、脏腑、经络相互协调而作用于胞宫的正常生理现象。而妇科病的基础也与天癸、气血、脏腑、经络作用于胞宫的功能失调有直接关系，是妇科病发生的基础。

六、中医养生说

　　一般说来，人的生命是有一定常数的，即寿命的时限性。寿命长短取决于先天父精母血的遗传基因和后天生命对自然环境、精神因素、饮食起居劳作的自我调控之稳态性。如《灵枢·决气》曰："两神相搏，合而成形，常先身生，是谓精。"《素问·金匮真言论》曰："夫精者，生之本也。"说明父精母血是遗传基因的重要物质，是后天赖以生长发育的物质基础，贯穿于人体生长壮老已的全部过程。《素问·上古天真论》曰："女子七岁，肾气盛，齿更发长；二七而天癸至，任脉通，太冲脉盛，月事以时下，故有子；三七肾气平均，故真牙生而长极；四七筋骨坚，发长极，身体盛壮；五七阳明脉衰，面始焦，发始堕；六七三阳脉衰于上，面皆焦，发始白；七七任脉虚，太冲脉衰少，天癸竭，地道不通，故形坏而无子也。丈夫八岁，肾气实，发长齿更；二八，肾气盛，天癸至，精气溢泻，阴阳合，故能有子；三八，肾气平均，筋骨劲强，故真牙生而长极；四八，筋骨隆盛，肌肉满壮；五八，肾气衰，发堕齿槁；六八，阳气衰竭于上，面焦，发鬓颁白；七八，肝气衰，筋不能动，天癸竭，精少，肾脏衰，形体皆极；八八，则齿发去。"即高士宗所释的"天数有常期，而材力有定数者如此。"值得注意的是在男女的性衰老和体衰老过程中，女性是开始于"五七阳明脉衰，面始焦，发始堕"，是阳明主面，阳明脉衰气血不能上荣于面，故面焦；血不荣发，故发始坠。而男性开始于"五八，肾气衰，发堕齿槁"，肾主骨，齿为骨之余，发为肾之外华，肾气衰则发堕齿槁。女性衰老始于阳明脉五七 35 岁，男性衰老始于肾五八 40 岁，男性比女性推迟了 5

年。从性衰老表现方面看，女性七七49岁"天癸竭，地道不通，故形坏而无子也。"男性是七八56岁"肝气衰，筋不能动，天癸竭，精少，肾脏衰"，比女性推迟了7年。在整体衰老过程中，女性七七49岁，男性八八64岁，男性比女性推迟了15年，而在近代的男女平均寿命调查对比中，男性平均寿命却比女性短7~8年，说明男性五八40岁肾气衰比女性七七49岁天癸竭提前了9年，这也与男性在社会和家庭所承担的责任有关。《灵枢·天年》曰："人生十岁，五脏始定，血气已通，其气在下，故好走。二十岁，血气始盛，肌肉方长，故好趋。三十岁，五脏大定，肌肉坚固，血脉盛满，故好步。四十岁，五脏六腑十二经脉皆大盛以平定，腠理始疏，荣华颓落，发颇颁白，平盛不摇，故好坐。五十岁，肝气始衰，肝叶始薄，胆汁始灭，目始不明。六十岁，心气始衰，善忧悲，血气懈惰，故好卧。七十岁，脾气虚，皮肤枯。八十岁，肺气衰，魄离，故言善误。九十岁，肾气焦，四脏经脉空虚。百岁，五脏皆空，神气皆去，形骸独居而终矣。"说明不论男女人体衰老过程都是开始于40岁。《素问·阴阳应象大论》曰："年四十，阴气自半也，起居衰矣。年五十，体重，耳目不聪明矣。年六十，阴痿，气大衰，九窍不利，下虚上实，涕泣俱出矣。故曰：知之则强，不知则老。"《素问·上古天真论》曰："上古之人，其知道者，法于阴阳，和于术数。饮食有节，起居有常，不妄作劳。故能形与神俱，而尽终其天年，度百岁乃去。"说明懂得养生的人，生命的常数可超越百岁。那么为什么现在多数人生存不到百岁呢？一是先天禀赋不足，遗传基因与环境因素的相互作用诱发疾病，缩短了寿命。二是后天不懂得养生，不断地伤形耗神而致过早衰老或早逝。本文试从以下几个方面谈谈中医的养生观：

1. 顺应自然变化养生 人与自然是一个统一的整体，自然界的阴阳四时是人类赖以生存的必备条件，人的健康长寿就必须顺应自然规律。《灵枢·岁露》曰："人与天地相参也，与日月相应也。"《素问·宝命全形论》曰："人以天地之气生，四时之法成。"说明人的生命与自然界变化节律是相通的。《素问·四气调神大论》曰："春三月，此谓发陈。天地俱生，万物以荣，夜卧早起，广步于庭，披发缓形，以使志生；生而勿杀，予而勿夺，赏而勿罚，此春气之应，养生之道也。逆之则伤肝，夏为寒变，奉长者少。夏三月，此为蕃秀。天地气交，万物华实，夜卧早起，无厌于日，使志无怒，使华英成秀，使气得泄，若所爱在外，此夏气之应，养长之道也。逆之则伤心，秋为痎疟，奉收者少，冬至重病。秋三月，此谓容平。天气以急，地气以明，早卧早起，与鸡俱兴，使志安宁，以缓秋刑，收敛神气，使秋气平，无外其志，使肺气清，此秋气之应，养收之道也。逆之则伤肺，冬为飧泄，奉藏者少。冬三月，此谓闭藏。水冰地坼，无扰乎阳，早卧晚起，必待日光，使志若伏若匿，若有私意，若已有得，去寒就温，无泄皮肤，使气亟夺，此冬气之应，养藏之道也。逆之则伤肾，春为痿厥，奉生少。"

又曰："夫四时阴阳者，万物之根本也。所以圣人春夏养阳，秋冬养阴，以从其根，故与万物沉浮于生长之门。逆其根，则伐其本，坏其真矣。故阴阳四时者，万物之终始也，死生之本也，逆之则灾害生，从之则苛疾不起，是谓得道。"体现了阴阳四季气候变化对人体的影响，建立了"春夏养阳，秋冬养阴"之择时养生的基本理论和方法。但四时气候变化对人体健康的影响也具有两重性。如《灵枢·九宫八风》曰："风从所居之乡来为实风，主生长，养万物。从其冲后来为虚风，伤人者也，主杀主害者。"说明在正常气候条件下，四时气候变化可以生养万物，如果气候异常，非其时而有其气，就会导致疾病的发生，所以《素问·上古天真论》曰："虚邪贼风，避之有时。"要随气候变化的异常而及时调节起居，尤应避免和预防疫疠之气的侵袭。

《素问·八正神明论》曰："月始生，则气血始精，卫气始行；月廓满，则气血实，肌肉生；月廓空，则肌肉减，经络虚，卫气去，形独居，是以因天时而调气血也。"《素问·生气通天论》曰："平旦人气生，日中而阳气隆，日西而阳气已虚，气门乃闭。是故暮而收拒，无扰筋骨，无见雾露，反此三时，形乃困薄。"生活起居要顺应四时阴阳和人体自身气血的生长收藏节律，违背这一规律就容易导致疾病的发生和早衰。在一年中，春季是万物生发变更的季节，人体阳气由弱至强，进行锻炼运动有助于打好健康基础，提高抗病能力，应"夜卧早起，广步于庭。"冬季是阳气闭藏的季节，应"早卧晚起，必待阳光。"一年四季应根据不同的气候特点而采用不同的方法锻炼，才有助于人体阴阳气血的平衡协调。而在一日之中，又以"平旦人气生"的时候最为适宜，以应阳气始发；至暮而息，以顺应人体阳气的收藏。人的作息规律要随阳气的盛衰而昼作夜息，起居有常才有利于健康。《素问·生气通天论》曰："是以圣人陈阴阳，筋脉和同，骨髓坚固，气血皆从。如是则内外调和，邪不能害，耳目聪明，气立如故。"《灵枢·本神》曰："智者之养生也，必顺四时而适寒暑，和喜怒而安居处，节阴阳而调刚柔，如是则僻邪不至，长生久视。"

2. 修心养性以延年 《素问·上古天真论》曰："是以志闲而少欲，心安而不惧，形劳而不倦，气从以顺，各从其欲，皆得所愿。故美其食，任其服，乐其俗，高下不相慕，其民故曰朴。是以嗜欲不能劳其目，淫邪不能惑其心，愚智贤不肖不惧于物，故合于道。所以能年皆度百岁，而动作不衰者，以其德全不危也。""以恬愉为务，以自得为功，形体不敝，精神不散，亦可以百数。""故能形与神俱，而尽终其天年，度百岁乃去。""恬淡虚无，真气从之，精神内守，病安从来?"儒家倡导正心，佛家倡导明心，道家倡导炼心，不外乎是修身养性、清静养神，调畅情志，心胸豁达，虚怀若谷，遇事不怒，宠辱不惊，宽宏忍让，与人与世无争，以使志闲心静而无杂念。精神宁静，神气安和，才能真气调顺，益寿延年。如《太上老君养生诀》曰："且夫摄生者，要先除六害，然后可以保性命延驻百年。何者是也? 一者薄名利，二者禁声色，三者廉货财，四者损滋味，五者除佞妄，六者去妒忌。六害不除，万物扰心，神岂能清静。"《素问·举痛论》曰："喜则气和志达，营卫通利。"《素问·生气通天论》曰："清静则肉腠闭拒，虽有大风苛毒，弗之能害。"反之，"百病生于气也，怒则气上，喜则气缓，悲则气消，恐则气下，惊则气乱，思则气结。"《灵枢·口问》告诫："悲哀愁忧则心动，心动则五脏六腑皆摇。"《素问·灵兰秘典论》曰："心者，君主之官，神明出焉，……主明则下安，主不明则十二官危。"这里所指的"心"，不仅仅是心的功能，更多的包涵着脑的功能，因为脑为"元神之府。"心静就是脑静，脑静则神志安宁。

其次，古人在养生方面还非常注重固护肾精，节制性生活。《素问·上古天真论》曰："以酒为浆，以妄为常，醉以入房，以欲竭其精，以耗散其真，不知持满，不时御神，务快其心，逆于生乐，起居无节，故半百而衰也。"肾藏精，为真阴真阳之宅，须珍惜固护，不可过度耗泄，特别是嗜酒过度，酒能乱性伤神，纵欲无度，或服食春药强力入房，致使精竭神伤，亦可导致早衰而变生疾病。荀子则提倡"欲不待可得而求者，从所可。"是指既不可纵欲，又不必禁欲，应顺其生理之需求。人值盛年，血气方刚，情欲旺盛是生理本能，无可厚非，性生活适度，可以令人形舒神畅，有利于身心健康。

3. 饮食有节，以补精益气　人以食为天，《素问·脏气法时论》曰："五谷为养，五果为助，五畜为益，五菜为充，气味合而服之，以补精益气。"《灵枢·五味》曰："故谷不入，半日则气衰，一日则气少矣。"胃为水谷之海，脾为气血生化之源，后天生命的营养物质依赖脾胃的化生作用，而得到源源不断地补充。五味入五脏，五味调和才能使人体营养均衡，"饮食有节"才能保护脾胃功能的正常发挥，所以戒之饥饱不均、暴饮暴食、恣食生冷辛辣、或肥甘油腻、或误食腐败有毒食物，要定时定量，要多样化，不可偏嗜。《素问·宣明五气》曰："五味所入，酸入肝，辛入肺，苦入心，咸入肾，甘入脾。"是地之五味入五脏，滋养五脏。"五味所禁：辛走气，气病无多食辛；咸走血，血病无多食咸；苦走骨，骨病无多食苦；甘走肉，肉病无多食甘；酸走筋，筋病无多食酸；是谓五禁，无令多食。"是说五味饮食各有偏胜，所谓"禁"不是禁绝不食，而是不可多食。《灵枢·五味》曰："酸走筋，多食之，令人癃；咸走血，多食之，令人渴；辛走气，多食之，令人洞心；苦走骨，多食之，令人变呕；甘走肉，多食之，令人悗心。"《素问·奇病论》曰："肥者令人内热，甘者令人中满。"《素问·生气通天论》曰："膏粱之变，足生大丁"，"因而绝食，筋脉横解，肠澼为痔。因而大饮，则气逆。"《素问·痹论》曰："饮食自倍，肠胃乃伤。"《灵枢·师传》曰："食饮者，热无灼灼，寒无沧沧，寒温中适，故气将持，乃不至邪僻也。""是故谨和五味，骨正筋柔，气血以流，腠理以密，如是则骨气以精，谨道如法，长有天命"（《素问·生气通天论》）。说明注重饮食调节是养生的重要环节。

4. 劳逸结合，动静适度　不论人体的禀赋虚实，身体强弱，生命总是以动而存在，应根据个体差异掌握好劳逸适度，动静结合。身体虚弱之人需要活动锻炼身体，增强体质和抗病能力，但要适度，量力而行；强壮之人，也不可逞强好胜，做超越身体负荷的运动而致劳伤。即使在盛壮之年无所感觉，但一过壮年之后疾病和早衰就会显露出来。凡事都有一定的限度，不可不及，太过亦不可。曾观察许多超强度锻炼或劳作的人，50岁之后就有患有许多慢性病，如高血压、心脏病、肾病、骨质病等。长寿者少，而寿命在90岁左右的人，大多都没有超强度的劳作经历。说明超强度的运动和劳作是有害的。逞强过劳则能耗伤气血，抗病能力下降；若好逸恶劳，懒惰少动，则令气血郁滞而变生疾病。《素问·宣明五气》曰："久视伤血，久卧伤气，久坐伤肉，久立伤骨，久行伤筋，是谓五劳所伤。"养生者应引以为戒。《养生三要·卫生精义》曰："行不疾步，耳不极听，目不极视，坐不久至，卧不及疲，冬不欲极温，夏不欲穷凉"，"才所不及而困思之，力所不及而强举之"，应有所避。宋代蒲虔贯《保生要录》认为："养生者形要小劳，无至大疲。故水流则清，滞则浊。养生之人，欲血脉常行，如水之流；坐不欲至倦，行不欲至劳，频行不已，然宜稍缓，即是小劳之术也。"养生以不伤正气为本。禅家认为睡眠最不可嗜，嗜卧则损伤神气，为六欲之首。养生必须养形，养形以运动为贵。《素问·六微旨大论》曰："成败倚伏生乎动，动而不已则变作矣。故非出入则无以生长壮老已，非升降则无以生长化收藏。"通过运动锻炼身体、舒展筋骨，流通气血，促进代谢，可以增强体质，提高机体的抗病能力。运动方法是多方面的，可根据自己的爱好选择，以"动不至劳"为度。还可以练气功、导引、按摩、吞津和调息，内外结合。动可以养形，静可以养神，动静结合形神共养，才能健康长寿。

5. 不治已病治未病，防患于未然 《素问·四气调神论》

曰："圣人不治已病治未病，不治已乱治未乱，夫病已成而后药之，乱已成而后治之，譬犹渴而穿井，斗而铸锥，不亦晚乎?"凡是注重养生的人，应该在平时就从细微之处入手，预防疾病的发生，即顺应四时锻炼身体。"虚邪贼风，避之有时"，固护阴阳气血，自我精神调解，"饮食有节，起居有常"，提高身体的抗病能力和防御能力，或配以季节性的药膳调养，以增强体质，这就是未病先防的"治未病"思想。如果发生了疾病，就应该在疾病早期的萌芽状态及时治疗，且不可拖延，若治疗不及时或者治疗不当，则会发生多脏腑的阴阳气血失调，其治疗难度就增加了，这与"未病"比较起来，岂不是"病已成而后药之，乱已成而后治之"，就如同人渴了才想起打井，上战场打仗才想起做刀枪一样，不是已经太晚了吗!这其中还有另一层寓意，就是"即病防变"，有了病就要及早治疗，防止疾病的传变恶化。"病后防复"：疾病的治疗要彻底达到痊愈，不可好转就中断治疗，即使病已进入恢复阶段，也要注意药物和饮食调养，适度锻炼，以固护正气，防止复发。中药在老年保健和抗衰老方面有数百种，方剂有千余首，已被现代药理学证实的延长细胞寿命和整体寿命的药物有人参、党参、枸杞、黄精等；调节免疫功能的药物有灵芝、黄芪、龙眼肉、大枣、桑葚、鳖甲等；改善机体代谢、调节内外环境平衡的药物有当归、三七、胡桃、刺五加、冬虫夏草、山楂、蜂蜜等；改善内脏功能的药物有丹参、银杏叶、胎盘、海马、阿胶、山药、黑芝麻等；平时常用的抗衰老中成药有：补中益气丸、四君子丸、六味地黄丸、七宝美髯丹、龟灵集等，应根据个体的具体情况选用。

6. 环境污染是人类健康的大敌　《素问·宝命全形论》曰："人以天地之气生，四时之法成。"《素问·六节藏象论》曰："天食人以五气，地食人以五味。"中医历来认为人与自然万物是一个统一的整体，自然环境与人类的生命健康息息相关。随着现代科学技术的飞速发展，给社会和人类创造了巨大的财富，同时也由此导致了自然环境的严重污染，给人类的生存和健康带来了不容忽视的威胁。如气候的变暖、空气污染、水资源污染、噪声污染、化学污染、生物污染、电磁辐射等，人们每时每刻都生存在这样的环境中，呼吸着污染的空气，饮用着污染的水，工业噪音对精神的干扰，农业过多地依赖化肥和农药，信息传播的电磁辐射，都对人类生存造成了危害。要改变这样的环境，即创造一个优良的生存环境，这不是个人的力量所能左右的，而是要靠国家、全社会乃至全世界人类的重视和努力。

七、用药及饮食宜忌

查阅古籍，用药及饮食宜忌，自汉《金匮要略》、唐《备急千金要方》、宋《证类本草》、元《饮膳正要》诸多医史资料均有记载，且日臻完善，乃先贤对医疗用药和生活饮食的经验记录，纵观其论不外如下几种情况：①药物相反；②药物相畏相恶；③妊娠禁忌；④饮食相反。"十八反""十九畏""妊娠禁忌"歌诀，已成为后世用药准则。其实也不尽然，余在临床实践中，曾将"十八反"中半夏、瓜蒌与川乌在配方中同用，未见毒性反应；"十九畏"中的人参或党参与五灵脂同用，未见毒性反应；"妊娠禁忌"中的半夏、干姜同用，为治疗妊娠恶阻的圣药；妊娠宫寒腹痛用附子，效果良好，未见导致胎动不安或流产。正如经云："有故无殒，亦无殒也。"尽管如此，亦当慎之又慎，如无确切把握，勿轻用之。

自古药食同源，《神农本草经》将药物分为上、中、下三品，上品为补益之品，中品有小毒，下品毒大。上品可广用，中品要少用、慎用，下品要慎用、禁用。应根据人体禀赋、五脏阴阳盛衰、病之所在、药物七情之须、使、畏、恶、（反）逆，酌情用之。随着时代发展，科学进步，亦有诸多发现，如肾功能不良患者慎用和禁用马兜铃科属的木通、细辛、防己类药物，即使用之，不可久服，这是古籍中尚无明确记载的。

"饮食相反"和"饮食宜忌"，我理解主要有两个方面，一是指食物中毒，如河豚中毒、杏仁中毒、白果中毒、鲅鱼青鱼中毒，屡见不鲜，主要是与烹调、炮制方法和食用剂量有关。特别是当今农作物大量喷洒农药，水果蔬菜农药残留，导致食物中毒者愈来愈多，甚至死亡。2008年5月我一同事母女，晚餐食用芸豆，餐后又吃甜瓜（二物均生产于塑料大棚，喷洒农药），夜间出现中毒，经医院抢救无效，均于次日凌晨死亡，并非饮食相反所致。

《饮膳正要·食物相反》记载较详，如生葱与蜜不可同食（葱辛散，蜜甘敛气，同食易出现胸闷嘈杂但未见杀人）；大豆不可与猪肉同食（同食未见杀人）；牛肉不可与猪肉同食（同食未见杀人）；鸡蛋与蒜苗不可同食（同食未见杀人）；砂糖与鲫鱼不可同食（宴席中常备糖醋鲫鱼，未见不良反应）；其他如枣与蜜勿同食；猪肉与鱼勿同食；牛肉与栗子勿同食；虾与糖勿同食；韭菜与酒勿同食等。《食疗本草》中的醋与蛤肉相反（今人常以醋拌蛤肉、扇贝、毛蚶，未见不良反应）；《本草纲目拾遗》中牛乳与酸物相反（今人饮用酸奶），均属今人之美食，大多未见不良反应。即使有不良反应者，乃属个例，属于过敏性反应。我曾治疗吃猪头肉过敏者，哮喘、呼吸困难、脘痛呕吐、皮肤起风疹团，急予以西药肾上腺素注射，配合吸氧治疗，缓解后口服中药治疗而得愈，半年后再食猪头肉未见不良反应。曾治张姓家族叔、侄、外甥三人均不能食肉类，包括牛、羊、猪、鸡肉，小至蛤蟆、麻雀，食后即全身起风疹团，甚者伴有胃痛、恶心呕吐，已 10 余年，经服中药治疗后均获痊愈。现今发现过敏源甚广，包括空气、紫外线、花粉、粉尘、昆虫及各种食物等，在特定的人体上均可出现，这与人体先天禀赋和后天脏腑功能盛衰、阴阳气血津液的失调密切相关，应该属于古人"饮食相反""相畏、相恶、相反"的范围。这主要取决于人体内因正气之虚衰，正所谓"正气存内，邪不可干"。

饮食宜忌，指在特定条件下，内在脏腑功能失调，各有所胜和所不胜，导致疾病发生，故有所忌。为了提高治疗效果，促进疾患速愈，每在治疗同时，必须有针对性地告知患者注意起居及饮食宜忌。忌口主要是针对疾病而言，如皮肤疾患大凡忌食辛辣发物、刺激性食物；消化道疾病应节制饮食，忌食生冷、辣、酒类、油炸食品；胃酸过多忌食辣、酸、甘甜食物；高血压忌食烟酒、咸辣、肥甘食物；痛风病忌食生冷海鲜、动物内脏、牛羊肉、白酒、啤酒；糖尿病忌食甘甜、膏粱厚味及饮酒；肾病忌食咸凉、豆制品及饮酒、勿过劳等，每病必有所忌，此不一一赘述，医者务须详告患者，亦是治疗疾病和促进病愈的重要组成部分。

中篇　临床撮要

一、咳嗽辨治

咳嗽的病位主要在肺，肺主气，主宣发肃降。宣发者，宣散于皮毛；肃降者，清阳肃降于五脏六腑。引起咳嗽的病因虽然复杂多样，但终不离乎内、外二因。明张景岳云："咳嗽之要，止惟二证，何为二证？一曰外感，一曰内伤，而尽之矣。""六气皆令人咳，风寒为主。"外因风、寒、暑、湿、燥、火六淫都可以引起咳嗽，内因脏腑功能失调之中以肺为多。如《素问·咳论》曰："五脏六腑皆令人咳，非独肺也。"咳嗽多由外感犯肺居多，或风寒束肺，风热犯肺，燥热伤肺，风躁动肺等。虽经治疗，咳嗽病愈，但必致肺气已虚，或余邪未净，伏留于肺，而转为内伤咳嗽，或五脏六腑功能失调，痰湿蕴肺，痰热郁肺，肝火犯肺（木火刑金），肺阴亏耗，肺气阳虚伏饮（寒水射肺）等。临床中的内伤咳嗽，又都非孤立的内伤引起，或多或少又带有外因的诱发因素，多为外因、内因复合因素所致，只是孰多孰少、孰实孰虚、孰轻孰重不同罢了。《医宗金鉴·咳嗽总括》曰："有声曰咳有痰嗽，声痰俱有咳嗽名，虽云脏腑皆咳嗽，要在聚胃关肺中。胃浊脾湿嗽痰本，肺失清肃咳因生，风寒火郁燥痰饮，积热虚寒久劳成。"

咳嗽不论外感内伤，都是肺系受病、肺气上逆所致。外感咳嗽为新病，起病急，病程短，常伴肺卫表证。内伤咳嗽多为久病，常反复发作，病程较长，常伴见他脏兼证，临证时当辨而治之。

（一）分型

1. 风寒袭肺证 咳嗽声重，喉痒气急，咳痰稀薄色白，伴头痛、鼻塞、流清涕、肢体酸痛、恶寒发热、无汗，舌苔薄白，脉浮或浮紧。证属风寒外束，肺失宣降，郁闭不通。治宜疏散风寒，宣肺止咳。方选三拗汤（《局方》）合止嗽散（《医学心悟》）加减：麻黄 10g，杏仁 15g，荆芥 7.5～10g，桔梗 10g，紫菀 15g，百部 15g，白前 15g，陈皮 12g，甘草 7.5g。水煎服。

（1）若夹痰湿，咳而多痰、胸闷，苔白腻者，可加二陈汤（《局方》）或三子养亲汤（《韩氏医通》）。

（2）若寒饮伏肺（寒水射肺），咳嗽上气，痰液清稀，不渴饮，或恶心，身痛重，舌淡苔滑，脉浮紧者，治宜散寒化饮，止咳平喘。小青龙汤（《伤寒论》）加减：麻黄 10g，白芍 15g，甘草 5g，细辛 3g，桂枝 10g，半夏 15g，五味子 3g，干姜 3g。水煎服。

（3）若风寒外束，肺热内郁（寒包火证）：身热无汗或有汗，咳嗽喘急气粗，心烦口渴，脉浮数者，治宜宣肺泄热，止咳定喘。方选麻杏石甘汤（《伤寒论》）加减：麻黄 7.5～10g，杏仁 15g，生石膏 20～30g，甘草 5g，桑白皮 15g，款冬花 15g，苏子 10g。水煎服。

2. 风热犯肺证　咳嗽频作，气粗或咳声音哑，咽干喉痒或痛，咯痰不爽，痰黏或黄，鼻干热涕黄，口渴头痛，恶风，舌红苔薄黄，脉浮数或浮滑。证属风热犯卫，肺失清肃，肺热伤津。治宜疏风清热，宣肺止咳。方选桑菊饮（《温病条辨》）和银翘散（《温病条辨》）加减：桑叶 15g，菊花 12g，杏仁 12g，连翘 12g，薄荷 6g，桔梗 10g，芦根 15g，甘草 6g，金银花 15g，牛蒡子 12g，射干 12g，浙贝母 10g，黄芩 12g。水煎服。

3. 燥邪伤肺证　干咳少痰或无痰、咽干鼻燥、咳甚胸痛、痰黏不易咯出，或伴身热恶寒头痛、舌尖红、脉浮数。属于温燥伤肺，肺失清肃。治宜疏风清热，润肺止咳。方选桑杏汤

（《温病条辨》）加减：桑叶 12g，杏仁 12g，北沙参 15g，浙贝母 10g，黄芩 10g，桔梗 10g，连翘 10g，知母 10g，花粉 12g。水煎服。

（1）若痰质清稀、恶寒无汗、苔薄而干、脉浮弦，为凉燥犯肺，卫气郁遏。治宜疏风散寒，润肺止咳。方选杏苏饮（《局方》）加减：紫苏叶 12g，茯苓 15g，半夏 12g，前胡 12g，桔梗 10g，枳壳 10g，杏仁 12g，橘红 12g，甘草 6g，生姜 3g。水煎服。

（2）若痰中带血者，加生地黄 15g，白茅根 30g。

4. 风盛痉挛咳嗽 阵发性剧咳，无痰或少痰，咽干紧痒，痒即咳嗽阵作，气急，多在夜卧或晨起咳剧，遇外界气候寒热变化或异味等因素突发或加重，苔薄白，脉弦。证属风邪犯肺，气道痉急，肺失宣降。治宜疏风宣肺，解痉止咳。

偏风热者，选银翘散和桑杏汤加减：金银花 20g，连翘 10g，荆芥 6g，薄荷 6g，牛蒡子 12g，桑白皮 15g，杏仁 15g，甘草 6g，黄芩 12g，前胡 12g，白前 15g，鱼腥草 20g。另加僵蚕 10g、蝉衣 10g 以解痉止咳。水煎服。

偏风寒者，选止嗽散（《医学心悟》）加减：桔梗 10g，荆芥 6g，紫菀 15g，百部 15g，白前 15g，甘草 6g，陈皮 10g，麻黄 10g，生姜 5g。另加白芍 15g，防风 12g，蝉衣 10g，蜂房 10g 以解痉止咳。水煎服。

阴虚者，加麦冬 12g，五味子 3g，乌梅 10g 以润肺止咳。

久病者，加赤芍 12g，桃仁 10g 以化瘀止咳。

5. 痰热阻肺证 咳嗽气粗或喉中痰鸣、痰多、质黏黄稠、咯吐不爽或有热腥味或痰中带血、胸胁胀满、咳时引痛、面红、口干渴、苔薄黄腻、脉滑数。证属痰热郁肺，肺失清肃，痰阻络伤，甚者可转变成肺痈。治宜清肺泻热，化痰止咳。自拟清肺化痰汤：金银花 20g，桑白皮 15g，杏仁 12g，前胡

12g，黄芩 15g，浙贝母 12g，瓜蒌 15g，生石膏 20g，葶苈子 15g，鱼腥草 25g，甘草 5g。水煎服。

6. 肝火犯肺（木火刑金）证 咳逆上气阵作，咳时面红目赤，咳引胸胁胀痛，口苦，烦热咽干，痰黏滞喉不能咳出，舌红、苔薄黄，脉弦数。证属肝郁化热，木火刑金，肺失清肃。治宜泻肝清肺止咳。方选黄芩泻白散（《症因脉治》）加减：黄芩 15g，桑白皮 15g，地骨皮 15g，甘草 5g，栀子 12g，赤芍 15g，瓜蒌 15g，浙贝母 10g，海浮石 20g，青黛 6g（单包分 3 次冲服）。水煎服。

7. 肺胃失和证 阵发性咳呛，气急，咳甚时伴呕吐酸苦水，平卧或饱食后症状加重，平素上腹不适，嘈杂泛酸或灼痛，舌红、苔白腻，脉弦。证属胃气上逆，痰浊壅中（似西医诊断的反流性胃炎），肺胃失和，气道受累。治宜降浊化痰，和胃止咳。方选旋覆代赭汤（《伤寒论》）合半夏泻心汤（《伤寒论》）加减：旋覆花 10g（包煎），代赭石 15g，半夏 15g，党参 15g，干姜 3g，黄芩 10g，黄连 5g，枇杷叶 12g，浙贝母 10g，煅瓦楞子 20g，紫菀 10g。水煎服。

8. 肺阴亏虚证 干咳，咳声短促，痰少黏白，或痰中见血，声音渐渐嘶哑，口干咽燥，午后潮热颧红，手足心热，或夜寐盗汗，日渐消瘦，神疲，舌红少苔，脉细数。证属肺阴亏虚，虚热内灼，肺失滋润，肃降无权。治宜养阴清热，润肺止咳。方选沙参麦冬饮（《温病条辨》）加减：北沙参 15g，麦冬 15g，天花粉 15g，玉竹 15g，桑叶 15g，知母 10g，川贝粉 4.5g（分 3 次冲服）。水煎服。

加减：咳而气促者，加五味子 5g、诃子 10g 以敛肺气；痰中带血者，加藕节 10g、白茅根 20g、海浮石 15g、丹皮 10g 以清热止血；潮热者，加青蒿 15g、地骨皮 15g、鳖甲 10g、胡黄连 7.5g 以清虚热；盗汗者，加乌梅 15g、煅牡蛎 15g、浮小麦

15g 以收敛止汗；咯吐黄痰者，加黄芩 12g、浙贝母 10g 以清热化痰；气虚心悸者，可加人参 6g、五味子 5g 以补提心肺之气。

（二）咳嗽临证诊断与鉴别诊断

1. 诊断要点

（1）咳而有声，咯痰或无痰。

（2）由外感引发者，多起病急，病程短，常伴恶寒发热等表证；由外感反复发作或其他脏腑功能失调引发者，多病程较长，可伴喘及其他脏腑失调的症状。

2. 鉴别诊断

（1）肺胀　肺胀是多种慢性肺系疾病反复迁延而致，除咳嗽症状外，并有胸部膨满，喘咳上气，烦躁心悸，甚至面目肢体浮肿，面色晦暗。证属心肺脾肾功能失调，痰浊水饮与瘀血互结。常见于哮喘、慢性支气管炎、肺气肿、肺源性心脏病、肺积水、结核性胸膜炎等，须结合现代医学检查以明确诊断，分别辨证治之。病情多缠绵，难以速愈。

（2）肺痈　以咳吐大量腥臭脓血痰为特征。多伴有咳嗽、胸痛、发热等症，属毒热壅肺，血瘀化脓成痈。治疗可分为初期、成痈期、溃脓期和恢复期，分期辨证治疗。结合现代医学辅助检查，以明确诊断。

（3）肺痨　以干咳或痰中带血或咳血痰为特征，常伴低热、盗汗、消瘦等症状。其发病多由于体质虚弱、气血不足、痨虫侵肺所致。结合现代医学检查，早期确诊。笔者常用百合固金汤（《医方集解》）加黄芩、百部、黄精以抗痨，效果满意。

（4）肺癌　咳嗽持续，顽固不愈，反复咳血痰，或不明原因的胸痛、气急、发热，伴消瘦乏力等。其病机为脏腑阴阳气血失调，正气虚弱，外邪入侵，痰、湿、气、瘀、毒等搏结日久，渐积而成（古称"息贲"）。须结合现代医学检查早期确诊。中药治疗以扶正祛邪并举，切不可辛散耗气，温燥伤肺，苦寒败胃，滋腻碍脾。笔者自拟抗癌汤：党参、太子参、白术、陈皮、桔梗、茯苓、甘草、黄芩、百部、黄精、山慈菇、浙贝母、丹参、半枝莲、白花蛇舌草。

（三）咳嗽用药管见

1. 辛温解表药　咳嗽无风寒表证，属于风热袭肺，鼻咽干燥或久嗽、肺痈、肺痨、肺癌者，切记慎用麻黄、桂枝、细辛、干姜之品，免致抱薪救火之弊，肺阴愈耗，正气愈虚，热愈炽烈。

2. 清热药　清热药不能与抗菌抗炎之西药混为一谈，不分寒热虚实即用清热解毒药，不仅无益而且有害。应用清热药有四个指征，即发热、咯黄痰、白细胞升高、舌红苔黄等热象。笔者喜用的清热药有金银花、鱼腥草、重楼、北豆根。

3. 化痰药　化痰药多温燥，风热袭肺或燥邪伤肺，无痰或少痰咽干者，慎用化痰药。常用的化痰药方如二陈汤、三子养亲汤。笔者喜用瓜蒌、半夏、浙贝母、橘红，咯痰稠黏时加北沙参以养阴，使痰能咯出。

4. 活血药　活血化瘀能改善心肺血液循环，改善缺氧，促进炎症和毒邪代谢。临证略见唇舌青紫或咳嗽日久者，即可加用赤芍、桃仁。赤芍配甘草即芍药甘草汤，可解除气管痉挛而止咳。桃仁不但活血化瘀，还可通利肺气。曾记得1963年春随师侍诊，余师曾用桑杏汤合血府逐瘀汤加减，治疗风温咳嗽10数例，效果甚佳，其理在于此，笔者临床常仿效。

5. 息风止痉药　风为六淫之首，百病之长。风胜则动，不论外感、内伤咳嗽，凡剧烈性、阵发性咳嗽，多与风邪有关。所以加息风止痉药是治疗咳嗽的重要方法，既有抗炎解痉作用，又能快速达到止咳平喘的效果。笔者常选用防风、蝉衣、僵蚕、威灵仙。

6. 行水利尿药 咳喘、肺胀、慢性阻塞性肺部疾病，以及肺心病患者，常见胸闷咳喘、心悸、面部眼睑浮肿，甚则四肢浮肿，不能通调水道。加用利尿药可以改善心肺功能，有利于病邪或代谢物的排除。笔者常选用茯苓、猪苓、泽泻、车前子、葶苈子。茯苓除利水渗湿外，还可增强机体免疫功能，可谓是一举两得。

7. 收涩药 咳嗽早期邪实，尚有表证者，慎用收涩药。若表邪已解，邪气已虚，可加用适量收涩药，能减轻和改善咳嗽症状，缩短病程。收涩药大多有抗过敏、抗炎、增强免疫功能的扶正作用。笔者常选用五味子、白果仁、罂粟壳、诃子等。

8. 扶正药 无论外感或内伤咳嗽，"无虚不受邪"，"邪之所凑，其气必虚。"所以临证根据正邪的盛衰情况，加扶正药是必要的，益气、养阴、养血、温阳等类药，酌加一至数味以为辅，可缩短病程，提高疗效。益气药常选党参、太子参、白术；养阴药常选沙参、玉竹、麦冬、百合等，但切忌大队滋腻。

二、胃脘痛的辨证论治

胃脘痛常伴上腹部胀满、呃逆、嗳气、嘈杂、泛酸或灼痛、刺痛、饮食不适等，类似现代医学的急慢性胃炎（胃窦炎、浅表性胃炎、萎缩性胃炎、糜烂性胃炎、胆汁反流性胃炎、幽门螺杆菌感染等）、胃溃疡、十二指肠球部溃疡、胃神经官能症、胃癌等病。

胃腑与脾和肝二脏关系最为密切。脾与胃是表里关系，同居中焦，脾气以升为顺，胃气以降为和，为气机升降之枢纽。若脾虚胃弱，必致升降之枢机不利，而产生气滞；又肝主疏泄，若肝郁疏泄不利，乘脾胃之虚而犯，亦可致气机郁滞；胃主受纳腐熟水谷，若气滞胃失和降，就可产生水反为湿、谷反为滞，形成气滞夹食、夹湿。胃为多气多血之腑，气、食、湿邪滞久，郁而化热，耗气伤阴，产生火、痰、瘀，由气及血，由经及络，终致膜损络伤。随着医学科技的进步，临床中常借助胃窥镜和胃肠透视影像检查，为中医望诊提供了重要辨证依据。

1. 脾胃不和型 胃隐痛，食后脘腹胀满，或呃逆或泛酸或灼痛、饥饿时加重，食后稍安。胃肠钡餐透视：呈胃蠕动增强，排空加速等亢进征象，有胃或十二指肠球部溃疡。治宜健脾和胃，护膜制酸。方选香砂六君子汤加减：太子参 15g，炒白术 15g，茯苓 15g，甘草 5g，半夏 15g，陈皮 15g，砂仁 10g，木香 6g，鸡内金 12g，神曲 15g，乌贼骨 15g，煅瓦楞子 20g，白及 10g。水煎服。

2. 肝胃不和型 胃脘痛，脘胀满连及胁肋，呃逆嗳气，烧灼感，大便不调。胃肠钡餐透视：胃蠕动减弱，排空迟缓，或伴有胃下垂。治宜疏肝和胃，方选柴胡疏肝散合乌贝散加减：柴胡 10g，白芍 15g，栀子 10g，香附 15g，青皮 12g，佛手 12g，乌贼骨 15g，浙贝 10g，甘草 5g。水煎服。

3. 肝胃郁热型 胃痛且胀，连及胁肋，口苦，泛酸或灼痛，舌红，舌两边苔黄腻。胃镜检查：胆汁反流性胃炎、糜烂性胃炎、幽门螺杆菌阳性居多。治宜疏肝利胆、清热和胃。方选四逆散合乌贝散加味：柴胡 12g，白芍 15g，枳实 12g，甘草 7.5g，乌贼骨 15g，浙贝 10g，龙胆草 15g，黄连 6g，佛手 12g，青皮 12g，神曲 15g，白花蛇舌草 30g。水煎服。

4. 肝胃阴虚型 胃脘痛胀，食不下，食入即痛，口干，舌质红少苔。胃镜检查：多萎缩性胃炎、糜烂性胃炎，幽门螺杆菌阳性较多，治宜养阴清热护胃。方选沙参麦冬饮合乌贝散加减：沙参 15g，麦冬 15g，天花粉 15g，石斛 15g，乌贼骨 15g，浙贝 10g，甘草 5g，焦山楂 15g，佛手 12g，黄连 7.5g，白花蛇舌草 30g。水煎服。

5. 湿热中阻型 胃脘痞满胀痛，恶心欲呕，食不下，嗳气，口腔腐臭异味，舌苔白厚腻兼黄，大便滞下不爽。胃镜检查：可见胃黏膜有糜烂病灶，滞留液较多，幽门螺杆菌多阳性。治宜清热化湿导滞，方选半夏泻心汤合平胃散方加减：半夏 15g，黄连 10g，茯苓 15g，陈皮 15g，苍术 15g，厚朴 15g，甘草 5g，白蔻 10g，佛手 12g，神曲 15g，佩兰 15g。水煎服。

6. 气虚血瘀型 胃脘痛日久，呃逆泛酸，便溏，伴有劳倦乏力，眼睑虚浮，由绵绵作痛转为刺痛，或夜间作痛，或呕血便血，大便色黑如漆。既往检查有胃炎、胃及十二指肠球部溃疡史。治宜益气和胃，化瘀护膜。方选香砂六君子汤合乌贝散方加减：党参 15g，炒白术 15g，茯苓 15g，甘草 7.5g，半夏 15g，砂仁 10g，陈皮 15g，乌贼骨 15g，浙贝 10g，白及 15g，延胡索 15g，三七粉 7.5g（分 3 次冲服）。水煎服。

临床辨证分型治疗不可拘泥，应灵活选用针对性强的药物。如胃在饥饿时疼痛应选加太子参、枳壳；食入即痛应选加黄连、槟榔片；胃灼痛应选用黄连、白花蛇舌草、蒲公英；胃胀痛连胁宜选用香附、青皮、佛手、川楝子；胃刺痛宜选用三七粉、五灵脂、延胡索；胃冷痛当鉴别寒热，虚寒者选用干姜、吴茱萸，热郁假寒者选用柴胡、白芍、枳实；脘胀嗳腐者选用三仙、连翘、槟榔片；脘胀呕恶，舌苔厚腻者选用苍术、厚朴、白蔻、佩兰、半夏；呕酸泛酸者选用乌贼骨、煅瓦楞子、蛤粉；口苦者选用龙胆草、黄芩、柴胡；胃镜下胃黏膜糜烂出血者选用乌贼骨、白及、三七粉、黄连；胆汁反流者选用柴胡、黄芩、龙胆草、连翘；胃黏膜呈颗粒状增生或疣状隆起、肠化或上皮内瘤样变者，选用白花蛇舌草、藤梨根、半枝莲、黄药子、莪术等；幽门螺杆菌感染者宜选用黄芩、黄连、白花蛇舌草、蒲公英、佛手、槟榔等；呕血或便血者选用乌贼骨、三七、白及、五倍子等。另外，香燥理气之品易伤胃阴，苦寒之品易损胃气，务要慎用，必须用时宜少量与之，中病即可。

三、肠炎病证辨治心得

肠炎包括急慢性结肠炎、肠激惹症、糜烂性溃疡性结肠炎、过敏性结肠炎、直肠炎等，似与中医学中的"泄泻""肠澼""肠风""脏毒"等病证相近。中西医对上述病名病证的认同点是：腹痛腹胀不适，大便异常，排便次数增多，粪便性状改变。不同的是：中医认为"泄泻"的发生原因是由脾虚胃弱或内伤七情或外感六淫之邪或饮食失节损伤胃肠所致。《景岳全书·泄泻》云："泄泻之本，无不由于脾胃"，"凡遇怒便作泄者，必先怒时挟食，损伤脾胃，故但有所犯，随触而发，此肝脾二脏病也，盖以肝木克土，肝强脾弱，脾气受伤而然。"《类证治裁·痢证》云："症由胃腑湿蒸热壅，致气血凝结，挟糟粕积滞，进入大小肠，倾刮脂液，化脓血下注，或痢白、痢红、痢瘀紫、痢五色，腹痛呕吐，口干溺涩，里急后重，气陷肛坠，因其闭滞不利，故亦名滞下也。"脾主运化，与胃是表里关系，脾之清气主升，胃主受纳腐熟水谷，小肠主受盛并泌别清与浊，大肠主传导，所以脾主运化，也含有胃与大小肠之功能。只有胃与大小肠"降"的功能正常，才会有"脾"之清气上升的正常，若胃与大小肠"降"的功能异常，就必然导致"脾"之清气夹浊而下。胃满则肠虚，肠满则胃虚，胃与肠同属六腑，以降为顺，但其中也含有"清气"上升之意。若胃肠"应满不满""应虚不虚"，虚之更虚，实之更实，纳降失调，必致或寒凝或气滞或湿热糟粕蕴结肠中，致使气血凝滞损伤肠络，导致肠功能异常。肠道功能异常，就不能维持胃与肠之"虚"与"满"的更迭纳降，也就会导致胃功能异常。所以在临床中，常见肠病伴胃病，胃病伴肠病，或胃肠同病。目前，西医学认为结肠炎是一种原因不明的慢性结肠和直肠的非特异性炎症。结肠镜检查：肠黏膜有弥漫性充血水肿，黏膜下有树枝样小血管模糊不清或消失，黏膜粗糙或颗粒状，是以肠镜检查为主要诊断依据的。其实按中医辨证分型的"脾虚泄""伤食泄""痛泄""五更泄"等病证，并不能完全在结肠镜的检查诊断中完全得到支持和确立，而遵照中医"同病异治"和"异病同治"的理论原则，审证求因，辨证论治，均可获得理想的疗效。余常分如下几种证型治疗：

1. 胃肠食滞型　饮食不节，饥饱不均，暴饮暴食，致脘腹胀满、嗳腐、腹痛、大便稀溏或黏滞不爽，或夹黏液，排便后肛门有坠热感。治宜清热消食导滞，方选保和丸合香连丸方化裁：焦三仙各 10g，枳实 15g，茯苓 15g，陈皮 15g，槟榔片 15g，木香 6g，黄连 7.5g，败酱草 20g，鱼腥草 20g，仙鹤草 15g。水煎服。

2. 湿热蕴结型　饮食不节，恣食辛辣酒类，湿热蕴结肠道，肠络损伤，不能泌别清浊，湿热糟粕混杂而下，症见腹痛泄泻，或滞下不爽，或夹黏液，或夹脓血，便后肛门坠热感。治宜清热燥湿，方选黄连汤加减：黄芩 15g，黄连 10g，木香 6g，白芍 15g，甘草 7.5g，败酱草 20g，苍术 15g，神曲 15g，仙鹤草 20g，马齿苋 25g，鱼腥草 20g。水煎服。

3. 寒热互结型 嗜食寒凉，或嗜酒辛辣饮冷，寒凝气滞血瘀，瘀久化热，肠络损伤，致腹痛腹冷，或右或左下腹痛，肠鸣气窜，大便滞下夹黏液，或带有脓血，治宜寒热并用，方选乌梅丸方加减：乌梅15g，炮姜6g，黄连10g，黄柏12g，木香6g，白头翁15g，海螵蛸15g，白芍15g，败酱草20g，鱼腥草20g，仙鹤草20g，甘草6g。水煎服。

4. 暑湿热型 伤暑夹湿或饮食不洁，致胃肠湿热蕴结，清浊混杂，急迫而下。症见腹痛肠鸣，泄下急迫如水，或夹黏液，便后肛门灼热，或伴有发热、脘胀、恶心欲吐、口渴、少尿等。治宜清热化湿、分利小便，方选葛根黄芩黄连汤合六一散化裁：葛根20g，黄芩12g，黄连10g，甘草7.5g，滑石粉20g，败酱草20g，鱼腥草20g，车前子15g，藿香15g，白蔻仁10g，仙鹤草20g。水煎服。

5. 肝郁犯脾型 多因情绪郁怒或抑郁夹食，肝郁犯脾所致。症见脐腹疼痛，痛则即泄，泄后痛减，稍安复作，遇怒加重，多见于肠激惹症患者。治宜扶土抑木之法，以痛泻要方化裁：白芍20g，陈皮15g，防风15g，炒白术15g，乌梅15g，鱼腥草20g，仙鹤草20g，焦三仙各10g，败酱草20g。水煎服。

6. 脾虚兼湿热血瘀型 病久缠绵不愈，脾虚气陷，湿浊不化，肠络气滞血瘀。症见劳倦乏力、少纳，腹痛绵绵，坠胀畏寒，大便滞下，夹黏液或紫暗色血，便后肛门有下坠感。治宜健脾化瘀，方选：香砂六君子加清热化瘀之品：党参15g，炒白术15g，茯苓15g，甘草7.5g，木香6g，砂仁10g，枳壳12g，三七10g，赤芍15g，海螵蛸15g，败酱草20g，鱼腥草20g，仙鹤草20g，炮姜5g。水煎服。

7. 脾肾阳虚型 肾阳不足，命门火衰，不能温煦脾胃致泄，每于夜半至鸡鸣前后，腹部隐痛且冷，肠鸣窜气，急于登厕，泄下溏薄，多在早餐前排便数次，白天症状缓解，伴手足欠温，饮冷或受凉加重。治宜温脾补命火，方选四神丸方加味：补骨脂15g，吴茱萸6g，煨肉豆蔻12g，五味子5g，干姜7.5g，黑附片7.5g，肉桂5g，赤石脂15g，诃子15g，炒白术15g，陈皮15g，砂仁10g。水煎服。

8. 脾虚胃弱型　脾虚胃弱，运化无力，小肠不能泌别清浊，清气不升，随浊而下致泄。症见腹部不适，疼痛不明显，每日排便数次，便形稀溏，伴面色不华，劳倦乏力，舌淡脉弱。治宜益气补脾止泻之法。方选参苓白术散方化裁：党参15g，炒白术15g，茯苓15g，炒扁豆15g，陈皮12g，炒山药15g，炒莲子肉15g，炒薏苡仁20g，桔梗10g，焦三仙各10g，炙甘草6g，诃子15g。水煎服。

几点体会：

（1）本病病因多见于劳逸失度，饮食不节、不洁，饥饱不均，暴饮暴食，嗜食辛辣、油炸、油腻、麻辣烫、烧烤，过度饮冷、嗜白酒、啤酒，饮啤酒有时更甚于白酒，加重病情。在本病未愈前，必须嘱咐患者注意上述事项，否则影响疗效。

（2）辨证治疗配方要兼顾及胃，因胃与肠是顺承关系，其中也含有升降之意，常见肠病及胃、胃病及肠或胃肠同病。选方用药应兼顾及胃，有利于提高疗效。

（3）本病辨证凡遇有湿热者，或大便滞下，或夹黏液，或夹脓血，腹痛下坠后重者，不可轻易用固涩之药物。

四、便秘

大便秘结不畅，排便困难，数日乃至十余日排便一次，大便条状粗硬或如球如羊屎状。《灵枢·平人绝谷》曰："胃满则肠虚，肠满则胃虚，更虚更满，故气得上下，五脏安定。"更虚更满，气得上下，才能大便通畅，五脏安定。否则，大便不通畅，除直接影响和产生诸多胃肠道疾病外，还可以因肠道宿食毒邪波及气血津液，危害五脏六腑。如果患者原有慢性宿疾，加之大便秘结不通，更会导致气机逆乱，病情加重。所以便秘一疾，万不可轻视。胃肠气机失调，壅塞肠道不通，其致病因素不外内伤七情、外感六淫之邪、饮食不节及劳倦所伤。其临床表现也不外虚实两端，具体辨证可分为如下八法治疗：

1. 宣肺通便法　肺与大肠相表里，外邪袭肺，肺气郁闭不能宣降或肺热移热于大肠导致便秘，可用桑白皮、杏仁、生石膏、浙贝、全瓜蒌、莱菔子等药。

2. 攻下通便法　"阳明之为病，胃家实是也。"属阳明腑实证，大便燥结不通，可用承气汤类之厚朴、枳实、大黄、芒硝等，临床时根据病情轻重，体质强弱，再斟酌用药的配伍比例。

3. 清热导滞通便法　胃肠湿热，气机阻滞，肠道壅塞不通，可选用枳实导滞汤化裁：枳实、大黄、黄芩、黄连、神曲、苍术、茯苓、泽泻、青皮、槟榔等。

4. 消食导滞通便法　饮食不节，暴饮暴食，胃弱肠虚，湿邪食滞，停滞胃肠，可选用三仙、苍术、厚朴、陈皮、青皮、槟榔、莱菔子等品。

5. 疏肝理气通便法　肝主疏泄，肝郁气滞致使胃肠气机阻滞而大便不通，可选用柴胡、栀子、香附、青皮、木香、防风、羌活、神曲、佛手、槟榔、莱菔子等品。

6. 补气升提通便法　亦属塞因塞用法。脾肺气虚，大肠传导无力，若误用苦寒攻下之药，伤伐中气，致使脾肺气虚下陷而大便不通。可选用补中益气汤加减：黄芪、党参、生白术、陈皮、升麻、柴胡、甘草、当归、桔梗、杏仁、紫菀、太子参、火麻仁、蜂蜜等，尤重用黄芪。

7. 滋阴润燥通便法　素体阴虚血燥，或失血，或热伤津液致使肠虚津液不足而导致便秘。当选用首乌、当归、熟地黄、生地黄、阿胶、柏子仁、火麻仁、桃仁、女贞子、玄参、二冬等品。

8. 温阳通便法　平素恣食寒凉或误服苦寒类药，导致寒凝气滞或肾虚阳气不得敷布而大便不通。可选用黑附片、干姜、细辛、肉苁蓉、核桃、鹿角胶等品，并酌配以理气导滞之木香、沉香、莱菔子、神曲等药。

临证必须详查病因病机辨证施治。实证先治其标，虚证必先扶本，虚实相兼者，宜标本兼顾。绝不可遇见便秘者，就滥用苦寒攻下之大黄、芒硝、枳实、厚朴、番泻叶等药伤伐正气，患者虽有一时之快，病情却会愈加严重，终至努责之苦，戒之戒之。兹举一例为证：

安某，女，64岁，2003年8月12日初诊。主诉患有便秘3年余，初始排便困难，后来大便如羊屎状，多到7~10余日不排便，每用果导片或番泻叶泡水当茶饮，外用开塞露方可排出数枚羊屎状便。后经他医告诉服用大黄清胃丸后，便秘更加严重，有肛门下坠感，欲便不下，用手按压腹部推导，直至汗出气喘亦不能解便，痛苦至极，遂来求余诊治。刻诊：患者形瘦羸，面色少华，舌质淡白，脉细弱无力，询问已有14日没解大便。细审该患素往脾胃虚弱，患有胃下垂宿疾多年，加之常服苦寒攻下通便之药，伤伐中气，肠道传导无力而致虚作努责。治当提升中气，脾气升则胃浊可降也。方取补中益气汤加味：黄芪40g，党参15g，白术15g，陈皮15g，升麻7.5g，柴胡7.5g，桔梗10g，枳壳12g，当归15g，甘草5g，莱菔子15g，神曲15g，火麻仁20g。5剂，每剂水煎3次，日服一剂。8月17日复诊：服完3剂后开始自行解出黑色羊屎状便10余

草庐医录

枚，肛门下坠感明显减轻。药已奏效，再继续服前方10剂，改为每日2次早晚服。9月2日三诊：患者精神转佳，食欲较前量增，大便2~3日自然排出一次，条状或间有羊屎状。嘱服补中益气丸、保和丸各一丸，早晚服，以善后。

五、肝硬化及腹水

肝硬化腹水为西医学病名，属中医"鼓胀"范畴，古有"中满""单腹胀""蜘蛛蛊"等名称，分为"气鼓""血鼓""酒食鼓""疫鼓""虚鼓"等，以腹部肿胀大如箕瓮、如鼓为特征，均由积聚演变而来。西医学认为，肝硬化临床分为功能代偿期和失代偿期两个阶段。代偿期属中医"癥瘕""积聚"之类，失代偿期属"鼓胀"范畴。肝硬化是指肝脏损伤后修复过程中，肝脏细胞外基质（ECM）特别是胶原蛋白过度沉积所致的一种病理变化，表现为肝窦周围的纤维化（毛细血管化）和肝小叶之间及小叶内纤维间隔形成并分割包绕肝小叶，形成大量假小叶，同时伴有肝细胞结节状再生和血管改建。

近代名老中医在治疗肝硬化时都有自己的经验理论。关劲波认为"由气虚血滞，以致瘀血滞留，着而不去，凝血与痰湿蕴结，阻滞血络而成痞块"，"气虚则血涩少而痰凝"，强调血虚在肝纤维化发病中的影响。刘树农认为，"就肝硬化来说，都是肝脏亏虚（主要是肝阴不足），肝炎病毒（湿热之邪）乘虚入侵，留而不去，引起肝脏血液及循环的改变，造成了血行不利、脉络瘀阻，导致肝脏实质逐渐损坏。"张光华认为"瘀热互结"是肝硬化主导病机。姜春华认为："肝硬化的致病实质是瘀血郁肝"，"当邪毒侵犯肝脏，首先造成肝脏炎症充血，进而变性坏死，均属郁血状态，其外在的肝郁气滞症状，乃由肝血瘀滞引起。肝为藏血之脏，瘀血蕴积则肝脏肿大坚硬。"裴沛然提出，肝硬化为"阴血亏虚"，提示虚损在肝硬化中的意义。以上尽管对肝硬化病机的认识不尽相同，但大多认同肝硬化的发展是一个"虚实夹杂"的过程，"虚"为气虚、阴虚、血虚，"实"为血瘀。血瘀是肝硬化的病理产物，气血水毒相互作用为果，非单独为病。肝郁气结，脾失健运，木郁土壅，肝脾脉络瘀阻，气机阻滞，不得升降，清浊相混，水液停聚；或嗜酒过度，饮食肥甘不节，酒热伤肝，脂凝结瘀，水浊积聚；或因疫毒（肝炎）日久缠绵，肝脾湿热蕴结成积，致使气滞、血瘀、湿阻，气、血、湿邪久羁，却肝损脾，穷则及肾，开阖不利，水不得泄，致使精、气、血匮乏，津液代谢失常，表现为本虚标实之症，治疗较为棘手，须标本兼顾，权衡正邪盛衰，灵活变通，急则治标，缓则兼顾扶正，扶正勿忘祛邪。

用药应注重如下几个方面：

（1）疏肝不可太过，以防伐肝劫阴。药选柴胡、香附、青皮、佛手。

（2）补脾不可壅滞，以防碍胃、湿浊不行。药选党参、白术、苍术、陈皮、茯苓、厚朴。

（3）利水不可过燥，以防耗气伤阴。药选茯苓、泽泻、车前子、大腹皮、槟榔、木香、水红花子。

（4）清热不可过寒，以防伤阳伤气。药选柴胡、黄芩、连翘、茵陈、半枝莲、白花蛇舌草。

（5）化瘀散结不可太破，以防伤正、血不循经呕血。药选鸡内金、赤芍、丹参、鳖甲、牡蛎、三七。

（6）养阴不可过于滋腻，以防碍脾，气机转枢不利。药选北沙参、玉竹、黄精、沙苑子、女贞子、枸杞。

病案举例：

万某，男，48岁，县食品厂工人，1978年8月6日就诊。

主诉及病史：既往有慢性肝炎病史3年，常服西药维生素类保肝药。自春节以来脘腹胀满，饮食不下，恶心，两胁隐痛，遂到县医院检查，诊断为肝硬化腹水、脾大。住院治疗五十余天，脘胁胀满好转，腹水消失，饮食基本正常，遂办理出院在家调养。一周前与朋友饮酒后又出现脘腹胀满、胁闷痛，大便不调，日渐加重，自感来势较住院期间重，遂来求中医治疗。

查：白睛淡黄，脘腹胀大，青筋显露，肝右胁下约3cm，脾大胁下约2cm；舌质瘦红，舌中苔白腻，脉弦微滑。

诊断：鼓胀、痞积。

病机分析：肝郁脾虚，酒热伤肝败脾，湿毒中阻不行，致使湿热郁结成痞。

治则：疏肝健脾行水，软坚化瘀散结。

方药：党参15g，白术15g，茯苓15g，甘草6g，柴胡10g，黄芩12g，香附15g，青皮12g，陈皮12g，大腹皮15g，槟榔15g，鸡内金15g，泽泻15g，猪苓15g，车前子15g，生牡蛎40g（先煎），制鳖甲15g（先煎），丹参15g，茵陈20g。5剂，水煎服，日服2次。嘱：忌食生冷油腻及饮酒。

8月14日二诊：精神转佳，自诉药后脘腹胀满减轻，胁闷痛亦减，纳食量增，大便微溏，尿量较前增加。效不更方，再予原方10剂，服法同前。

8月30日三诊：脘腹胀满及胁下闷痛进一步改善，饮食基本正常。查：腹胀大明显缩小，腹壁青筋不明显，肝右胁下约3cm，脾左胁下约2cm；舌质红，舌两边苔薄腻，脉弦。再予原方10剂，服法同前。

9月15日四诊：脘腹胀感基本消失，饮食正常，时感两胁闷胀或隐痛。舌质稍红，两边苔薄腻，脉弦。继守原方去大腹皮、槟榔、车前子、茵陈蒿，加白蔻 10g、石斛 15g、白花蛇舌草 30g，10 剂，服法同前。

9 月 30 日五诊：自感体力大增，饮食正常，时有右胁胀感。查：肝右胁下约 2cm，脾胁下未触及。舌淡红，苔薄白，脉弦。再予上方 10 剂巩固。嘱：务必注意饮食，勿过劳。

1979 年 3 月在街上相遇，告知病情一直稳定，已于春节后上班。

六、痹证

古之痹证，有风、寒、湿、热痹之称谓，亦有筋、骨、脉、肌、皮痹之称谓。"风雨寒热，邪不能独伤人"，"二虚相加，乃客其形"，必先有本体之虚，抗病能力低下，外感风寒湿热之邪乘虚而袭，致使经络气血不畅，痹着于皮、肉、脉、筋、骨，蕴久酿热，产生热、瘀、痰浊，累及肝肾，伤筋损骨而致极变。《医宗金鉴》曰："三痹之因风寒湿，五痹筋骨脉肌皮，风胜行痹寒痹痛，湿胜着痹重难支。皮麻肌木脉色变，筋挛骨重遇邪时。复感于邪入脏腑，周同脉痹不相移。"时至今日，由于西医学定位、定性、定量检查方法的融入，临床诊断多见于肌肉风湿病（肌肉纤维炎）、皮肌炎、肩周炎、颈肩综合征、颈椎病、强直性脊柱炎、类风湿性关节炎、腰椎病、下肢静脉炎、末梢神经炎等。吾在具体临床治疗中，仍采用风湿、湿热辨病之原因，筋骨脉肌皮辨病之浅深，热瘀痰浊辨病之机理，有提纲挈领之妙。现就个人临床治疗体会简述如下。

（一）肌肉风湿痛（肌纤维炎）

肺合皮毛，脾主四肢肌肉。脾肺气虚，卫阳不固，感受风寒湿邪侵袭肌表，致使营卫失和，经络气血滞着，导致局部或全身肌肉游走酸痛重着，畏风怕冷，无汗，得热则舒，舌淡，脉浮缓或浮紧。治宜辛温解表，祛风除湿。选用麻黄附子细辛汤加减：麻黄10g，黑附子7.5g，细辛5g，桂枝15g，白芍15g，防风15g，羌活10g，独活15g，苍术15g，陈皮15g，甘草5g。水煎服。可先与3~5剂，饭后服，病愈即止。因本药属解表发散之品，不可久服，免伤正气。若遇风热型：恶热恶风，周身肌肉酸痛，口干口渴，尿黄，脉浮数者，治宜疏风清热，通络止痛。方选银翘白虎汤化裁：金银花20g，连翘15g，葛根25g，防己12g，知母15g，生石膏20g（先煎），黄芩15g，苍术15g，生地黄15g，桑枝20g，白芍20g，黄柏12g，竹叶15g，甘草5g。水煎服，日服1剂。

（二）类风湿性关节炎

正气不足，肝脾肾虚，外感风寒湿热侵袭筋脉是导致本病的重要原因，久则累及关节，内生痰浊瘀血，甚者关节变形，影响正常劳作和生活。本病属本虚标实。

（1）寒湿痹阻型　肢体关节疼痛、重着，畏寒，痛有定处，日轻夜重，遇冷痛剧，得热则减，舌质淡，苔薄白，脉弦紧或弦缓。治宜温经通络，散寒祛湿。方选麻黄附子细辛汤加减：麻黄10g，黑附片7.5g，细辛5g，桂枝15g，白芍20g，秦艽15g，羌活7.5g，独活15g，苍术15g，制川乌7.5g，威灵仙20g，乌梢蛇10g，乳香10g，没药10g。水煎服。

（2）湿热痹阻型　关节疼痛或伴有红、肿、热、胀感，重着，触之觉热，晨僵，屈伸不利，口渴不欲饮，尿黄尿赤，舌质红、苔黄，脉滑数。治宜清热化湿，柔筋止痛。方用四妙勇安汤合桂枝汤加减：金银花30g，苍术15g，黄柏15g，牛膝15g，桂枝12g，桑枝20g，白芍25g，甘草7.5g，生石膏20g，土茯苓20g，萆薢20g，徐长卿15g，生地黄15g，蜈蚣1条。

水煎服。

（3）寒热错杂痹阻型　肢体关节疼痛肿胀，局部发热畏寒或局部不热但恶热，关节屈伸不利，疼痛，晨僵，舌苔薄白或薄黄，脉弦。治宜祛风清热除湿，佐以温经通络。方用桂枝知母芍药汤加味：桂枝15g，知母15g，白芍30g，甘草7.5g，苍术15g，黄柏15g，桑枝20g，羌活7.5g，独活15g，制川乌7.5g，乌梢蛇12g，豨莶草20g，防己15g。水煎服。

（4）痰浊血瘀痹阻型　见于类风湿性关节炎中晚期，症见肢体关节疼痛不移，关节肿大，强直僵硬，屈伸障碍，关节变形，腰膝酸软或尿频数，舌质淡、苔白、脉沉缓或弱无力。治宜补肾壮骨，化痰开结。方用熟地黄20g，淫羊藿20g，川断15g，牛膝15g，狗脊15g，杜仲12g，威灵仙20g，苍术15g，黄柏12g，桂枝15g，桑枝20g，芍药20g，穿山甲7.5g，乳香10g，没药10g，陈皮15g，神曲15g。水煎服。亦可选用鹿角霜、全蝎、蜈蚣、土鳖虫、乌梢蛇、天南星等。

（三）强直性脊柱炎

强直性脊柱炎属中医之督脉为病，与肝肾关系密切。督脉总督一身之阳气，肝主筋，肾主骨，若过度劳累伤及督脉，感受风寒湿邪，致使督脉阳气受阻，郁而化热伤及筋骨，则筋节拘挛不柔，僵直疼痛。治宜清热化瘀，舒筋通督。方用秦艽15g，防风15g，葛根30g，苍术15g，黄柏15g，当归15g，白芍30g，威灵仙15g，狗脊15g，牛膝15g，没药12g，土鳖虫7.5g，乌梢蛇10g，甘草7.5g。水煎服。

（四）颈椎病、颈肩综合征

多见于久坐伏案工作或职业司机长久颠簸或肩扛背负过度劳作或感受风寒湿邪或外伤史致颈部及双肩体位长时间不能转换而致气血经络筋脉凝滞，久而久之导致本病。症见头晕眩、颈肩酸痛，或一过性上肢麻、指麻感，改变体位后即消失；甚者眩晕呕吐，颈肩疼痛，伴向一侧上肢放射性疼痛、麻木，举垂皆不易缓解，手举不能过后头。拍颈椎双斜位片可得到证实。处方加减：葛根 30g，当归 15g，白芍 30g，川芎 15g，桂枝 12g，桑枝 20g，伸筋草 15g，乳香 10g，没药 10g，大蜈蚣 1条，苍术 15g，陈皮 15g，甘草 7.5g。水煎服。

（五）腰椎病（骨质增生、腰椎间盘脱出、坐骨神经痛）

腰椎病乃筋骨之为病，与肝肾关系最为密切。肝主筋，肾主骨，腰乃肾之府，肝肾虚是致病基础。本病病因多因过劳、外伤或感受风寒湿邪，筋脉痹阻，或瘀久化热伤筋损骨，经络不畅。平时腰痛不耐劳，甚则弯腰或仰俯困难，不能劳动或生活不能自理，或伴一侧坐骨向同侧下肢放射样疼痛，或痛至足跟。经拍腰椎正侧位片、CT 片可得到证实。治宜补肝肾，壮筋骨，化瘀通络。处方加减：鸡血藤 25g，当归 15g，白芍 20g，狗脊 15g，续断 15g，牛膝 15g，杜仲 12g，地风藤 15g，千年健 15g，乳香 10g，没药 10g，独活 15g，乌梢蛇 10g，苍术 15g，威灵仙 15～20g。水煎服。若患者夜间或早晨起床时痛重者，加黄柏 12g；若患者素日脾胃有疾消化不良者，须加陈皮、砂仁、神曲，以顾护脾胃。

（六）痛风性关节炎

本病应属热痹范畴。多因嗜酒、恣食肥甘大肉、动物内脏、生冷海鲜等诸多厚味，致使湿热痰浊蕴结，流注关节不得消散而肿胀热痛，以膝、踝、足跗、趾关节肿胀热痛为多见。本病治疗重在清热利湿解毒，处方加减：苍术 15g，黄柏 15g，生薏苡仁 30g，川牛膝 15g，土茯苓 30g，萆薢 20g，滑石 20g，车前子 50g，川木通 15g，海金沙 20g，山慈菇 10g，乳香 10g，没药 10g，蒲公英 20g，徐长卿 30g。水煎服。

（七）静脉炎、下肢静脉曲张

多因久行、久立、过度劳累，或外伤或遇寒凉刺激或注射渗出感染或原有下肢静脉曲张史，静脉回流障碍，气血瘀阻，瘀久化热，则肿胀发热疼痛。治宜清热化瘀。处方加减：金银花 50g，蒲公英 20g，黄芩 12g，黄柏 12g，苍术 15g，赤芍 15g，土鳖虫 7.5g，乳香 10g，没药 10g，土茯苓 30g，生薏苡仁 30g，川牛膝 15g。水煎服。治疗百余例，效果满意。若单纯下肢静脉曲张无热象者，治以益气化瘀，处方加减：黄芪 30g，当归 15g，川断 15g，怀牛膝 15g，土鳖虫 7.5g，乳香 10g，没药 10g，苍术 15g，独活 15g，乌梢蛇 10g，陈皮 12g，升麻 6g。水煎服。

七、鼻窦炎（鼻渊）

肺开窍于鼻，鼻乃清窍，为肺系与外界呼吸之门户。其呼吸之畅通，嗅觉之灵敏，全赖清阳充养。若肺气虚感受外邪，当首犯肺窍，或风寒袭鼻，郁久化热，或风邪犯肺袭鼻，或肺失清肃，邪毒上犯，结滞鼻窍，或"热留胆腑，邪移于脑，遂致鼻渊"，或脾胃湿热邪毒循经上蒸，胃脉行于鼻侧，致邪热内闭，鼻窍不畅。《素问·气厥论》曰："胆移热于脑，则辛頞鼻渊。"鼻渊者，浊涕不止也，又因其涕多，如从脑出，故又称之为"脑漏"。《本草纲目》曰："鼻渊流浊涕，是脑受风热。"西医学认为鼻窦炎是病毒和细菌感染而引起的鼻部炎症（鼻窦炎），可引起多种并发症，如脑膜炎、中耳炎、咽喉炎、扁桃体炎、气管炎、阻塞性睡眠呼吸暂停综合征等。

本病的治疗，当以疏风通窍、清热解毒为法。余临证常选用苍耳子散方加减，每获良效。例案：荀某，男，28岁。1998年3月24日初诊，主诉鼻腔肿胀疼痛，流黄色浊涕半月余，伴前额头痛，涕臭，嗅觉不灵敏。望诊咽部充血，轻度水肿。五官科检查诊断为鼻窦炎、咽炎。因对青霉素类药有过敏史，遂来求中医治疗。询问病史：患病之初，感冒未加重视，口服感冒药，夜晚与朋友聚会饮酒过量，第二天早晨加重，鼻塞不通、肿痛、流黄涕，伴头痛、咽痛、音哑、口干舌燥，服红霉素等西药10余天效果不显。查鼻腔红肿，鼻孔结黄色涕痂，咽部充血、微肿，舌红，苔黄白相间，脉浮数。证属风热邪毒结留肺窍之鼻渊，治当疏风通窍、清热解毒。方选苍耳子散加减：炒苍耳子15g，辛夷花15g，白芷12g，薄荷5g，黄芩15g，牛蒡子15g，射干15g，金银花20g，野菊花15g，蒲公英20g，鱼腥草20g，甘草5g。5剂，水煎服，一日一剂，饭后服。药尽鼻肿痛涕黄、头痛均大见好转，又服原方5剂告愈。

苍耳子散方专治鼻渊，方中苍耳子、辛夷花、白芷、薄荷疏风清热通窍辟秽，金银花、黄芩、牛蒡子、射干、野菊花、蒲公英、鱼腥草、甘草清热解毒排脓，具有抗病毒、抗感染消炎之效，方证对应，故效如桴鼓。

八、痛经辨治六法

凡在经期或经前、经后一周内出现周期性小腹疼痛、坠胀，伴腰酸或其他不适，无腹肌紧张或反跳痛，程度严重者影响工作和生活，即可诊断为痛经。西医学分为原发性痛经（功能性痛经）和继发性痛经。原发性痛经多见于青春期，指生殖器官无器质性病变；继发性痛经是妇检和肛查，盆腔内有粘连、结节或增厚，子宫饱满质硬，活动受限。B超提示盆腔少量积液或子宫增大，肌层回声粗糙，或卵巢增大模糊，或输卵管增粗等。腹腔镜提示盆腔子宫内膜异位症者。西医学认为痛经与外周血中前列腺素水平增高有关，引起子宫平滑肌过度收缩，甚至痉挛性收缩，使局部血流不畅而导致痛经。故西医治疗多用前列腺素合成酶抑制剂如布洛芬等或口服避孕药，而这些药对青春期患者是不宜的。

痛经多因饮食不节，嗜食生冷；起居不慎，感受寒凉；精神紧张，情志怫郁；或育龄期妇女生育，宫内置放节育环，或药流、人流手术等，致使胞宫气血瘀滞，经行不畅，不通则痛。病因虽多，不外寒热虚实，故古有温通、清通、攻瘀、补通之法。现将临床常见证型举案如下：

1. 寒凝血瘀型，治以温经散寒、化瘀止痛

王某，女，24岁，未婚，某校教师，1991年5月24日初诊。患者月经14岁初潮，月经基本正常。近两年来因夏季嗜食生冷，冬季衣着单薄，寒客胞宫，致使气血凝滞不畅，月经多在37～45天一潮。经行前后小腹痛冷，伴恶心呕吐，手足冷凉。刻诊：今天早晨来潮，量少，色暗，小腹痛剧，自行服用止痛片和莨菪片后坚持上班，上午第二节课时小腹疼痛难忍，伴恶心呕吐，大汗淋漓，且晕厥于讲台上，校友和学生急护送来医院，途中苏醒。症见面色晦暗，倦怠无力，四肢不温，小腹喜按，得热则舒，舌质淡，苔白滑，脉沉细弦。证属寒客胞宫，经脉瘀滞不畅，治以温经散寒，化瘀止痛。方用温经汤加味：吴茱萸7.5g，桂枝15g，当归15g，川芎10g，党参15g，半夏15g，甘草5g，香附15g，乌药12g，砂仁10g，延胡索15g，五灵脂12g，艾叶7.5g。每剂水煎2次，早晚分服。药尽5剂，腰腹已不痛，经血由暗转红，7天经净。经净后服艾附暖宫丸，一次一丸，日服2次。经潮前一周，继守原方汤剂连服 7 剂，日服 2 次，并嘱忌食生冷，避免着凉，连续调理 3 个月，痛经消失，经期正常。

2. 气滞血瘀型，治以疏肝理气、化瘀止痛

袁某，女，29 岁，已婚，个体工商户，1997 年 6 月 28 日初诊。患者因生意不顺，近一年来情志抑郁，心烦易怒，月经先后无定期，经期前乳房胀痛，胁闷口苦，经行小腹胀痛。刻诊：月经昨日来潮，小腹胀痛难忍，似觉经水有欲下不能之感，拒按，经量少，夹紫暗血块，块下后疼痛略减，伴乳胀痛，心烦少寐，口干苦，大便干，舌质红，苔薄黄干，脉弦微滑。证属肝郁气滞，胞脉瘀阻所致，治以疏肝理气、化瘀止痛。方用血府逐瘀汤化裁：当归 15g，生地黄 15g，桃仁 10g，甘草 5g，红花 15g，赤芍 15g，柴胡 10g，川芎 10g，怀牛膝 15g，丹皮 12g，香附 15g，延胡索 15g，栀子 12g，川楝子 15g。5 剂，水煎服，日服 2 次。药后经量增多，血块减少，腹痛渐止。经净后给予加味逍遥丸，一次一丸，日服 2 次，连服半个月。经期前一周，仍以血府逐瘀汤化裁，连服 7 剂。经过 3 个月的调理，经行腹痛已止，月经正常。

3. 湿热瘀阻型，治以清热利湿、化瘀止痛

刘某，女，39 岁，已婚，2001 年 6 月 28 日初诊。患者两年来先后做人工流产 2 次，月经超前，20 日左右一潮，经行小腹痛胀，腰酸，经血量多，色暗红，时夹血块或膜样组织，平时带下黄秽有异味，B 超示盆腔积液。刻诊：经潮第一天，小腹热痛且胀，腰酸痛，量少色暗红，质稠，大便秘，尿黄赤，舌红，苔黄微腻，脉弦滑。治以清热利湿、化瘀止痛。方用四妙汤合失笑散加味：苍术 15g，黄柏 15g，薏苡仁 25g，牛膝 15g，五灵脂 12g，蒲黄 12g，败酱草 30g，土茯苓 20g，龙胆草 15g，香附 15g，延胡索 15g，赤芍 15g，甘草 5g。6 剂，水煎服，日服 2 次。药后经量多，夹血块，继而量少，7 天经停，腹痛已止。继续按上方化裁，连续治疗 3 个月，经行腹痛已除，月经正常，B 超示子宫附件未见异常。

4. 肝肾阴虚型，治以滋肾柔肝通滞

刘某，女，36 岁，2000 年 6 月 9 日初诊。患者月经周期紊乱已 2 年，月经 40～50 天一潮，经期及经后小腹隐隐作痛，经血色暗红，量少，2～3 天即净，腰膝酸软，伴头晕耳鸣，乳胁隐胀，心烦少眠，手足心夜热，舌红少苔，脉弦细。证属肝肾阴虚，冲任失养，治以滋肾柔肝通滞，药用：生地黄 15g，熟地黄 15g，白芍 15g，当归 15g，川芎 7.5g，山茱萸 10g，女贞子 15g，制鳖甲 15g（先煎），丹皮 10g，栀子 10g，香附 12g，地骨皮 15g，甘草 5g。6 剂，水煎服，日服 2 次。药后小腹已不痛，诸症改善。继守上方化裁治疗 4 个月，月经周期正常，经行腹痛已除。

5. 肝郁犯脾型，治以疏肝健脾、暖宫止痛

仇某，女，37 岁，已婚，1996 年 8 月 12 日初诊。患者素体虚弱，患有胃下垂及慢性结肠炎多年。每于月经来潮，必小腹疼痛且胀，伴脘痛，恶心呕吐，肠鸣泄泻加重，经净后缓解。刻诊：经行第一天，小腹痛剧，乳胀脘痛，恶心呕吐，肠鸣泄泻，日便 3 次，手足欠温。证属脾虚化源不足，经行时冲脉上逆犯脾，治以疏肝健脾、温肾暖宫。方用六君子汤合四神丸、痛泻要方化裁：党参 15g，白术 15g，茯苓 15g，甘草 5g，半夏 15g，陈皮 15g，砂仁 10g，干姜 5g，吴茱萸 5g，补骨脂 15g，肉蔻 12g，扁豆 15g，白芍 15g，防风 12g，柴胡 7.5g。6 剂，水煎服，日服 2 次。药尽腹痛、恶心呕吐已止。经净后改服香砂养胃丸合四神丸，经潮前一周，继守上方化裁服 7 剂，连续调理 5 个月，经行腹痛、恶心呕吐、泄泻消失。

6. 气血虚弱型，治以益气养血通滞

史某，女，34 岁，已婚，1998 年 9 月 4 日初诊。患者素体虚弱多病，月经衍期，多在 40~70 天一潮，月经量少色淡，经后小腹绵绵作痛，腰酸腿软，白带多，质稀，伴头晕劳倦乏力，心悸多梦，气不足息，舌质淡，苔白润，脉细无力。证属脾虚化源不足，气虚血滞，治以健脾益气，养血通滞。方用八珍汤加味：黄芪 25g，党参 15g，白术 15g，茯苓 15g，甘草 5g，熟地 15g，当归 15g，白芍 15g，川芎 10g，菟丝子 15g，香附 15g，延胡索 15g，五灵脂 12g。6 剂，水煎服，日服 2 次。药后腹痛止，头晕心悸劳倦改善。仍宗上方化裁治疗 3 个月，经期 31~36 天一潮，经后腹痛消失，心悸、带下已痊，面色转红润。

九、经间期出血（排卵期出血）

经间期出血是指月经周期基本正常的情况下，在 2 次月经中间絪缊之时出现周期性阴道流血，量或多或少，时间或长或短，色或红或暗，腰及小腹不痛或隐痛，似中医古籍中"月经先期""经漏""赤白带下""一月经再行"等相关论述，相应于西医的"排卵期出血"。2 次月经中间絪缊期，元精充实，阳气内动，若肾阴不足，相火偏炽，或湿热内蕴，或瘀血内留等因素动血，便可致阴道流血。肾阴不足即肾阴虚，多因禀赋不足，或房劳多产伤肾，精血亏损，于絪缊之时阳气内动，相火偏旺，损伤阴络，冲任不固，因而出血；湿热内蕴者，多因情志不畅，肝郁气滞，克伐脾胃，聚湿生热，絪缊之时，阳气内动，引动内热，热伤冲任而出血；血瘀者，多因素体不健，复因经产留瘀，瘀阻胞络，或七情内伤，冲任气滞夹瘀，当此絪缊之时，阳气内动，触及瘀血，以致血不循经。

经间期出血主要病机是肾阴虚，同时兼夹郁火、湿热、血瘀等因素。经间期出血正处于绸缊期即排卵期，是"重阴必阳"，阳气内动之时。此时治疗用药虽须滋阴清热凉血，但绝不可以过用寒凉直折阳气，以免影响排卵。常用丹栀逍遥散加减：当归15g，白芍15g，柴胡6g，茯苓15g，白术15g，甘草5g，丹皮12g，黑栀子12g，旱莲草15g，荆芥炭12g，出血量多者可加蒲黄炭12g、仙鹤草15g。血止后，月经来潮前一周，进入"重阳转阴"阶段，为使胞宫气血不留瘀滞，当于上方去炒黑栀、旱莲草、仙鹤草及炭类之品，而加用五灵脂12g，香附15g，益母草20g。经净后，进入下次月经的经前期，转为"重阴必阳"阶段，应以补肝肾之阴为主，佐以助阳之品，以阴中求阳，促进排卵。常用四物汤、六味地黄汤化裁，药用：熟地黄15g，白芍15g，当归15g，川芎6g，山茱萸10g，山药15g，茯苓15g，丹皮12g，覆盆子15g，菟丝子15g，女贞子15g，蒲黄12g。

　　本病的治疗应按月经前期、经间期和月经经净后期分阶段用药，以顺应月经不同阶段的阴阳变化。重点应放在经前和经净后的调整，达到防止经间期出血的目的，切忌大寒大热、辛燥及过于收敛止血药物，谨防破坏胞宫阴阳气血的相对平衡。

十、闭经辨治八法

　　闭经的病因复杂，治疗较为棘手。"女子二七，天癸至，任脉通，太冲脉盛，月事以时下。"若女子年逾18周岁，月经尚未初潮，谓之原发性闭经，多为先天禀赋不足，或因患有它病使然，当为虚证。继发性闭经为月经停闭6个月以上。其实证者若及时治疗，较易于恢复，若病程迁延日久，可由实转虚，多为虚证和虚实夹杂证。虚与实，有局部冲任气血之虚实与全身气血虚实之不同。有时，全身无明显虚证之候而仅表现为冲任局部经血不足。临床所见，除血瘀癥积和痰湿过盛胞脉壅阻之外皆多为虚证。肾主生殖，冲任二脉源于肾，冲脉附于肝，任脉附于心，肝藏血，主疏泄，肝肾精血同源，基本病机是心肝肾虚导致冲任不足。病因多由现代生活方式不当，工作节律加快，精神过度紧张或过食肥甘、劳逸失调，或房事不节纵欲无度等致使气血瘀滞、痰湿内盛、脂膜壅塞，以及避孕失败而采取药流、人工流产，月经过多而行剖宫术等，导致胞宫受损、冲任不通。另外，痰湿、瘀热、气滞亦较常见。月经停闭是生殖功能低下或丧失的表现，其病程较长，无论何种病因病机，最终均可出现气血瘀滞，或因虚致瘀或因实致瘀，不论虚实，在治本的同时勿忘一个"通"字。然而闭经一证，亦有禀赋不同的特异性，如《医宗金鉴·妇科心法要诀》曰："月经三旬时一下，两月并月三居经，一年一至为避年，一生不至孕暗经。"是指月经有规律，两个月一潮谓并月，3个月一潮谓居经，一年一潮谓之避年，一生不行月经而依然能生育者谓之暗经，均不属于病态的闭经。此类情形虽少，但在吾数十年临床中，确都曾遇到过，多与遗传因素有关。

现根据临床体验，列辨证八法如下：

1. 调肝补肾通冲任

刘某，女，24岁，未婚，2005年4月6日初诊。主诉：14岁初潮，3年前因在大学读书劳累，月经多在40～60日一潮，大学毕业后月经渐至2～3个月一潮，并且每需注射西药黄体酮方可来潮，量少。刻诊：闭经4个月，面色少华，少寐多梦易惊，腰酸困沉，手足不温，未敢再用黄体酮，求余诊治。证属肝肾两虚，冲任不足。予以调肝补肾通冲任之法，药用四物汤加味：熟地黄15g，当归15g，白芍15g，赤芍15g，川芎10g，茯苓15g，夜交藤20g，鹿角胶15g（烊化分服），怀牛膝 15g，官桂 6g，鸡血藤 30g，坤草 30g。一剂水煎 3 次，一日服 2 次，服至 14 剂时月经来潮，量中等，5 日经净。经净 2 日后，继守原方续服 12 剂，月经应期来潮，精神转佳。

2. 疏肝解郁通冲任

曾某，女，34 岁，已婚，2001 年 8 月 23 日初诊。主诉月经两个半月来潮，原月经周期均在 29~30 日一潮，末次月经来潮第一天，因爱人酗酒寻衅，夫妻反目，随之经断。自感胸胁满闷，心烦，乳房微胀，小腹坠胀，腰酸痛，似有行经之感，未予用药，等待自然来潮，至今已经断 70 多天，症状加重，遂求余诊治。证属肝郁气逆，冲任血瘀。治宜疏肝解郁通冲任之法，方选加味逍遥汤加失笑散化裁：当归 15g，赤芍 15g，柴胡 10g，茯苓 15g，白术 15g，甘草 7.5g，丹皮 15g，栀子 12g，薄荷 7.5g，五灵脂 12g，生蒲黄 12g，香附 15g，乌药 12g，延胡索 15g，路路通 15g，益母草 20g，怀牛膝 15g。一剂水煎 3 次，每日早晚各服一次，服至 7 剂月经来潮，量多，夹血块，腰及小腹痛减，6 天经净。经净后，嘱服加味逍遥丸、八珍益母丸各一丸，每日早晚各服一次，连服半个月，月经应期来潮。

3. 清肝化湿通冲任

姚某，女，29 岁，已婚，1998 年 4 月 12 日初诊。主诉闭经 4 个月，近 1 年来月经先后无定期，经期前乳胀心烦，腰腹酸痛，量时多时少，色暗夹血块，带下黄秽有异味，伴颜面起痤疮，末次月经至今已 4 个月未潮。尿妊娠试验（一），B 超示右附件囊肿 0.2cm×0.3cm，子宫肌瘤约 1.2cm×1.5cm。证属肝郁化火，湿瘀互结。治宜清肝化湿通冲任，药选加味逍遥丸合三妙汤化裁：当归 15g，赤芍 15g，柴胡 12g，茯苓 15g，苍术 15g，白术 15g，甘草 7.5g，丹皮 15g，栀子 12g，黄柏 12g，薏苡仁 25g，土茯苓 20g，败酱草 20g，龙胆草 15g，牛膝

15g，一剂水煎 3 次，每日服 3 次，忌食辛辣发物。服 10 剂后，腰腹酸痛、带黄秽及痤疮均明显好转，服至 18 剂时月经来潮，色紫暗夹血块，小腹隐痛，7 日经净。经净后 2 日，继服上方药，改为日服 2 次，连服 15 剂，经期正常，B 超示：右侧附件及子宫未见异常，遂停药。

4. 化痰温肾通冲任

张某，女，30 岁，已婚 3 年未孕，1993 年 5 月 8 日初诊。主诉闭经 8 个月。自 17 岁月经初潮以来，月经衍期，或 40 ~ 50 日一潮，或一个半月到 3 个月一潮，甚至半年一潮。婚后为求子，依靠西药黄体酮周期疗法维持，停药即经闭不潮，且有用黄体酮亦乏其效之情形。曾在沈阳某医院 B 超提示右侧卵巢呈分叶状。诊断：多囊卵巢综合征。症见形体肥胖，体重 76kg，四肢不温，喜食辛辣，腰酸沉，小腹有凉感，白带量多如涕状，大便溏，舌质淡，舌体胖大边有齿痕，脉沉缓滑。证属脾肾阳虚，痰湿壅结胞脉。治宜化痰温肾通冲任，药选苓桂术甘汤加温肾化痰行瘀之品：茯苓 20g，桂枝 15g，苍术 20g，白术 20g，甘草 7.5g，陈皮 15g，半夏 15g，白芥子 15g，香附 15g，乌药 12g，薏苡仁 30g，小茴香 10g，炮姜 7.5g，三棱 12g，莪术 15g，益母草 30g。一剂水煎 3 次，每日早晚各服一次。连服 36 剂，月经来潮，量极少，色淡，2 日即净，无腹痛，腹冷带下明显改善。继守上方服近 180 剂，月经多在32 ~ 38 天一潮，量少，体重亦减 6.3kg。以后间断服用上方，1997 年 10 月喜生一女。

5. 养心益脾通冲任

张某，女，34 岁，已婚，1999 年 6 月 24 日初诊。主诉闭经 4 个月。月经先后无定期已 2 年，先后人工流产 2 次，末次流产流血量多，淋漓不净，发热，滴注青霉素、甲硝唑等药，热退血止后月经 4 个月未能来潮。刻诊：面色少华，头晕劳倦，少气懒言，心悸失眠，少纳，便溏，舌淡脉细。证属心脾两虚，冲任不足。治宜养心益脾通冲任，药选归脾汤加味：黄芪30g，党参15g，白术15g，当归15g，甘草7.5g，茯苓15g，远志15g，炒枣仁20g，木香7.5g，龙眼肉15g，鸡内金15g，焦山楂15g，红花15g，鹿角霜15g，益母草30g。一剂水煎3次，每日早晚各服一次。药尽12剂，月经来潮，量少，色淡红，3日干净，其劳倦心悸少寐诸证也随之好转。经净后，继续守上方连服12剂，每剂煎3次，日服2次。三诊：月经31日来潮，量中等。嘱经净后服归脾丸，一次一丸，日服2次，经前10日服八珍益母丸，一次一丸，日服2次，予以调理。追访一年，月经正常。

6. 暖肝温肾通冲任

朴某，女，26岁，已婚，2001年4月22日初诊，主诉闭经8个月。因出劳务于韩国，长期在水产冷库工作，感受寒凉潮湿，月经渐至延期，腹痛如刺，量少，色黑夹血块，已近一年，末次月经至今已8个月未潮，专程请假回国诊治。刻诊：形瘦，面色不华，手足冷，膝冷痛，小腹痛冷，得热则舒，舌质淡，舌边有瘀滞斑点，脉沉弦。证属肝肾阳虚，寒凝血瘀，胞脉闭阻。治宜暖肝温肾通冲任之法，药选少腹逐瘀汤加减：小茴香10g，炮姜6g，当归15g，红花15g，延胡索15g，五灵脂12g，蒲黄10g，没药10g，桂枝15g，赤芍15g，香附15g，吴茱萸6g，黑附片7.5g，鹿角胶15g（化），党参15g，怀牛膝15g。一剂水煎3次，日服一剂。服至12剂月经来潮，量少色黑，夹血块，3天经净，小腹已温。继守上方去吴茱萸、黑附片，加熟地黄15g，一剂水煎3次，改为每日服2次。连服18剂，月经31日来潮，其余诸证悉减。因假期已满急于出国，嘱携带乌鸡白凤丸10盒，一次一丸，日服2次，予以调理。

7. 活血化瘀通冲任

陶某，女，29岁，已婚，2004年10月10日初诊，主诉闭经5个月。该患末次月经第一天时，因在工作单位与同事争吵，即觉经量过多，下班回家途中感受冷雨，夜晚经少，次日全无。自感胸胁满胀，小腹隐痛，未予理会。次月经行延期7天，量少，色黑，2日即净，至今已5个月月经未潮，胸胁闷胀，乳胀，小腹痛拒按，感觉小腹有包块，大便干结4日未行，舌红、苔薄黄、脉弦滑，B超示：子宫附件未见异常。证属气滞血瘀，冲任瘀阻。治宜活血化瘀通冲任，方选血府逐瘀汤加减：当归15g，生地黄15g，桃仁12g，甘草7.5g，红花15g，枳壳15g，赤芍15g，柴胡7.5g，怀牛膝15g，鸡血藤25g，益母草30g，香附15g，莪术12g，延胡索15g，熟大黄12g（后下）。一剂水煎3次，每日早晚各服一次。药尽6剂，月经仍未来潮，胸胁满胀及小腹痛已减，大便已行。继守上方再进6剂，月经来潮，量多色红，夹血块，7日方净。胁胀腹痛已除，大便已调，遂于上方去大黄加鸡内金15g，于经期来潮前半月开始服用，每日早晚各服一次，连服10剂，月经如期而至，遂停药，半年后追访，月经正常。

8. 养心助肾通冲任

宋某，女，32岁，未婚，2003年8月14日初诊，主诉闭经10个月。该患系某校教师，因恋爱纠葛患"精神分裂症"，曾在某精神病院住院治疗3个月，出院后病情虽然稳定，但一直失眠，或多梦易惊，幻听幻觉，每日靠口服西药阿普唑仑4片（分2次口服）维持，已2年不能上班。末次月经2002年10月至今未潮。刻诊：精神不集中，多疑，记忆减退，倦怠懒言，心悸气短，失眠，每日仍口服西药阿普唑仑，早晚各服2片，舌质淡、苔薄白、脉沉细，血压110/70mmHg。证属心肾两虚，冲任不足。总体治疗原则宜养心助肾通冲任，先予养心助肾，药选养心汤化裁：甘草 10g，黄芪 30g，党参 15g，茯苓 20g，炒枣仁 30g，远志 15g，菖蒲 15g，柏子仁 15g，半夏 15g，神曲 15g，炒麦芽 30g，龙眼肉 15g，夜交藤 20g，川芎 10g，当归 15g。一剂水煎 3 次，每日早晚各服一次。药尽 6 剂，精神转佳，睡眠安宁。二诊再进 6 剂，服法同前，并嘱将西药阿普唑仑减至每日 2 片。三诊：精神状态进一步好转，睡眠亦佳，嘱再服 10 剂后将阿普唑仑完全停服。四诊：已完全停用阿普唑仑，精神睡眠均佳，体力渐复，可行走七公里之遥，亦未感疲劳。按原方意增加通冲任药物化裁：去柏子仁、神曲、麦芽、龙眼肉，加鸡内金 15g，熟地黄 15g，红花 15g，鸡血藤 25g，益母草 30g，肉桂 5g，仍然一剂水煎 3 次，每日服 2 次，连服 10 剂后月经来潮，量少，色淡红，3 天经净，无腰腹痛。药已奏效，继续守方调理一个月，月经正常，半年后电话追访，月经周期 26～34 日一潮，精神睡眠基本如常人，且准备上班工作。

十一、功能性子宫出血诊治提要

功能性子宫出血（简称功血）属于中医学之"崩漏"和"月经过多"病证范畴。症见月经先后不定期或月经周期紊乱，经量过多，经期延长或淋漓不净等，在排除妊娠、肿瘤、炎症、外伤、血液系统疾病及生殖器官其他器质性病变之后，可以诊断为功血。《医宗金鉴·妇科心法·崩漏门》曰："淋漓不断名为漏，忽然大下谓之崩，紫黑块痛多属热，日久行多损冲任。脾虚不摄中气陷，暴怒伤肝血妄行，临证审因须细辨，虚补瘀消热用清。"功血一证可发于不同年龄阶段的妇女，尤以青年女子和更年期妇女为多见。功血的发生主要与肾和冲任二脉密切相关。青春期女子肾气未充，天癸初至，冲任不健，加之起居不慎，思虑伤脾，郁怒伤肝，扰动肾气血室，致使冲任失衡失调，冲任不固而崩中漏下。更年期妇女，肾气渐衰，天癸亏竭，冲任失衡失调，任脉不固，亦易发生功血。育龄期妇女患此病者虽少，但如果过度劳累，精神高度紧张，情志郁逆，引发肝脾肾功能失调，导致血海不宁而发生功血。总之，病位在冲任二脉与子宫，在脏腑辨证与心、脑、肝、脾、肾关系密切。崩中为气不摄血，漏下为血不归经，证型虚多实少，热多寒少，多虚实夹杂。治疗时应详细询问病史，结合临床症状，审证求因，虚用补法，热用清法，不忘益气摄血和化瘀止血。

　　功血的治疗古有"塞流、澄源、复旧"三法，主张"初用止血以塞其流，中用清热凉血以澄其源，末用补血以还其旧"，至今仍为医者所遵循。治疗功血的目的是止血，"塞流"就是止血，是"急者治标"的原则。止血并非就是固涩止血，而是根据病情的轻重缓急、出血时间长短、量之多少而分别采取相应的治疗措施。若暴崩下血量过多，出现气随血脱的虚脱证，当急以独参汤、黄芪阿胶汤等补气摄血救脱，并辅以输血、补液等疗法，即叶天士所说的"留得一分血，便保得一分命"。当患者脱证缓解之后，根据出血性质之不同，选择相应的止血药：气虚者配以益气固涩止血之品；血热者配以清热凉血止血之品；阴虚者配以滋阴凉血止血之品；阳虚者配以温阳止血之品；血瘀者配以化瘀止血之品；这里不单单是止血的"塞流"之法，已寓有针对病因病机的"澄源"治本之法，二者是不能截然分开的，是"塞流"和"澄源"并举，只是在出血量过多时，偏重于用止血药治标，在出血量减少时偏重于治本，而以止血药为辅，亦即标本兼顾之意。"复旧"是固本之法，是功血已临床治愈，以促进体质恢复，调整和巩固月经周期，防止复发为目的所采取的措施，是康复之法。值得注意的是，功血的治疗虽然以止血为目的，但止血不可一概固涩收敛，恐离经之血未去，瘀血内停，反致新血不能归经，出现愈止愈下的窘境，应在止血药中加化瘀之品，或选择有止血和化瘀双重功效的药物，既可防止瘀血留滞，又可以缩短止血时间。常选药物如三七粉、茜草、蒲黄炭、血余炭等，只要未见虚脱之证，化瘀止血药就应贯穿其中。

1. 益气摄血固冲法

适用于中气虚弱，气不摄血，或功血日久，气随血脱，症见：面色白而不华，虚浮，倦怠懒言，气不足息，自汗，月经过多，质稀色淡，便溏，舌质淡或边有齿痕，脉细无力。药用张锡纯的固冲汤加减：黄芪30g，白术15g，煅龙骨30g，煅牡蛎30g，白芍15g，海螵蛸15g，茜草15g，山茱萸15g，棕边炭15g，三七粉6g（冲服），血余炭10g，党参15g。1剂，水煎2次分服，日服1剂。

2. 益气温阳固冲法

气虚乃中气不足，阳虚乃脾肾阳虚。功血日久，气随血失，伤损阳气，则脾不统血、肾不封藏，除见气虚面白虚浮，自汗，下血过多，色淡质稀，舌淡，脉沉细诸症外，兼见恶寒肢冷，腰背酸痛，小腹冷凉，便溏等脾肾阳虚证。药用固冲汤加温阳摄血之品：黄芪30g，白术15g，党参15g，白芍15g，煅龙骨30g，煅牡蛎30g，海螵蛸15g，茜草15g，阿胶10g（烊化），艾叶炭15g，鹿角霜20g，炮姜炭6g，血余炭10g，炮黑附片6g。1剂，水煎2次分服，日服1剂。

3. 益气养心固冲法

心主血脉，藏神于脑，脑为元神之府；肾主胞宫，亦通于脑；脾虚化源不足，则气不统血。心脾气虚则脑神不宁，上不宁则下不安，胞脉不固而流血。症见劳倦乏力气短，心悸少眠多梦，易惊，健忘，月经淋漓不断，色淡质稀，无腰腹痛，舌淡，脉细弱。药用归脾汤加减：白术 15g，党参 15g，黄芪 30g，当归 15g，甘草 7.5g，茯神 15g，远志 15g，炒枣仁 20g，木香 5g，龙眼肉 15g，煅龙骨 30g，煅牡蛎 30g，海螵蛸 15g，茜草 15g，大枣 7 枚。1 剂，水煎 2 次分服，日服 1 剂。

4. 滋肝补肾固冲法

妇女年龄进入围绝经期，肾气渐衰，以致封藏功能司失，冲任不固，经血不受约束而成崩漏。"经水出诸肾。""阴虚阳搏谓之崩。"冲任二脉源于肾，隶属于肝；冲任为阴阳之血海，肝藏血而主疏泄，所以又称肝肾同源。肝肾阴虚，疏泄太过，冲任失衡不能固摄，而致经血淋漓不净。每见于月经先后无定期，淋漓不断，量时多时少，色暗红，伴胸闷心烦，腰酸腿软，潮热汗出，或手足心夜热，口干咽干不欲饮，大便干，舌质嫩红，少苔或苔薄白干，脉沉细数。药用六味地黄汤合二至丸加减：熟地黄 15g，生地黄 15g，山茱萸 15g，山药 15g，牡丹皮 10g，女贞子 15g，旱莲草 15g，白芍 15g，海螵蛸 15g，茜草 15g，血余炭 10g，生龙骨 20g，生牡蛎 20g，桑寄生 15g，炒栀子 10g，地骨皮 15g。一剂，水煎 2 次分服，日服 1 剂。

5. 清热凉血固冲法

青春少女血气方盛，天癸初至，冲任始通，肾气乃居于稚阴稚阳阶段，阴阳平衡不稳定，若精神过度紧张，情志抑郁，肝郁化火，必致血海不宁，冲任不固，下血不止；或嗜食辛辣，肠道蕴热，扰及胞宫，血海不宁；或月经来潮期间，不注意养息，过力劳伤冲任，则血不循经，流血日甚。临床多见于青春期无排卵型功血，月经周期紊乱，出血时间长，淋漓不净，量时多时少，甚至大量出血，色鲜红或夹血块，常伴有头晕心悸，胸闷心烦易怒，乳胀胁痛，口干口苦，大便秘或干结，小便黄，舌质红，苔薄白干或黄腻，脉滑数。方选丹栀逍遥散加减：当归 10g，白芍 20g，柴胡 6g，丹皮 15g，炒栀子 15g，生龙骨 30g，生牡蛎 30g，炒黄芩 10g，炒黄柏 10g，炒大黄 10g，生地黄 15g，地榆 15g，柏叶炭 15g，仙鹤草 20g，茜草 15g。一剂，水煎 2 次分服，日服 1 剂。待血止后，改用知柏地黄丸合二至丸方化裁以滋肝肾、清热凉血。

6. 化瘀止血固冲法

胞宫为奇恒之府。经行之际体现胞宫由藏转泻，经净之后体现胞宫由泻转藏，泻与藏是矛盾的对立统一。阴道异常出血，不论虚实寒热都可导致瘀血。《千金要方》曰："瘀血占据血室，而至血不归经。"离经之血必将成瘀，阴道出血日久，也可致瘀，瘀血癥瘕是导致功血的病理因素，也是致病因素。特别是妇女年龄至围绝经期，肾气渐衰，冲任失调，胞宫气滞血瘀，而致崩漏者多。每见于月经周期紊乱，阴道流血色暗，或夹血块，量时多时少，淋漓不净，腰痛，小腹痛拒按，血块下痛减，舌质暗红，脉弦细，B 超提示子宫内膜增厚，或子宫肌瘤。治以化瘀止血法，药用失笑散合桃仁四物汤加减：五灵脂 12g，蒲黄炭 12g，当归 15g，白芍 15g，川芎 7.5g，生地黄 15g，桃仁 10g，红花 15g，益母草 20g，海螵蛸 15g，茜草 15g，三七粉 6g（冲服），旱莲草 15g，生牡蛎 30g（先煎），制鳖甲 15g（先煎）。一剂，水煎 2 次分服，日服 1 剂。本方活血化瘀散结与固涩止血并举，补与通并举，一活一收，一补一通，相辅相成，相互制约，使化瘀而不伤正，收敛而不留瘀。当瘀去血止之后，再结合具体情况，采取复旧之法。

十二、荨麻疹辨治

荨麻疹是一种常见的由多种不同因子作用于人体，通过变应性或非变应性机制，导致皮肤、黏膜、血管神经反应性扩张及渗透性增加，而产生的局限性水肿为特征的瘙痒性过敏性皮肤病。中医称之为瘾疹、风疹、风团、风疹块、风疙瘩等。具有发无定处，骤起骤落，瘙痒无度，退后皮肤无痕迹，反复发作等特点。《诸病源候论》曰："邪气客于皮肤，复逢风寒相折，则起风瘙瘾疹。"《医宗金鉴》曰："此症俗名鬼风疙瘩。由汗出当风或露卧乘凉，风邪多中于表虚之人，初起皮肤作痒，次发扁疙瘩，形如豆瓣，堆累成片。"《疡医准绳》曰："夫风瘾疹者，由邪气客于皮肤，复遇风寒相搏，则为瘾疹。若赤疹者，由冷湿搏于肌中，风热结成赤疹也。遇热则极，若冷则瘥也。白疹者，由风气搏于肌中，风冷结为白疹也，遇冷则极，或风中亦极，得晴明则瘥，着厚暖衣亦瘥也。"

发病原因与机理不外乎内外二因。内因是五脏失和，肺脾胃之虚。肺气虚则卫气不能固表，《灵枢·本脏》曰："卫气者，所以温分肉，充皮肤，肥腠理，司开阖者也。"肺为气之本，其充在皮，脾胃居于中焦，营出中焦，饮食入胃，游溢精气，上输于肺，肺朝百脉。《素问·痹论》曰："荣者，谷之精气也，和调于五脏，洒陈于六腑，乃能入于脉也，故循脉上下，贯五脏、络六腑也。"若五脏失和，三焦气化不利，脾虚则可致肺气虚，土不生金也。又脾虚则湿浊难化，寒湿内停，或湿热蕴结，津液输布不利，蕴结于营，则致营卫失和，腠理开阖失常。外因是六淫之邪，尤以风、寒、湿、热为著。风为六淫之首，易伤卫气，且善行而数变。若脾肺气虚不能固表，则风夹寒、夹湿、夹热之邪乘虚而入，蕴于肌肤，致使营卫失和而发病，故可见风疹隐隐，或红或白，瘙痒成片，骤起骤落。此外，饮食、紫外线、各种花粉、真菌、病毒等外来因素而引起的皮肤瘙痒、风团等亦属此列。

本病之本是五脏失和，重在肺脾，本病之标是六淫之邪，以风邪为先。病变中心部位在营卫、腠理。发病证型与季节相关，偏于风寒湿者多见于秋冬，偏于风湿热毒者多见于春夏。

1. 风寒型

气虚卫阳不固，外感风寒之邪，阳气不能敷布，肤失温煦，致使营卫失和。每遇风冷寒邪或冷水，则多见于头面、颈部、手足腕等裸露部位，骤起丘疹瘙痒，如粟如豆，色白，遇冷加重，得暖则消退。治宜辛温解表，调和营卫，方选桂枝麻黄各半汤加减。

倪某，女，41岁，2008年4月17日来诊。自诉1个月来每逢早晨用凉水洗脸或遇风冷，头面、颈部、双手腕部即起疙瘩、瘙痒，遇暖热后自行消退。服用西药扑尔敏后亦不能完全控制，且药后困倦，影响劳动，故来求诊。查：患者脸颊、颈部、双手背及腕部有散在丘疹，如绿豆或黄豆粒大小不等，色白，舌淡苔白，脉浮。证属气虚卫阳不固，风寒袭表，营卫失和。治宜辛温解表，调和营卫。方选桂枝麻黄各半汤化裁：桂枝15g，麻黄7.5g，白芍15g，甘草5g，杏仁12g，防风15g，荆芥12g，陈皮12g，党参15g，茯苓15g，生姜5g。3剂，每剂煎2次，早晚饭后分服。药尽基本未再发作，偶有小丘疹出现，瘙痒亦减。为巩固疗效，按上方又进3剂，未再复发。

2. 风寒湿型

脾肺气虚，阳气宣散敷布不及，外感风寒湿邪困扰肌肤，营卫失和。症多见因于饥饿劳累，外感风寒雨露，突发全身性皮肤瘙痒，风团遍布，愈搔愈甚，重者联结成片，皮肤肿硬，捏之不起，色白，常伴有胃脘痛、恶心呕吐等。治宜疏风散寒，健脾化湿。方选消风散加减。

张某，男，26岁，农民，于1998年9月27日来诊。自诉昨天下午开农用拖拉机秋收，途中修车数小时，正逢天气变化，刮风下雨，又饥又渴，回到家中后，皮肤瘙痒，随之骤起鬼风疙瘩，遍布全身，2 小时后眼睑已肿胀不能睁开，头面及手部皮肤肿胀不能捏提，腹背部及四肢均起大片疙瘩，并伴有胃痛、恶心呕吐。急乘车来县城某医院住院，静脉点滴氢考及钙剂，一夜病情无缓解，遂找中医治疗。询问发病经过，属脾肺气虚，卫阳不固，风寒袭表，络脉痹阻，营卫失和而发风团，内扰肠胃。津液不能输布，气机不能布化，清阳不升，湿浊不降，结于中脘，故胃痛恶心呕吐。治宜疏风散寒，健脾化湿。方选《局方》消风散加减：羌活 10g，防风 15g，荆芥 15g，川芎 12g，厚朴 15g，党参 15g，茯苓 15g，陈皮 15g，甘草 7.5g，僵蚕 15g，蝉衣 12g，藿香 15g，地肤子 15g，砂仁 10g，生姜 5g。5 剂，水煎 3 次，饭后分服。药尽疹块大部消退，胃痛恶心呕吐已痊，续服 5 剂，以巩固疗效。

3. 寒热错杂型

脾肺气虚，外感风寒，复遇温热，寒热互遏于营卫，致使皮肤突发风团瘙痒，疹块中间色白，周边色红，界线分明。治宜疏风为主，辛温辛凉并用，佐以健脾化湿。方选消风散合银翘散化裁。

蔺某，男，32 岁，2005 年 3 月 12 日来诊。自诉每天早晨 5 点钟起床坚持晨练跑步 1 小时，今天晨练结束回家后不到 1 小时自觉皮肤瘙痒，愈搔愈甚，随即来诊。查：面部、颈部、四肢渐及腹部、胁部皮肤疹块，小如硬币，大如掌，中间色白，边缘色红，界线分明，如图如画，瘙痒难忍，舌质淡红，苔薄白，脉浮大。考虑室外温度在零下 12℃，跑步汗出当风，回家骤然遇热，室温 20℃ 以上，寒热交错，遏于营卫，致使皮肤突发风团而瘙痒。治宜疏风为主，辛温辛凉并用，佐以健脾化湿。拟消风散合银翘散加减：防风 12g，荆芥 12g，川芎 10g，陈皮 12g，厚朴 12g，党参 15g，茯苓 15g，甘草 7.5g，僵蚕 15g，蝉衣 10g，金银花 20g，连翘 12g，薄荷 10g。水煎 3

次，饭后服。服药 3 剂后，面部、颈部及四肢皮肤风团基本消退，唯胁腹部仍有痒感，搔之仍可出现风团。继守上方再服 3 剂而告愈。

4. 风热上犯型

"清阳出上窍"，易受风热病邪侵扰，风热病邪直接上犯头面及耳、目、口、鼻清窍，或风热郁于肺卫，化热化火，火热上炎，窜扰清窍。症见颜面潮红瘙痒，或眼目奇痒、眼睑水肿、流泪，或鼻胀酸痒不适、喷嚏、流涕，或耳朵瘙痒热红，或波及颈部潮红，起粟粒样丘疹，遇热加重。治宜疏风清热，辛凉透邪外出。方选银翘散合桑菊饮化裁。

薛某，女，68 岁，2008 年 5 月 30 日来诊。自诉 2 天前会友去郊外果园采野菜，归来后颜面瘙痒发热，眼睛痒热，鼻酸胀，喷嚏流涕，口干咽干，耳热痒，搔之耳部肿胀，颈部起红色小丘疹，如绿豆大，连片，遇热加重。证属风热上犯清窍，花粉过敏。治宜疏风清热，辛凉透邪外出。方选桑菊饮合银翘散化裁：桑叶 15g，菊花 15g，金银花 20g，连翘 15g，牛蒡子 15g，桔梗 10g，杏仁 15g，蝉衣 10g，薄荷 10g，黄芩 12g，甘草 7.5g。水煎 3 次，饭后服。3 剂而愈。

5. 风挟湿热型

平素饮食不节，嗜食辛辣厚味发物，或嗜酒，脾胃久蕴湿热，蒸于肌肤，复感风热之邪，三焦气化不利，湿热闭阻，营卫不畅，搏结成疹块。症见丘疹如麻如豆，或大如硬币、色红、愈搔愈痒、遇风加重，或食用辛辣发物或饮酒后加重，或发于局部，或泛及全身皮肤，发无定处，多以胸腹四肢多见。治宜疏风清热，健脾化湿。方选银翘散、三仁汤、二妙散化裁。

李某，女，60 岁，2008 年 7 月 8 日来诊。自诉有糖尿病史 6 年，注射胰岛素。5 天前中午因过食鸡肉、海鲜，午后去郊外散步，傍晚突发皮肤瘙痒，搔之即起红色疹块，又痒又热。曾自服西药扑尔敏、息斯敏等药，瘙痒可暂时减轻，但疹块不退，心烦不安，随即来诊。症见患者形体肥胖，胸腹及四肢皮肤红色丘疹，如麻如豆，或大如硬币，在大腿内侧及臀部皮肤红色疹块连片，留有搔痕，遇热瘙痒加重，大便滞下不爽，舌红，苔白腻，脉滑。证属脾胃湿热久蕴，蒸于肌肤，复感风热外邪，三焦气化不利，风湿热邪闭阻营卫，搏结成块。治宜疏风清热，健脾化湿。方选银翘散、二妙散加减：金银花20g，连翘15g，薄荷12g，防风15g，陈皮12g，厚朴12g，苍术15g，黄柏12g，薏苡仁25g，白鲜皮15g，地肤子15g，土茯苓20g，甘草7.5g。6剂水煎，饭后服，嘱忌食辛辣海鲜等发物。药尽复诊，疹块大部分消退，仅臀部及大腿内侧尚有大片疹块残留。药已奏效，继守上方再进6剂。半月后在街上相遇，询及病情，告之已愈。

6. 风湿热毒型

饮食不节，嗜食腥辣厚味，或嗜酒，湿热久蕴脾胃，复感温邪，内外合邪，湿热不得外透，卫气郁闭，化热化火成毒，毒热搏结于皮肤。症见皮肤瘙痒，搔之成疹块，泛起成片，色红，痒热并见，搔破处可见少量血浆渗出，可遍及胸腹四肢、大腿两侧及臀部，或手足心痒热难忍，手掌部皮下瘾疹，搔破有浆液渗出，疹块及瘙痒久而不退不减，服用西药脱敏后无明显改善。治宜疏风清热，化湿解毒。方选银翘散合二妙散化裁，并配以凉血解毒之品。

杨某，女，39岁，于2008年6月18日来诊。自诉3天前面部、颈部及上肢皮肤突出丘疹，形如豆瓣，瘙痒甚，搔后成片。西医诊断为荨麻疹，予以静脉点滴钙剂和地塞米松类药物2天，已见好转。昨日中午因食鱼虾海鲜发物，夜间于下腹部及大腿内侧皮肤又发红色丘疹，形如豆瓣，色红，顶部略突起，瘙痒甚，难以入睡，并向臀部及四肢扩散，搔后成疱疹样红色结节，伴有手掌部皮下粟米样丘疹，搔破有浆液渗出。查面色红润，舌质红，苔薄白，脉滑数，询之心烦，大便滞下不爽。证属肝脾湿热蕴结肠胃，复感温邪，毒发肌肤所致。治宜清热化湿，凉血解毒为法。方选银翘散合三妙汤配以凉血解毒之品：金银花 25g，连翘 15g，薄荷 12g，滑石 20g，甘草 7.5g，苍术 15g，黄柏 15g，生薏苡仁 30g，白鲜皮 15g，苦参 20g，紫草 20g，土茯苓 20g，茵陈 25g，陈皮 12g，厚朴 10g。6 剂，水煎服。嘱忌食腥辣发物。药尽，疹毒大减，仅个别地方尚有散在疹块，继守上方再进 3 剂，以清余毒。

凡荨麻疹，因其病在皮肤，治疗多离不开透邪外达，故服药方法以饭后服为宜，并应告诫患者注意饮食起居，如避免受风受潮湿、紫外线、花粉、异味，饮食宜忌辛辣、酒类、鱼虾、海鲜、鸡、肉、蛋、奶等高蛋白类发物，以利早日康复。在治疗配方时，因虫类药如僵蚕、蝉衣、乌梢蛇、全蝎、蜈蚣、地龙等对人体为异种蛋白，有引起过敏的可能，应尽量少用或不用，如必须用则用量宜小，取其搜风剔络止痒化瘀之功效。若患者服用药后加剧者，应考虑到与虫类药有关。凡风热型荨麻疹，应尽量不用或慎用虫类药。再如某些草药如鱼腥草，亦有引起过敏者，尽量避之。临证时应细审病变病因、病机中心环节，风、寒、湿、热、毒、瘀夹杂，孰轻孰重，五脏失和于何脏何腑，辨证求因，审时度势，灵活组方用药，不可拘泥。

十三、带状疱疹及其后遗神经痛

带状疱疹属中医"缠腰火丹""蛇串疮"范畴。其病因病机多为情志不遂，肝胆气郁化火，或脾虚湿困，湿热蕴结，复感外邪，内外相感。毒热搏结，脉络阻滞，外越肌肤，出现红斑丘疹；湿热蒸发而出现水疱、瘙痒；壅阻经络而致气血瘀滞，不通则痛。给患者生活、工作、睡眠带来极大困扰和痛苦。

带状疱疹发病前常有怕冷、低热、乏力、纳差等全身症状。局部皮肤有灼热和刺痛感，继而出现成片红斑，上面有密集的簇拥成群的针头至绿豆粒大的丘疹，很快变成水疱。皮疹沿着一定的外围神经分布，呈带状排列，偶尔有对称者。以胸部肋间神经分布区和腹部或面部三叉神经分布区为最多。

本病的治疗以清肝利胆、泻火解毒为要，佐以化瘀止痛。吾临床以龙胆泻肝汤化裁：龙胆草 15g，栀子 12g，黄芩 15g，黄连 10g，当归 15g，生地黄 15g，柴胡 15g，赤芍 15g，板蓝根 15g，延胡索 15g，没药 10g，白花蛇舌草 30g，川木通 10g，甘草 7.5g。水煎服，每日 1 剂。忌食辛辣油腻、烟酒发物。

西医学认为，本病属病毒感染合并神经炎，是自限性疾病，其自然病程通常为 2～4 周。后遗神经痛是指发生疱疹的皮肤损害已完全消退，但受侵犯的神经分布区域仍持续性剧烈疼痛，如同锥刺，常可持续数月或数年以至数十年不等。其病患多为 50 岁以上的人，且年龄越大疼痛越明显、越重。据有关资料报道，带状疱疹疼痛与患者存在高滴度的抗水痘－带状疱疹病毒抗体有关，抗体滴度越高，疼痛程度就越剧烈。另外，老年人免疫能力下降，对神经组织的修复能力减慢，故而疼痛长时间不解。依中医理论分析，疱疹虽然消失，皮损亦恢复正常，但仍属余毒未净，加之老年气虚，经脉失养，气滞血瘀，故疼痛不止。治当扶正祛邪、化瘀止痛为法。以补阳还五汤合复元活血汤化裁：黄芪 30g，赤芍 15g，白芍 15g，当归 15g，桃仁 12g，红花 15g，地龙 15g，柴胡 10g，乳香 7.5g，没药7.5g，延胡索15g，白花蛇舌草25g，甘草7.5g。水煎服，每日1剂，效果满意。

附：外治法

解毒散：雄黄15g，明矾10g，冰片2g，合研极细粉，瓶装密封备用。用时取该药粉5g，加入香油25mL调匀，用棉签蘸药液外涂患处，每日3次，疗效甚佳。

下篇　医案拾零

一、内科

（一）外感、时病

1. 气虚感冒

（1）气虚感冒

吴某，女，41 岁，被服厂工人，住桓仁镇，1964 年 3 月 18 日就诊。

主诉及病史：头晕，身痛，厌食 1 个半月。春节时患感冒，打针吃药后好转，但每日仍有头晕痛症状，自以为是火，遂购买牛黄解毒丸服用 5 天，仍然不见好转，感觉服药后症状就减轻，停药就重。头眩，气短促，胸闷脘胀恶心，饮食大减，昨天只吃了半小碗粥，心烦，口渴不思饮，大便 2 日未排，尿短黄，伴有恶寒、骨节痛。月经 1 个半月未来潮（已做绝育手术）。

查：语声低微，腹部肝脾未触及，无压痛；舌质淡，苔薄白，舌根苔黄厚腻，脉寸尺二部弦大，关部脉极弱。

诊断：气虚感冒。

病机：误服寒凉药伤及中阳，气虚无力拒邪则表邪留滞。

方药：六君子汤加味：人参 10g，白术 10g，茯苓 10g，甘草 5g，陈皮 10g，半夏 10g，柴胡 7.5g，黄芩 10g，干姜 2g，香附 10g，木香 5g。3 剂，水煎服，日服 1 剂。

3 月 21 日二诊：药后，气短促感觉大减，饮食量倍增（一顿吃 2 碗大米粥和 2 个鸡蛋），尿量增多，但大便仍干，心有闷热感，手足心热，脉沉细弱。继守原方去半夏、柴胡、干姜，加青蒿 10g，青皮 10g，桃仁 10g，2 剂，水煎服，日服 2 次。嘱药尽勿须再服，体虚乏力用饮食调养即可。

草庐医录

（2）气阴虚感冒

刘某，女，39 岁，营业员，住桓仁县新屯，2011 年 10 月 27 日初诊。

主诉及病史：1 个月来反复感冒 3 次，刚要好转又复作。头晕、身酸痛乏力，咽干，遇风即咳，无痰。不断服用感冒药和消炎药，始终不能痊愈，遂来中医治疗。既往有低血压及子宫肌瘤病史。

查：咽红，舌淡红，苔薄白干，脉浮弦。

诊断：气虚外感。

辨证：气阴虚，外感秋令燥邪。

治则：益气养阴，辛凉解表。

方药：党参 15g，沙参 15g，桔梗 10g，金银花 20g，黄芩 12g，连翘 15g，薄荷 5g，桑叶 15g，杏仁 15g，竹叶 10g，川芎 10g，甘草 5g。6 剂，水煎服，日服 1 剂。

11 月 3 日二诊：药后，头晕、身痛、乏力均大见好转，仍感觉咽干，遇风干咳。继守原方去薄荷，加知母 15g，4 剂水煎，日服 1 剂，以净余邪。

按：素体气阴两虚，卫气不固，秋令感受风热燥邪，愈加导致气虚阴伤，互为因果，御邪能力下降，故反复不愈。须益气养阴扶正，配以辛凉清热之药祛邪，切勿用辛温之品，以防虚虚实实之过。

（3）虚劳感冒（慢性气管炎、胸膜炎积液）

刘某，男，57 岁，农民，住桓仁县兰家沟，于 2010 年 11 月 26 日初诊。

主诉及病史：反复感冒 3 个月余。遇凉即发，恶寒，微咳，胸闷气短，夜间头部盗汗，手足发热。去某医院胸部 CT 诊断：慢性气管炎、右肺胸膜炎、积液。注射抗生素和口服消炎药治疗半月，未见好转，仍然遇风遇凉即感冒，2～3 天 1

发，好转不过数日复作，体温在 37.6℃ ~38.2℃，恶寒微咳，气短，夜间头部汗出，手足发热。自感机体抵抗力日趋下降，对西药治疗失去信心，遂来中医求治。

查：形瘦，面色少华，舌质淡红，苔白，脉浮弦。

诊断：虚劳感冒（慢性气管炎、胸膜炎积液）。

辨证：气虚卫阳不固，肺失宣降，饮邪不化。

治则：益气宣肺，扶正祛邪。

方药：党参 15g，茯苓 15g，甘草 6g，桔梗 10g，前胡 15g，百部 15g，桑白皮 15g，杏仁 15g，黄芩 12g，地骨皮 15g，葶苈子 15g，鱼腥草 25g。水煎，日服 3 次。

12 月 10 日二诊：药尽 13 剂，体力日增，遇风寒不易感冒，平时恶寒、微咳、胸闷气短明显缓解，夜间头部汗出、手足发热症状消失。查：面色润泽，舌质淡红，脉虚弦。继守原方续服 14 剂复查。

12 月 24 日三诊：今日胸部 CT 复查：慢性气管炎、右肺胸膜炎积液消失。自诉半个月来未再感冒，时有微咳。继守原方去葶苈子，加紫菀 15g，7 剂予以巩固。

按：肺气久虚，营卫失和，腠理不密；卫气虚则恶寒，营气虚则发热；外感风寒，肺失宣降，久则饮邪不化。方中党参、茯苓、甘草、桔梗益气扶正固表；前胡、百部、桑白皮、杏仁、黄芩、地骨皮、鱼腥草宣肺清热；葶苈子行饮。后因积液消失，去葶苈子加用紫菀以补敛肺气。

（4）气虚感冒、腹泻合病（过敏性鼻炎、慢性肠炎）

于某，男，32 岁，农民，住桓仁县雅河乡，于 2011 年 1 月 17 日就诊。

主诉及病史：反复感冒、打喷嚏、腹泻半年多。半年多来，反复感冒，打喷嚏，流鼻涕，咽干紧，面部发热，并伴有肠鸣，大便稀溏，日 2~3 次，手足凉潮湿。一直服用感冒药和消炎药，病将要痊愈复又加重。曾在某医院诊断为：过敏性鼻炎、慢性肠炎。给予口服药物治疗，亦没能得愈，遂来余处求治。

查：咽红，舌质淡红，苔薄白，脉浮弦。

诊断：气虚感冒、腹泻合病（西医诊断：过敏性鼻炎、慢性肠炎）。

辨证：肺脾气虚，风热乘虚客之。

治则：疏风清热，益气升提。

方药：金银花20g，桔梗10g，党参15g，茯苓15g，甘草6g，陈皮15g，炒苍耳子15g，辛夷花15g，白芷12g，细辛3g，黄芩12g，败酱草20g，鱼腥草20g，防风12g，川芎12g，竹叶12g。10剂，水煎服，日服1剂，餐后服。

1月27日二诊：服药后咽痒、鼻塞、喷嚏、流涕明显好转，肠鸣腹泻缓解，1日1～2次，大便稍溏。守原方药10剂，服法同前。

2月14日三诊：偶有咽痒、打喷嚏，肠鸣消失，大便1日1次，便软。继守原方续服10剂，以固疗效。

按：肺脾气虚不能卫外御邪，风邪客之，久而久之化热，故易外感、咽痒、鼻塞、流涕；肺脾气虚不能升提，不能泌别清浊，故肠鸣腹泻。本方以银翘散、人参败毒散、苍耳子散诸方综合化裁加减：金银花、甘草、桔梗、苍耳子、辛夷花、白芷、细辛、黄芩、防风、鱼腥草、竹叶、败酱草疏风清热通窍；其中金银花、黄芩、白芷、防风、鱼腥草、败酱草又可疏风清热燥湿化浊以止泻；配以党参、茯苓、陈皮、甘草补脾益气；桔梗载药升提肺脾之气。一方多功，故效验理想。

2. 风热瘟毒

（1）风热感冒

董某，女，55岁，农民，住桓仁县黑沟乡，于2011年10

月 21 日初诊。

主诉及病史：感冒 1 周，咽痛热，口干，伴头晕、心悸。既往有高血压、冠心病史 3 年，脑血栓史 1 年，肢体功能尚可。在当地医院治疗 3 日，病情未减，且血压升高，遂来中医求治。

查：咽部、上腭充血，舌质尖红，苔白干，脉浮弦数。血压 160/95mmHg。

诊断：感冒、眩晕（西医诊断：感冒、高血压）。

辨证：外感燥邪，风阳上越。

治则：辛凉解表为主，佐以潜阳。

方药：金银花 20g，连翘 15g，牛蒡子 15g，北豆根 15g，黄芩 15g，薄荷 5g，菊花 15g，僵蚕 15g，赤芍 15g，寒水石 25g（先煎），甘草 5g。5 剂，水煎服，日服 1 剂。

11 月 10 日二诊：服完上药后，咽痛热、口干、头晕、心悸均已痊愈。但近 3 天来出现头昏、心悸、睡眠不宁。查：舌红，苔薄白润，脉弦紧。血压 170/100mmHg。证属心肝阳亢之候，急宜平肝潜阳镇逆。方药：生龙骨 40g（先煎），生牡蛎 40g（先煎），代赭石 50g（先煎），石决明 25g（先煎），钩藤 15g（后下），寒水石 20g（先煎），龙胆草 15g，夜交藤 30g，黄芩 12g，黄柏 12g，泽泻 15g，牛膝 15g。6 剂，水煎服，日服 2 次。

11 月 19 日三诊：药后头晕、心悸均好转，睡眠安宁。血压 150/90mmHg。继守二诊方再进 6 剂予以巩固。

按：本患素有高血压、冠心病、脑血栓史，乃属心肝阳亢之体，复感外邪，治疗用药最为棘手。急者治标，当先解表以治新病；但解表用药稍有不慎，又易致风阳上越贯脑而致坏症；潜阳过甚，又易致正虚，表邪不解，实为两难之境。外感虽属小恙，治当慎之又慎。

（2）风温（上呼吸道感染）

尹某，女，55 岁，教师，住桓仁县西苑小学，2011 年 3 月 2 日就诊。

主诉及病史：口鼻咽干热半月余。既往有乙肝大三阳病史，半个月余口鼻咽部干热如火，口渴口苦，喜冷饮，口腔臭秽，大便黏滞。口服三黄片和阿莫西林 1 周未见好转，久服恐对肝病不利，遂来求治。

查：舌质红，苔白干，脉浮弦。

诊断：风温（西医诊断：上呼吸道感染）。

辨证：素体阴虚，春令温邪上犯，肺胃阴伤。

治则：辛凉解表，清热养阴。

方药：银翘散合白虎汤加减：金银花 20g，连翘 15g，竹叶 12g，牛蒡子 15g，薄荷 5g，知母 15g，生石膏 20g，天花粉 15g，北沙参 15g，大青叶 15g，黄芩 12g，甘草 6g。6 剂，水煎服，日 2 次，饭后服。

3 月 12 日二诊：药尽。诸症均去大半，继守原方续服 6 剂，服法同前。嘱：少食辛辣油炸食物。

（3）瘟毒（病毒感染）

薛某，女，20 岁，待业青年，住桓仁县莲沼街，2011 年 4 月 1 日就诊。

主诉及病史：咽痛，鼻干涕黏，耳痛，目赤，头部火疖，已近月余。曾静脉点滴抗生素 6 日，并口服消炎类药，反反复复一直不愈，遂来求治。

查：咽部充血，双侧扁桃腺红肿，齿龈及舌尖多个溃疡白点；舌红，苔黄干；鼻孔干红，结有黄涕痂；双目白睛红；头部发内多个火疖，色红，无渗出。

诊断：瘟毒（西医诊断：病毒感染）。

辨证：春令阴虚内热，感受瘟毒。

治则：清瘟解毒。

方药：金银花 25g，连翘 15g，黄芩 12g，黄连 6g，牛蒡子 15g，桔梗 10g，板蓝根 15g，射干 15g，北豆根 15g，野菊花 20g，蒲公英 15g，甘草 6g，川木通 12g，竹叶 15g。6 剂，水煎服，日服 1 剂。

4 月 16 日二诊：药后诸症状缓解，因外出停药。近 2 天又有加重之势，遂来取原方药 6 剂，服法同前。

4 月 23 日三诊：诸症进一步好转，口腔溃疡已愈，发内火疖减少。继守原方再服 6 剂，服法同前。嘱：短时间内不要吃腥辣发物。

（4）秋燥

李某，男，48 岁，营业员，住桓仁县新屯，于 2012 年 10 月 13 日就诊。

主诉及病史：外感 1 周，咽痛，鼻干鼻塞，涕黄，微咳少痰，口干，耳痒，周身痛。打点滴 3 日无效，遂来诊。

诊断：秋燥。

辨证：肝肺阴虚，外感燥邪。

治则：辛凉解表，养阴清热。

方药：银翘散合桑菊饮化裁：金银花 20g，连翘 15g，薄荷 5g，牛蒡子 15g，桔梗 10g，甘草 5g，桑叶 15g，杏仁 15g，黄芩 15g，前胡 15g，菊花 15g，大青叶 15g。4 剂，水煎服，日服 1 剂，餐后服。

10 月 17 日二诊：药尽。诸症均去大半，继守原方再进 2 剂。药尽未再来诊。

（5）湿温

王某，男，52 岁，工人，住桓仁黎明街，1964 年 8 月 17 日初诊。

主诉及病史：卧床 9 天，头重如裹，左侧头部胀痛，耳聋耳鸣，胸闷呕恶，口淡无味，渴不欲饮，倦怠身重，时发热恶寒，朝轻暮重，大便不干，尿微黄。西医诊断：高血压、动脉硬化。治疗1周未见显效，遂转中医治疗。

查：舌淡红，苔白腻，脉弦缓微滑。血压：135/96mmHg。

诊断：湿温。

辨证：外感寒湿，湿热困阻肝脾，气机阻遏。

治则：化湿醒脾，和解少阳。

方药：藿香15g，大腹皮10g，陈皮10g，茯苓15g，滑石15g，生薏苡仁20g，杏仁10g，茵陈10g，神曲7.5g，菖蒲10g，黄芩7.5g，柴胡7.5g。2剂，水煎服，日服1剂。嘱忌食生冷油腻。

二诊：药后，身轻安卧，食欲渐增，头胀恶心减轻，听力较前清晰，小便增多。查：舌苔同前，脉两寸缓小，尺部滑大。继守原方2剂，服法同前。

三诊：诸症均退，仅有轻微耳聋，左腿有麻木感。查：舌苔薄白润，脉缓微滑。调整处方如下：滑石15g，茵陈10g，白豆蔻10g，茯苓10g，黄芩10g，生薏苡仁20g，杏仁10g，竹叶7.5g，神曲7.5g，陈皮10g，菊花7.5g，牛膝10g。2剂，水煎服。

四诊：四肢乏力，耳时聋时清，腿时酸痛，脉缓大。处方如下：生薏苡仁20g，杏仁10g，滑石15g，茯苓10g，陈皮10g，腹皮10g，菖蒲10g，菊花7.5g，山药15g，党参10g。3剂，水煎服。

药尽，身轻气爽，无何不适，血压128/86mmHg。开始上班，正常工作。

3. 伤寒

（1）少阳厌食症

周某，男，67岁，农民，住桓仁县雅河公社边哈达村，

1964 年 9 月 12 日入院。

主诉及病史：半个月前于田间劳动时突降暴雨感寒，入夜即寒热交作，周身疼痛。经当地医生诊治，寒热已解，身痛已愈，但反见胸腹痞满，恶心干呕，不思饮食，日渐加重，对食物极厌，甚至他人在旁一提"食"字，即要呕吐，终日不知饥渴，滴水不进。特来县医院诊治。经检查未见肝脾及其他异常，暂收住内科病房，给予健胃药和补液治疗 2 天，不见改善，遂请中医会诊治疗。

查：患者面容消瘦，精神萎靡，肌肤触之不热，口微苦，大便微溏，尿道有不适感，苔白黄而干，脉浮弦微数。

诊断：少阳厌食症。

辨证：邪传少阳，遏阻肝脾。

治则：和解少阳，清化醒脾。

方药：柴胡 10g，枳壳 10g，黄芩 15g，半夏 10g，白芍 10g，厚朴 10g，白豆蔻 10g，陈皮 10g，金银花 15g，菊花 10g，竹叶 10g，甘草 5g。2 剂，水煎服，日服 1 剂。

次诊：药尽胸腹豁然，呕恶感消失，小便转清，每餐可进食 1 两。效不更方，复投 2 剂，诸症悉平，饮食如常，告愈出院。嘱其注意休息及饮食调理。

按：年迈体弱，感受外邪，未能及时治愈，致邪传少阳，困扰肝脾，湿浊不化。方中柴胡、黄芩、半夏、甘草、枳壳、白芍、金银花、菊花和解少阳、清热，配厚朴、白豆蔻、陈皮醒脾化浊；加竹叶导热下行。诸药相伍，少阳之热得解，中焦浊气得降，运化之机循之有常，胃纳必佳。

（2）少阳证（病毒感染）

于某，女，46 岁，农民，住桓仁县，2011 年 10 月 27 日就诊。

主诉及病史：发热恶寒，脘胀恶心 1 周。病初以为感冒，打针服药 3 天未见效果，仍然寒热往来，口干苦，脘胀恶心，不欲饮食，双目赤红，皮肤散在出血点，压之褪色。某医院肝功化验：谷丙转氨酶 123 单位；血象：白细胞 14000。建议住院，本人未同意。

查：舌质淡红，苔白干，脉弦数。

诊断：少阳证（西医诊断：病毒感染）。

辨证：胆胃热郁。

治则：和解少阳。

方药：小柴胡汤加减：柴胡 15g，半夏 15g，甘草 5g，黄芩 15g，连翘 15g，板蓝根 15g，白豆蔻 12g，白芍 15g，葛根 15g，丹参 15g，陈皮 12g，白花蛇舌草 30g。10 剂，水煎服，日服 1 剂。

11 月 9 日二诊：服药 5 天即无发热恶寒。刻诊：口苦、恶心消失，纳食量增，皮肤出血点已退，但仍有脘胁胀感。今天肝功化验：谷丙转氨酶已正常（46 单位）；血常规未查。为使余邪尽退，再服原方药 7 剂，以善后。

（3）太阳、阳明合病（神经性头痛、胃炎、结肠炎）

李某，女，54 岁，个体户，住辽宁大连市开发区，于 2012 年 1 月 19 日初诊。

主诉及病史：头痛、胃痛、腹痛 1 年半。颈酸痛，头晕痛，手抚摸头皮亦痛，痛时口渴引饮，精神紧张即重，排尿正常。并且伴有胃痛，脐腹痛，肠鸣，大便溏，黏滞不畅。在当地多家医院检查诊断：①神经性头痛；②胃炎；③结肠炎。到处求医治疗，无明显效果，甚为苦恼和恐惧，今经友人介绍，专程来余处求治。

查：舌质尖红，苔薄白腻，脉浮弦。

诊断：二阳合病（西医诊断：神经性头痛、胃炎、结肠炎）。

辨证：邪犯太阳传里，太阳、阳明二经合病。

治则：解表清里和胃。

方药：葛根芩连汤合痛泻要方加减：葛根 20g，黄芩 12g，黄连 7.5g，甘草 5g，陈皮 15g，白芍 15g，防风 12g，白术 15g，乌梅 15g，木香 6g，败酱草 20g，焦三仙各 10g，川芎 12g，蔓荆子 15g。40 剂，水煎服，日服 2 次。嘱：忌食生冷辣及烟酒。

3 月 5 日二诊：自诉因治疗心切，日服 3 次，药已服尽。甚喜告知：头晕痛、颈酸痛已大见好转，头皮已不痛，口干不欲饮，胃痛、腹痛、肠鸣均已愈半，大便较畅，且已成形。为求痊愈，特来再索原方药 20 剂。吾再嘱咐：现病已去大半，勿 1 日服药 3 次，改服 2 次即可。

（4）阳明腑实证

胡某，女，63 岁，农民，住桓仁县六河公社。

首诊日期：1962 年 12 月 27 日。该患女婿荣某骑自行车来桓城内邀余往诊，余遂同骑车前往 10 余里到患者家中。进门时见到灵床已备，寿衣叠放一旁，室内亲朋满屋。家人告知病者开始感冒，当地医院注射青霉素、安痛定消炎退热，口服解热止痛片等药，病情时轻时重。近一周来，身热，面红，神昏谵语，不能饮食，大便 7 日未行。请某中医前辈诊视，给开牛黄安宫丸 4 粒，日服 2 次。药尽未见病情改善，家人以为病危，亲属昼夜轮班看护。急切之中忽有一人提出到城里找余试试看，所以才有荣某骑车邀余往诊一幕。

查：患者瘦削，面红，闭目，时高声呼叫，时喃喃自语，口唇燥裂，以竹筷启齿见舌质红绛，舌苔黑燥有裂纹；抚之肤热，按之腹部有结块，脉沉实有力。思之良久，吾正学习《伤寒论》，此症正是伤寒太阳病不解传里，乃阳明经腑实证也。随即处方大承气汤加减：芒硝 10g（分冲），枳实 10g，大黄 12g（后下），厚朴 10g，槟榔 10g，甘草 5g。水煎 2 次分服，6 小时服 1 次。共 2 剂，药资仅三元八角四分，家人生疑，以为我敷衍。

次日往诊，家人告知：服药 3 次后，于今日凌晨 3 点左右，排大便如球状硬屎 10 余枚，夹有稀水臭秽难闻，面红身热减退，无胡言乱语，神志清醒，有饥饿感，今晨主动喝稀粥一小碗。查：舌苔燥黑转润，抚之皮肤仍热，脉转弦大。于上午 10 时服第 4 次药。此腑实已通，当兼清少阳阳明之热，改用大柴胡汤加减：柴胡 10g，大黄 10g（后下），枳实 10g，黄芩 10g，半夏 10g，白芍 10g，陈皮 10g，党参 15g，甘草 5g。3 剂水煎，改日服 2 次即可。嘱食稀粥、鸡蛋糕之类调养。

1963 年 1 月 24 日，时临近春节，病人已瘥，全家皆大欢喜，杀猪设宴，邀余赴会，以表救命之恩，被吾婉言谢绝。此事传遍乡里，余名噪一时。余思之，此非吾之功，乃仲景之术矣。

（二）咳嗽

1. 咳嗽（肺内感染）

张某，女，65 岁，农民，住桓仁县西关村，于 2012 年 3 月 10 日初诊。

主诉及病史：咳嗽多痰，胸痛 20 余天。外感风寒，干咳，胸闷气短，某医院 X 光诊断肺内感染，滴注抗生素治疗 1 周未见好转，且伴有白痰多，恶心，遂来中医治疗。

查：舌淡红，苔白滑，脉浮弦。

诊断：咳嗽（西医诊断：肺内感染）。

辨证：风寒袭肺，饮邪不化。

治则：温肺化饮，宣肺止咳。

方药：小青龙汤加减：干姜 3g，麻黄 10g，白芍 15g，甘草 5g，细辛 5g，半夏 15g，五味子 5g，桑白皮 15g，杏仁 15g，苏子 15g，白前 15g，百部 15g。5 剂，水煎服，日 2 次饭后服。

3 月 18 日二诊：药后，咳嗽、胸痛大见好转；痰白，已无恶心感。查：舌淡红，苔白润，脉弦。再予原方 5 剂以清余邪。

2. 咳嗽（咽炎、急性支气管炎）

赵某，女，57 岁，农民，住桓仁县参茸场，2012 年 5 月 4 日就诊。

主诉及病史：因感冒咳嗽胸痛，咽痒。到县医院诊断为咽炎、急性支气管炎，收住院治疗 10 天不见好转，转至本溪市中心医院住院治疗 20 余天，胸痛略减，仍然咽痒，咳嗽不止，恶寒，打喷嚏，遂自动出院，返桓求中医治疗。

查：咽微红，舌淡红，苔薄白干，脉浮弦。

诊断：咳嗽（西医诊断：咽炎、急性支气管炎）。

辨证：风寒外束，肺气失宣。

治则：温阳宣肺止嗽。

方药：小青龙汤合止嗽散化裁：干姜 3g，桂枝 10g，麻黄 10g，白芍 15g，甘草 6g，细辛 5g，半夏 15g，五味子 5g，射干 15g，前胡 15g，白前 15g，杏仁 15g，百部 15g，黄芩 12g，款冬花 15g。6 剂，水煎服，日 3 次餐后服。

5 月 10 日二诊：恶寒、喷嚏、咽痒、咳嗽顿减，患者甚喜。今复取原方药 6 剂，予以巩固。

按：肺主气，外感风寒外束，肺气不得宣降，故咽痒、恶寒、喷嚏、咳嗽不止。西医诊断为咽炎、急性支气管炎，一直用抗生素，从桓仁到本溪住院治疗月余，耗资数千元而不愈，今用中药 12 剂得痊，患者称奇，可见中医药辨证论治之妙也。

3. 咳嗽（咽炎、气管炎）

陈某，女，65 岁，农民，住桓仁县东关村，2011 年 5 月

12 日就诊。

主诉及病史：咳嗽夜重 2 年多不愈。咽干紧，咽痒，咳嗽，尤以夜间为甚，阵发样顿咳，少痰，大便黏滞不畅。曾在某医院诊断为慢性咽炎、气管炎，常年口服消炎药、止咳药，未能得愈，且近来加重，遂来余处求治。

查：咽红干，舌尖红，苔白干，脉浮数。

诊断：咳嗽（西医诊断：咽炎、气管炎）。

辨证：风热袭肺伤阴。

治则：宣肺清热、止咳。

方药：金银花 20g、牛蒡子 15g，桔梗 10g，射干 15g，北豆根 15g，桑白皮 15g，杏仁 15g，前胡 15g，白前 15g，百部 15g，黄芩 15g，玄参 15g，鱼腥草 20g，甘草 5g。6 剂，水煎服，日服 1 剂。

5 月 18 日二诊：药后，咽干、咽痒、咳嗽已减大半，夜间仍有咳嗽，大便已畅。查：咽红润，舌尖淡红，苔薄白，脉弦。继守前方再进 6 剂，服法同前。

11 月 29 日复诊：今年 5 月中旬病愈，近半个月来鼻腔干热痒，打喷嚏，流黄涕，咽干紧咽痒，咳嗽夜重，咯痰。在居住区诊所打点滴 5 日，并口服抗生素类药，效果不显来诊。查鼻孔干红，咽部及悬雍垂充血；舌红，苔薄黄干，脉浮数；胸透：双肺纹理增强、紊乱；血象：白细胞 12000。诊为外感咳嗽、咽痛、鼻炎，证属肺热失宣，治以宣肺清热止咳。方药：桑白皮 15g，杏仁 15g，苏子 15g，前胡 15g，黄芩 12g，牛蒡子 15g，北豆根 15g，射干 15g，白前 15g，浙贝母 10g，百部 15g，生石膏 20g，橘红 15g，甘草 5g，鱼腥草 25g。6 剂，水煎服，日服 3 次，饭后半小时服。

12 月 7 日再诊：药后，鼻炎、咽炎及咳嗽均已减半。继守原方再服 6 剂，服法同前。忌食腥辣咸甜及烟酒。

2012 年 1 月 14 日陪同其妹夫来看病，告曰：原病已痊愈。

按： 风热袭肺伤阴，故咽干紧痒，咳嗽少痰；阳旺阴虚，入夜阴阳不敛，故夜间顿咳。方中金银花、牛蒡子、桔梗、射干、北豆根疏风清热解毒，为治咽喉病之要药；配以黄芩、鱼腥草以增清热解毒之力；加桑白皮、杏仁、前胡、白前、百部宣肺，可治寒热互结之咳嗽，尤以白前、百部治顿咳效佳；加玄参育阴清热。肺与大肠相表里，肺气得以宣降，则大便得畅矣。

4. 咳嗽（间质性肺炎）

孙某，男，17 岁，学生，住桓仁县北甸子乡，2011 年 5 月 13 日家长陪诊。

主诉及病史：咳嗽、胸闷痛月余。一个月前咳嗽，家长给服感冒、消炎、止咳类药治疗半月无效，遂到县某医院检查，胸部 CT 片示：肺内感染、间质性肺炎、急性粟粒肺结核待除外。回当地医院继续抗感染治疗，点滴抗生素半月效果不佳，仍然咳嗽，胸闷痛，痰黄，常于早晨鼻出血，遂来余处求治。

查：舌质偏红，苔白腻干，脉浮滑，鼻孔留有血痂。

诊断：咳嗽（西医诊断：间质性肺炎）。

辨证：痰热阻肺，不能宣降。

治则：清肺化痰止咳。

方药：桑白皮 15g，杏仁 12g，苏子 15g，前胡 15g，白前 15g，百部 15g，浙贝母 10g，橘红 15g，款冬花 15g，黄芩 12g，生石膏 20g，甘草 5g，藕节 15g，鱼腥草 25g。7 剂，水煎服，日服 1 剂。

5 月 20 日二诊：咳嗽减轻，鼻衄血已止，仍胸闷隐痛，痰黄。继守原方去藕节，再进 7 剂，服法同前。

5 月 27 日三诊：仍有咳嗽，胸闷，痰黄少，痰黏。守二诊方续服 7 剂。

6月3日四诊：仍有微咳，胸闷咽干，少痰。查：舌质淡红，苔白干，脉弦。痰热虽清，但有阴伤之象。调整方药如下：桑白皮15g，杏仁12g，前胡15g，浙贝母10g，橘红15g，百部15g，生石膏20g，黄芩12g，北沙参15g，黄精20g，甘草5g，鱼腥草25g。7剂，水煎服，日服2次，以善后。

5. 阴虚干咳（肺内感染、支气管炎）

胡某，女，63岁，家务，住桓仁县，2012年1月5日就诊。

主诉及病史：干咳、发热出汗、腿浮肿半个月。开始感冒咳嗽，某医院诊断肺内感染、支气管炎。在诊所打点滴1周，咳嗽好转，但仍干咳无痰，潮热汗出，口干微渴，大便不畅，腿浮肿，四肢无力。遂来中医求治。

查：舌质红干无苔，脉浮弦。

诊断：阴虚干咳（西医诊断：肺内感染、支气管炎）。

辨证：肺热，耗气伤阴。

治则：清肺养阴止咳。

方药：金银花20g，知母15g，生石膏20g，黄芩12g，桑白皮15g，杏仁15g，前胡15g，地骨皮15g，北沙参15g，玄参15g，竹叶15g，甘草5g。6剂，水煎服，日服2次，嘱忌食咸辣食物。

1月15日二诊：药后干咳、口干、潮热出汗均好转，大便已畅，腿肿已消，自感头晕。查：舌红不干，无苔，脉弦。继守原方去杏仁、前胡、生石膏、玄参、竹叶，加党参15g，远志15g，川芎12g，菊花12g。6剂，水煎服，服法同前。

2月1日三诊：干咳、潮热汗出、头晕进一步改善。舌质红润，薄苔已生，脉细弦。继守二诊方再进6剂，以巩固疗效。

（三）咳喘

1. 咳喘（支气管炎、肺气肿）

赵某，男，77 岁，退休干部，住桓仁县，2011 年 12 月 25 日家人扶持来诊。

主诉及病史：胸闷气喘、咳嗽半月。因感受风寒，胸闷咳嗽，气喘，在医院住院治疗 1 周，效果不显，求治于中医。出院诊断：支气管炎、肺气肿。既往有脑血栓、冠心病、腰间盘脱出病史。

查：面色不华，微浮肿，气喘咳嗽，喉中痰鸣，舌质淡红，苔白滑，脉浮弦，动而时止。

诊断：咳喘（西医诊断：支气管炎、肺气肿）。

辨证：寒饮阻肺，不得宣降。

治则：温化寒饮。

方药：小青龙汤加味：干姜 3g，桂枝 12g，麻黄 10g，白芍 15g，甘草 5g，细辛 5g，半夏 15g，五味子 5g，桑白皮 15g，杏仁 15g，苏子 15g，款冬花 15g，橘红 15g，茯苓 15g。5 剂，水煎服，日服 2 次。

2012 年 1 月 2 日二诊：胸闷咳嗽、气短、喉鸣均大见起色，舌淡红，苔白，脉弦。继守原方服 5 剂，服法同前。

1 月 10 日三诊：因天气变化，来诊怕再感冒。家人告知，病情进一步好转，甚为高兴，要求再服原方药 5 剂，服法同前。

2. 咳喘（慢性支气管炎）

陈某，男，70 岁，农民，住辽宁新宾县平顶山乡，于 2012 年 3 月 9 日初诊。

主诉及病史：慢性支气管炎 10 余年。遇风咳嗽多痰，咳则头晕眩、胸闷气喘、心悸、不能劳动。常年服用"氨茶碱"治疗。今经病友介绍专程来诊。

查：形瘦，呼吸急促，张口抬肩，咳喘。舌质淡白，苔白腻干，脉弦细。

诊断：咳喘（西医诊断：慢性支气管炎）。

辨证：肺气虚，外寒内热，饮邪不化，阻塞气道。

治则：宣肺敛气，化饮止喘。

方药：定喘汤合小青龙汤加减：白果仁 20g，麻黄 10g，款冬花 15g，半夏 15g，桑白皮 15g，苏子 15g，杏仁 15g，黄芩 12g，甘草 5g，干姜 2g，桂枝 10g，白芍 15g，细辛 5g，五味子 5g，桔梗 10g，远志 15g，鱼腥草 20g。10 剂，水煎服，日 2 次，饭后服。

3 月 27 日复诊：药尽。胸闷咳喘、多痰大见好转，头晕眩、心悸亦减，可做轻体力劳动。服中药期间已停用西药。效不更方，再予原方 10 剂，服法同前。嘱：谨防感冒。药尽未再来诊。

3. 咳喘（肺内感染、慢性支气管炎）

李某，女，62 岁，家务，住桓仁县新屯，2010 年 12 月 7 日就诊。

主诉及病史：胸闷，咳嗽气喘。既往有慢性气管炎史。2 个月前因患感冒，胸闷咳喘加重，痰白，胸中热，喘则汗出，大便干燥，2~3 天一行。某医院拍胸片诊断：肺内感染、支气管炎。静脉滴注抗生素（阿奇霉素）5 天，口服消炎药、止咳药一周，效果不佳，遂来求治。

查：呼吸气粗，喘咳，舌质红，苔白腻，脉浮滑。

诊断：咳喘（西医诊断：肺内感染、慢性支气管炎）。

辨证：寒热互结，阻塞气道，肺失肃降。

治则：清热宣肺止喘。

方药：麻杏石甘汤合泻白散加减：麻黄 10g，杏仁 15g，生石膏 20g，甘草 5g，桑白皮 15g，地骨皮 15g，苏子 15g，款冬花15g，黄芩15g，前胡15g，百部15g，鱼腥草25g。6剂，水煎服，日服2次。

12月17日二诊：药后，胸闷咳喘明显好转，胸中热亦减，大便较前通畅。继守原方6剂，服法同前。

2011年1月7日三诊：偶有胸闷、微咳喘，余症皆除。复与原方药6剂，服法如前。

1月22日四诊：药后，胸闷咳喘诸症基本解除，遂停药。别人给配服偏方（成分不详）后，近日又有胸闷咳喘，急来取原方药6剂，服法同前。

按：该患素有肺经宿疾，外感风寒，郁而化热，肺气宣降失司，热迫气道，致使胸闷咳喘，胸中发热；肺气不降，故便秘；苔白腻，脉浮滑，乃外寒内热之象。故取麻杏石甘汤合泻白散解表宣肺清热，辅以苏子、款冬花、黄芩、前胡、百部、鱼腥草清热止咳定喘。本案虽有喘则汗出，并非卫阳不固之汗，而是肺热，热迫汗出，故麻黄、生石膏并用，而无漏汗之弊。

4. 咳喘（支气管肺炎）

周某，女，41岁，农民，住桓仁县木盂子镇，于2010年12月8日初诊。

主诉及病史：胸闷气喘、咳嗽痰黄加重月余。既往有慢性气管炎数年，咳嗽少痰，胸闷气短，近因感冒胸闷气喘，咳嗽吐黄痰，在当地医院打针、吃药1个月未见好转，今日来县某医院拍胸片，示支气管肺炎，拒绝住院治疗，遂来中医求治。

查：呼吸急促，喘，舌质淡红，苔白黄微腻，脉浮滑。

诊断：咳喘（西医诊断：支气管肺炎）。

辨证：外寒内热，肺热失宣，气道不畅。

治则：宣肺清热化痰。

方药：麻黄12g，杏仁15g，生石膏20g，甘草6g，桑白皮 15g，苏子 15g，前胡 15g，黄芩 15g，白前 15g，款冬花15g，浙贝母 10g，鱼腥草 25g。7 剂，水煎服，日服 2 次。

12 月 21 日二诊：药后，胸闷气喘、咳嗽、吐黄痰均大见好转，但时有心悸。查：舌质红，苔薄润，黄白相间，脉弦。继守上方减麻黄为 10g，加远志 15g，7 剂，水煎服，服法同前。

2011 年 1 月 5 日三诊：胸微闷气短，微咳，无黄痰及心悸。舌淡红，苔白微干，脉弦。续服二诊方 6 剂以资巩固。

按： 肺有宿疾，复感风寒，外寒内热，气不得宣，痰热阻塞气道，故胸闷气喘、咳嗽、痰黄；苔白黄腻，痰热也；脉浮主表，滑者热郁也。以麻杏石甘汤疏表清热止喘；桑白皮、苏子、前胡、白前、款冬花、浙贝母宣肺理气，止咳化痰；黄芩、鱼腥草以清肺之毒热。二诊时出现心悸，故减麻黄之用量，加用远志化痰安神。

5. 咳喘（支气管炎、哮喘）

高某，男，50 岁，个体户，住桓仁县天泰花园，于 2012年 2 月 9 日初诊。

主诉及病史：咳喘加重半月余。童年 5～6 岁时患感冒咳嗽后留下宿疾，胸闷咳嗽，气短喉鸣，并伴有心悸，冬春感冒后尤重。近因感冒加重，上楼（四层楼）困难，便溏。多所医院诊断为支气管哮喘。

查：张口抬肩，呼吸急促，面微浮。舌质尖红，苔白干，脉浮滑。

诊断：咳喘（西医诊断：支气管炎、哮喘）。

辨证：外寒内热，肺失宣降，痰浊阻塞气道。

治则：宣肺清热，化痰止喘。

方药：定喘汤化裁：白果仁 20g，麻黄 12g，款冬花 15g，半夏 15g，桑白皮 15g，苏子 15g，杏仁 15g，黄芩 15g，甘草

6g，前胡 15g，浙贝母 10g，葶苈子 15g，远志 15g，鱼腥草 25g。7 剂，水煎服，日服 2 次。

2 月 21 日二诊：药后胸闷咳喘大见好转，走上坡路及上楼均可，无须休息。查：舌质尖红，苔白润，脉弦。继守原方去浙贝母，加地龙 15g，再予 7 剂巩固。药尽未再来诊。

6. 喘证（慢性气管炎、肺心病）

张某，男，61 岁，农民，住桓仁县横道川村，2012 年 3 月 18 日就诊。

主诉及病史：胸闷气喘，呼吸急促，心悸，下肢水肿，持续加重已两个月余。既往有慢性气管炎史 10 余年，肺心病 6 年。近两个月因劳累感冒加重，在当地打针治疗 10 天，效果不佳，遂来中医治疗。

查：呼吸急促，下肢水肿，按之凹陷，舌质淡，舌尖有瘀血点，苔白腻，脉浮弦。

诊断：喘证（慢性气管炎、肺心病）。

辨证：肺有寒饮，不能宣降。

治则：宣肺温阳化饮。

方药：定喘汤合小青龙汤化裁：麻黄 10g，款冬花 15g，半夏 15g，桑白皮 15g，苏子 15g，杏仁 15g，甘草 5g，干姜 3g，桂枝 10g，丹参 15g，五味子 5g，细辛 5g，茯苓 15g，葶苈子 15g，泽泻 15g。7 剂，水煎服，日服 2 次。

3 月 30 日二诊：药尽。胸闷气喘、心悸减轻，下肢水肿见消，压之有指痕。继守上方 7 剂，服法同前。

4 月 11 日三诊：胸闷气喘、心悸大为减轻，走急路或弯腰均可，下肢轻微水肿，压之有指痕，近日有腰痛感。查：舌淡，尖有瘀点，苔白微腻，脉弦。予以原方去泽泻，加牛膝 15g，7 剂，服法同前。

4 月 26 日四诊：腰痛消失，下肢水肿略重。继守原方去款冬花，加白果仁20g，远志15g，水煎服。

6月23日：四诊方连服21剂，胸闷气喘、心悸基本平稳，已参加春耕劳动。腿仍微浮，再予上方10剂巩固。

按：肺素有慢性宿疾，肺气不宣，心脉不畅，复遇劳感受外邪，心肺阳虚，饮邪不化，气道受阻。治当宣肺止喘，温化寒饮为要，故以定喘汤合小青龙汤加减治之。定喘汤方中去白果仁以防敛邪；去黄芩以防伤阳；小青龙汤中去芍药以防敛阴邪；加葶苈子、泽泻以泻肺行水；加丹参以通脉。药进21剂后，气喘大减，复于原方中去款冬花，加白果仁敛肺止喘固本；加远志化痰饮，疗心悸。随证略有加减，先后共服52剂，多年喘证心悸之宿疾得安。

7. 肺胀（支气管炎、肺气肿、胃炎）

王某，男，64岁，农民，住桓仁县四河乡，于2011年9月7日初诊。

主诉及病史：胸闷气短，咯痰，脘胀满，数月。既往有支气管炎病史多年，近四五个月来胸闷气短，咯痰，胃胀恶心，口干苦，大便黏滞不畅，并伴有头晕少寐。到某医院检查：支气管炎、肺气肿、胃炎。在当地医院打针及口服消炎药治疗月余未见好转，遂来中医求治。

查：呼吸急促，微咳，舌质红，苔白腻干，脉浮滑。

诊断：肺胀（西医诊断：支气管炎、肺气肿、胃炎）。

辨证：痰浊阻肺，胃气不降。

治则：宣肺理气，化痰和胃。

方药：三子养亲汤和半夏厚朴杏子汤加减：苏子15g，白芥子15g，莱菔子15g，半夏15g，茯苓15g，厚朴12g，杏仁15g，桑白皮15g，瓜蒌15g，前胡15g，黄芩12g，甘草5g。水煎服，日服2次。

10月3日二诊：上药连服14剂，胸闷气短、咯痰、胃胀均明显减轻，大便较畅。时头晕，心悸。查：舌质淡红，苔白润，脉浮弦。原方去白芥子、厚朴，加葶苈子15g，川芎10g，14剂，水煎服，服法同前。

10月25日三诊：胸闷气短、咯痰进一步改善，呼吸畅快，胃已不胀，大便正常，心悸减轻，但仍有头晕。继守二诊方加桂枝10g，菊花12g，7剂，水煎服，服法同前。

11月5日四诊：诸症基本解除，为求巩固，索取三诊方7剂续服。

8. 虚喘（慢性气管炎、肺心病）

娄某，女，64岁，住大连市，2012年3月11日初诊。

主诉及病史：胸闷气短，微咳少痰，背部发热，心悸，眼睑及面部浮肿，心悸，已多年。在大连市某医院诊断为肺心病，经常住院治疗。春节期间，经亲友推荐，专程来诊。

查：眼睑浮肿，呼吸短促，微咳，唇微绀，舌质红，苔白黄腻，脉弦微滑、结代。

诊断：虚喘（西医诊断：慢性气管炎、肺心病）。

辨证：心肺阴虚内热，心脉不畅。

治则：清热宣肺，化瘀通脉。

方药：桑白皮15g，杏仁15g，苏子15g，黄芩12g，地骨皮15g，前胡15g，赤芍15g，橘红15g，远志15g，葶苈子15g，茯苓15g，甘草5g，地龙15g，鱼腥草20g。20剂，水煎服，日2次，饭后服。

4月15日来电话告曰：胸闷气短、咳嗽、背热均大为好转，眼皮已不浮肿，心悸减轻，舌黄苔亦减。近几天早晨醒来眼睛有眵。继守原方去前胡、葶苈子，加麦冬15g，车前子15g。邮寄20剂，服法同前。

按：该患有慢性气管炎、肺心病宿疾多年。肺气虚中夹热，不能正常宣降，水湿不能输布，则出现胸闷气喘、咳嗽、眼睑及面部浮肿；肺主气，心主血脉，同居于胸，气虚则脉道不畅，故心悸，脉结代。治以桑白皮、杏仁、苏子、黄芩、地骨皮、前胡、橘红、鱼腥草宣肺理气，清热止咳；葶苈子行水；赤芍、地龙化瘀通脉止喘；远志、茯苓、甘草益心气，化痰止咳。药证相应，故显效。后因早晨目多眵，故去原方前胡之燥，加麦冬以养心肺之阴；去葶苈子，加车前子以利水滋阴清热。

9. 痰饮、胸痹（支气管炎、胸腔积液、心肌肥大、冠心病）

高某，女，50 岁，农民，住桓仁县向阳乡，于 2011 年 10 月 22 日来诊。

主诉及病史：胸憋闷，气短心悸 10 余年。10 年前因感冒咳嗽未能及时治疗，加之忙于农活，日渐加重，平时口服止咳药和消炎药维持，逢感冒加重时就临时在当地医院点滴抗生素。今年秋收时又劳累，感冒病情加重，来县医院住院治疗 1 周，病情略有缓解。住院检查诊断：支气管炎、胸腔积液、心肌肥大、冠心病。要求服中药治疗。

查体：面色少华，微浮肿，唇淡发绀，言语气喘吁吁，咳嗽。舌淡红，苔白滑，脉弦滑。

诊断：痰饮、胸痹（西医诊断：支气管炎、胸腔积液、心肌肥大、冠心病）。

辨证：痰浊阻肺，心脉不畅。

治则：宣肺化痰行水，益气养心通脉。

方药：桑白皮 15g，杏仁 15g，浙贝母 10g，前胡 15g，黄芩 12g，百部 15g，桔梗 10g，茯苓 15g，甘草 7.5g，葶苈子 20g，麦冬 15g，丹参 20g，党参 15g，鱼腥草 25g。7 剂，水煎服，日服 2 次。

11 月 2 日二诊：药后，胸闷气喘、心悸明显好转，唯有时头昏，血压 160/90mmHg（既往有高血压病史）。调整方药如下：生龙骨 40g（先煎），生牡蛎 40g（先煎），生石决明 25g（先煎），泽泻 15g，葶苈子 20g，丹参 20g，葛根 15g，菊花 15g，怀牛膝 15g，桑白皮 15g，黄芩 12g，百部 15g，当归 15g，鱼腥草 25g。7 剂，水煎服，日服 2 次。

11 月 20 日三诊：胸闷气喘、心悸、头昏均大为好转，可做轻体力劳动。在县医院复查：胸腔积液消失、支气管炎、心肌肥大、冠心病，血压 140/90mmHg。继守二诊方去石决明、泽泻，加杏仁 15g，浙贝母 10g，葶苈子改用 15g。7 剂，水煎服，日服 2 次。

按： 该患素有咳喘宿疾，心脉瘀阻，遇外感肺气不得宣降，痰饮阻肺，心脉瘀阻加剧，急以宣肺化痰，泻肺行水，佐以化瘀通脉。方中：桑白皮、杏仁、浙贝母、前胡、百部、黄芩、甘草、鱼腥草宣肺化痰；桔梗升提肺气；葛根解肌通脉；丹参活血化瘀通脉；葶苈子、茯苓泻肺行水通脉；麦冬、党参益气养心，则药后胸闷气喘、心悸症状明显改善。

二诊时头昏，血压升高至 160/90mmHg，乃属心脉内压增大，阳气上亢所致。故改用平肝潜阳之生龙骨、生牡蛎、石决明、菊花；牛膝引血下行；泽泻养阴利水；葶苈子泻肺行水；桑白皮、百部、黄芩、鱼腥草宣肺清热；葛根、丹参、当归养心通脉。

三诊时，血压已得到控制，因病机主要在心肺，故减少潜阳药，去石决明；胸腔积液消失，说明饮邪已减，故去泽泻，并减少葶苈子用量，而加杏仁、浙贝母宣肺止咳化痰。

（四）哮喘

曲某，男，60 岁，农民，住桓仁县雅河乡，2012 年 7 月 1 日就诊。

主诉及病史：患哮喘病 20 多年，遇劳或外感则胸闷气喘，喉鸣，咽干，胃脘嘈杂，心悸，常服用西药"氨茶碱"控制。今又犯哮喘 10 余天，服氨茶碱和消炎药无效，遂来中医治疗。并伴有胃炎、胆囊炎病史。

查：张口抬肩，呼吸急促，喉鸣。舌淡红，苔白干，脉浮弦。

诊断：哮喘。

辨证：外寒内热，肺失宣降。

治则：宣肺止喘。

方药：定喘汤合小青龙汤化裁：白果仁 20g，麻黄 10g，款冬花 15g，半夏 15g，桑白皮 15g，苏子 15g，杏仁 15g，黄芩 12g，甘草 5g，地龙 15g，五味子 5g，细辛 5g，干姜 2g，白芍 15g。6 剂，水煎服，日服 2 次。

7 月 9 日二诊：哮喘缓解，呼吸匀。再予原方 6 剂。

11 月 4 日三诊：已停服中药 3 个月。自服中药后，哮喘病基本得到控制，平时已不再服"氨茶碱"。近因感受风寒，哮喘复发，自用"咳喘感冒片""氨茶碱"已 5 日，效果不佳，遂来索原方 6 剂。

11 月 14 日四诊：药后，喘减，呼吸较匀。再予原方 6 剂巩固。

（五）痰饮

1. 支饮、喘咳（肺内感染、支气管炎、胸膜炎积水）

乔某，女，60 岁，农民，住桓仁县上古城子，2011 年 3 月 31 日就诊。

主诉及病史：右胸憋闷、气短、干咳两个月余。开始时感冒咳嗽，伴有胸闷，在当地诊所滴注抗生素，口服止咳消炎类药 10 余日，好转，遂停药。近来复又加重，右胸憋闷，气喘，干咳少痰，背痛。到某医院胸部 CT 检查诊断：肺内感染、支气管炎、胸膜炎积水，遂来求治。

查：舌红干，苔白干，脉浮弦。

诊断：支饮喘咳（西医诊断：肺内感染、支气管炎、胸膜炎积水）。

辨证：肺热伤津，痰浊阻肺。

治则：清肺养阴，止喘化饮。

方药：桑白皮15g，地骨皮15g，甘草7.5g，桔梗10g，玉竹15g，北沙参15g，麻黄7.5g，杏仁15g，百部15g，黄芩15g，浙贝母10g，款冬花15g，葶苈子15g，鱼腥草25g。6剂，水煎服，日服1剂。

4月7日二诊：胸闷气短、干咳减轻。查：舌红，苔白，脉弦。继守原方6剂。

4月13日三诊：病证进一步改善。取原方药12剂水煎，服法同前。

4月29日四诊：胸闷气短、背痛消失，微咳有痰。去某医院胸部CT复查：慢性支气管炎；胸膜炎积水消失。患者唯恐病情反复，要求取药12剂。嘱：日服2次即可。

2. 支饮（结核性胸膜炎、肺积水、胸腔积液）

朱某，女，55岁，农民，住桓仁县北甸子乡，2012年4月22日就诊。

主诉及病史：既往有陈旧性肺结核史。自去年入冬以来感受风寒，胸闷气短，咳嗽气上逆，不能平卧。在县医院拍胸片诊断：结核性胸膜炎、肺积水、胸腔积液。住院治疗半月，效果不佳，遂转院至本溪市胸科医院、沈阳盛京医院住院治疗2个月，多次抽水后胸水得以控制，今出院2日，来余处求治。刻诊：自诉胸闷气短，心中难受，微咳。

查：形瘦，面色少华，舌淡白，苔滑，脉弦细无力。

诊断：支饮（西医诊断：结核性胸膜炎、肺积水、胸腔积液）。

辨证：脾肺气虚，饮邪停聚。

治则：培土生金，温阳化饮。

方药：苓桂术甘汤合小青龙汤加减：白术 15g，茯苓 15g，桂枝 10g，甘草 6g，干姜 3g，麻黄 7.5g，白芍 15g，细辛 5g，半夏 15g，五味子 6g，桑白皮 15g，葶苈子 15g，紫菀 15g，百部 15g，玉竹 15g，黄精 15g，鱼腥草 25g。7 剂，水煎服，日服 2 次。

5 月 4 日二诊：药尽。自诉胸闷气短、心中难受缓解。继守原方 7 剂。

5 月 13 日三诊：胸闷难受进一步好转，继守原方 7 剂。

5 月 27 日四诊：胸闷心中难受消失，体力渐增，可从事家务劳动。今日在县医院拍胸片示：未见肺积水、胸腔积液。要求再服 7 剂予以巩固。

按：素有肺痨宿疾，脾肺已虚，复感风寒，肺失宣肃，脾不化湿，阳不化气，饮邪停聚，故咳逆倚息短气不得卧，乃痰饮病之支饮也。从桓仁到本溪、沈阳辗转治疗两个半月，多次抽水，才使胸水得出，此属治标，极易复发，故出院 2 天即来余处求治。根据病史脉症，吾予培土生金、温阳化饮之法，标本兼顾，扶正祛邪，使胸闷气短、微咳、心难受等症解除。共服中药 28 剂，拍胸片证实胸水未再发生，且可从事轻体力劳动。

（六）肺积

1. 肺积（肺癌）

张某，男，57 岁，农民，住桓仁县二棚甸子公社，1966 年 10 月 30 日收住院。

主诉及病史：咳嗽胸闷、时而痰中带血 1 年多，X 光胸片诊断肺癌，收住院治疗。近来气短加重，不思饮食，恶心，目眩，不能下床活动，每餐只能进食一两稀粥。本人要求中医诊治。

查：患者形倦神疲，羸瘦，舌边红而干，少苔，脉虚数。

诊断：肺积（西医诊断：肺癌）。

辨证：肺脾阴虚，瘀热互结。

治则：益气养阴，化瘀散结。

方药：黄芪 20g，麦冬 20g，天门冬 15g，玄参 10g，知母 10g，生地黄 15g，桃仁 15g，黄芩 10g，百部 15g，牡丹皮 10g，炒王不留行 10g。水煎服，日 2 次。

另用抗癌 2 号散（全蝎、蜈蚣、蜂房、水蛭组成），每服 5g，日 2 次冲服。

后因便秘，原方加麻子仁 15g，先后共服 23 剂，眩晕、咳嗽之症显著好转，血痰消失，能自行下床活动，食欲渐增，每餐可进食 2 两。患者要求出院，出院后失去联系。

2. 肺积（肺癌）

郭某，男，68 岁，农民，住桓仁县沙尖子镇，2012 年 1 月 30 日就诊。

主诉及病史：既往有慢性气管炎史 7～8 年，去年入秋以来感寒，胸闷气短加重，咳嗽，痰黄，时痰中夹红血丝，嗓子嘶哑，大便难，2～3 日一行。去年 11 月赴大连探亲，在大连某医院做胸部 CT 检查，诊断为肺癌，已不能手术，本人拒绝化疗，遂返乡在当地医院对症抗感染治疗。近来加重，由家人陪同求治于中医。

查：呼吸短促，舌质红，苔白干，脉弦。

诊断：肺积（西医诊断：肺癌）。

辨证：肺气阴虚，痰热蕴结络伤。

治则：养阴清热，化痰散结。

方药：桑白皮 15g，杏仁 15g，甘草 5g，生石膏 20g（先煎），海浮石 20g（先煎），黄芩 15g，桔梗 10g，浙贝母 10g，瓜蒌 15g，前胡 15g，沙参 15g，蜀羊泉 25g。7 剂，水煎服，日服 2 次。

2 月 11 日二诊：药尽。痰中带血减少，咽嘶哑减轻，仍胸闷气短、痰黄。继守原方 7 剂。

3 月 9 日三诊：痰中带血消失，嗓子微哑，仍胸闷气短、痰黄，大便干结，1～2 天一行。继守上方加苏子 15g，款冬花 15g，10 剂，水煎服。

4 月 13 日四诊：痰中带血、嗓子哑消失，仍胸闷气短、痰黄。再守上方 10 剂。

4 月 29 日五诊：又出现痰中带血、嗓子哑 6 天，胸闷气短、干咳痰黄。调整方药如下：桑白皮 15g，杏仁 15g，甘草 5g，海浮石 20g，北沙参 15g，黄芩 12g，紫菀 15g，百部 15g，桔梗 10g，橘红 15g，黄精 15g，藕节 15g，瓜蒌 15g，山慈菇 10g，蜀羊泉 25g，浙贝母 10g。10 剂。

5 月 25 日六诊：咯血、音哑减轻，仍胸闷气短，痰黄，左胸背隐痛。继守原方 10 剂。

6 月 21 日七诊：咯血、音哑消失，胸闷气短略减，仍干咳，痰黄，左胸中热，少纳。继守五诊方去藕节、杏仁、海浮石，加地骨皮 15g，太子参 15g，白花蛇舌草 30g。10 剂。药尽未再来诊。

（七）斑疹

1. 斑疹（过敏性紫癜）

宋某，男，21 岁，工人，桓仁县食品加工厂，1967 年 2 月 10 日入院住内科病房。

主诉及病史：春节前在烘干室烤木板，当日晚全身不适，状似感冒，见双足背部有红色疹点，畏风而痛，即求诊于某诊所，以为冻伤，嘱其用盐水洗浴，洗后疹点起水泡，继而破溃，并向上漫延至股部及上肢皮肤均出现红色疹点，于发病

10 日后入院，诊断为"过敏性紫癜。"今已住院 17 日未见好转，转请中医治疗。

查：面色㿠白，右眼睑呈紫暗色血肿，四肢及背部有较重的红疹和紫斑，小如粟或大如钱成片，抚之碍手，脘部隐痛，未见黑便，口不渴，恶心，微恶风寒。舌苔白腻，脉浮数。

诊断：斑疹（西医诊断：过敏性紫癜）。

辨证：风热袭表，化热伤营。

治则：疏风清热，凉血化瘀。

方药：金银花 20g，连翘 15g，柴胡 10g，黄芩 15g，浮萍 15g，藿香 10g，当归 15g，丹参 15g，红花 10g，赤芍 15g，牡丹皮 10g，泽泻 15g。3 剂，水煎服，日服 1 剂。

二诊：右眼睑血肿消退，四肢及背部斑疹大部分隐没，腹痛减轻，仍有恶寒感。舌淡，脉大无力。原方去黄芩、红花、泽泻，加防风 10g，紫草 15g，生黄芪 15g，阿胶 10g（烊化服），3 剂。

三诊：上肢及胸背部红疹已全部隐退，肤色正常，仅下肢尚有散在疹点，脉微弦。余邪未尽矣。继守上方去防风，加牛膝 15g，意在引药下行，兼以行血化瘀，3 剂。药尽告愈出院。

2. 斑疹（过敏性紫癜）

刁某，男，27 岁，司机，住吉林市，2011 年 4 月 25 日就诊。

主诉及病史：患过敏性紫癜 3 个月余。发病之初自觉感冒，继而胸腹、四肢皮肤出现红色斑疹，时有痒感。在吉林市某医院诊断为过敏性紫癜，给予激素治疗月余，时轻时重，又在某医院服中药治疗月余，仍时轻时重。近来加重，面积渐大，红疹连片如血斑，甚为忧虑，经患友推荐，专程来桓找余诊治。

查：胸腹皮肤大面积红色疹点，压之褪色，四肢皮肤红疹尤密，双腿部有 3 处已形成红斑，最大处约 2cm×2.5cm，抚之微热。舌质红，苔白腻，脉数。

诊断：斑疹（西医诊断：过敏性紫癜）。

辨证：风热袭表，毒热伤营。

治则：清营泄热，凉血化斑。

方药：金银花 30g，连翘 15g，防风 12g，薄荷 5g，白芍 20g，牡丹皮 15g，水牛角 15g（先煎），紫草 20g，黄芩 12g，生地黄 15g，白茅根 30g，仙鹤草 20g，白鲜皮 15g，地肤子 15g，甘草 7.5g。20 剂，水煎服，日服 2 次。

5 月 27 日二诊：胸腹部皮肤及上肢皮肤出血点全部消退，仅腿部有散在红疹。效不更方，继守原方再服。因路途遥远，来诊不便，患者要求再取药 20 剂，以杜后患。

（八）浮肿

1. 风水（急性肾炎）

荣某，男，33 岁，社员，住桓仁县六河公社，1977 年 7 月 23 日就诊。

主诉及病史：2 日前在田间劳动，归来后发觉眼睑及面部浮肿，四肢无力，怕冷，无汗，继而腹胀，下肢亦浮肿，尿频数，无腰痛。经县医院化验：尿蛋白 ++、红血球 1~4、白血球 0~2、颗粒管型 0~1、诊断为急性肾炎。

查：面目微肿，双腿足胫浮肿，按之凹陷。舌淡，苔薄白干，脉浮弦。

诊断：风水（西医诊断：急性肾炎）。

辨证：风邪袭表，肺脾不能输布津液。

治则：疏风行水。

方药：越婢加术汤合五苓散加减：麻黄 10g，生石膏 20g，甘草 5g，茯苓 15g，白术 15g，泽泻 15g，猪苓 15g。2 剂，水煎服，日服 1 剂。

7月25日二诊：眼睑及面部浮肿消退，腿肿如故，尿量增多。查：舌正常，脉弦缓。证属脾肾阳虚，气化不利，宜温阳利水法佐之。处方：麻黄10g，甘草5g，白术15g，泽泻15g，猪苓15g，茯苓15g，车前子15g，制附子5g，牛膝15g，灯心草2.5g。3剂，水煎服，日服1剂。

7月29日三诊：浮肿已完全消退，脉和缓有力。上方去制附子，麻黄减为7.5g，加防己15g，3剂以善其后。

8月19日四诊：于8月9日在县医院尿检阴性，遂停药，参加队里劳动。近2天又出现眼睑及面部浮肿，腰酸痛，尿频少，时清时黄，今天尿化验检查：蛋白++、红血球++、白血球2~4。查：舌淡，苔白微腻，脉弦浮微滑。证属正水，拟健脾化湿之法，五苓散合五皮饮加减：白术15g，泽泻15g，猪苓15g，茯苓15g，陈皮10g，大腹皮10g，桑白皮15g，牛膝15g，白茅根20g，水煎服，日服1剂。

8月28日五诊：上药连服8剂，浮肿消失。仍感腰酸，尿频，疲劳无力，脉寸关弱，尺大。尿检：蛋白+、红血球2~4、白血球1~2。证属脾肾两虚，开阖失司，故蛋白随尿而下。拟益气固肾之法，处方：黄芪25g，白术15g，茯苓15g，山药20g，熟地黄20g，芡实15g，狗脊15g，金樱子15g，白茅根20g，牛膝15g。水煎服，日服1剂。

9月13日六诊：连服14剂，体力转佳，其他无不适，尿化验阴性。改服中成药"金匮肾气丸"，1次1丸，日服2次，连服半月以巩固，并嘱其注意休息及饮食调理。

1978年2月4日追访：未见复发。

2. 阴水（肾炎）

金某，男，53岁，朝鲜族社员，住桓仁县立新大队，1978年7月31日就诊。

主诉及病史：5天来头面及周身浮肿，胸腹胀满，气短，口淡无味，纳少，腰酸痛，尿频短少。县医院尿化验：蛋白＋、红血球 0 ~ 2、白血球 0 ~ 1，诊断为肾炎，遂来中医求治。

查：头面、四肢微肿，腹部肿胀如鼓，足胫跗肿甚，按之凹陷没指，手足不温，肝脾未触及。舌质淡白，苔微滑，脉沉弦。

诊断：阴水（西医诊断：肾炎）。

辨证：脾肾阳虚，水湿停聚。

治则：健脾化湿，温阳行水。

方药：实脾饮加减：茯苓 15g，白术 15g，大腹皮 15g，木香 7.5g，厚朴 15g，制附子 10g，干姜 5g，桂枝 10g，猪苓 15g，泽泻 15g，牛膝 15g，黄芪 25g。4 剂，水煎服，日 2 次。嘱：忌食咸凉，勿劳。

8 月 6 日二诊：浮肿、腹胀已见消，尿量增多。舌脉同前，继守原方连服。

8 月 23 日三诊：连服 12 剂，浮肿、腹胀基本消退，饮食倍增，小便清长；舌淡，苔薄白，脉弱无力；尿化验阴性。虑及此证病机在脾肾阳虚，而尤以肾阳虚为主，肾阳虚不能温煦脾阳，则水精不能四布；肾阳虚则气化不利，开阖失职而小便不利，水湿内停。当下浮肿虽消，尿检正常，不继续治疗，后必复发，拟金匮肾气丸化裁：熟地黄 20g，山药 20g，茯苓 15g，牡丹皮 10g，泽泻 10g，车前子 15g，制附子 7.5g，肉桂 2.5g，牛膝 15g，白术 15g，陈皮 10g。5 剂，服法同前。并嘱其药尽，改服成药金匮肾气丸 1 个月，以巩固疗效。

3. 水肿（肾病综合征、脂肪肝）

姜某，男，55 岁，农民，住桓仁县沙尖子镇，2012 年 3 月 13 日就诊。

主诉及病史：患肾病综合征 2 年，全身水肿，腰酸痛月余，伴脂肪肝。2 月 24 日化验尿蛋白 ++，隐血 +，近因遇劳加重，来诊。

查：面色不华，面目浮肿，双手及双腿水肿，按之凹陷。舌淡红，舌根苔腻，脉沉缓。

诊断：水肿（西医诊断：肾病综合征、脂肪肝）。

辨证：脾肾气虚，湿浊蕴聚。

治则：补气益肾，利尿化瘀。

方药：六味地黄汤化裁：生地黄15g，熟地黄15g，山茱萸10g，山药15g，茯苓15g，牡丹皮15g，泽泻15g，黄芪30g，车前子15g，猪苓15g，蒲公英20g，黄柏12g，益母草30g，白茅根30g，蒲黄炭12g。10剂，水煎服，日服2次。

3月30日二诊：药尽。水肿基本消退，仅眼睑微肿，腰酸痛好转。继守原方5剂，服法同前。

6月17日三诊：前期共服药15剂，已无水肿，腰微酸，遂停药两个多月。近因施工劳累，又全身水肿，腰酸痛，在当地注射西药（药名不详），水肿略减。今天在县医院化验：尿蛋白++、红细胞0~2、甘油三酯2.59、总胆固醇8.3、低密度蛋白6.78。继守原方10剂，服法同前。药尽未再来诊。

4. 水肿（糖尿病）

李某，女，45岁，家务，住桓仁县丽水家园，2012年3月16日就诊。

主诉及病史：双腿水肿月余，尤以午后加重，腿沉如负物。既往有糖尿病史，已打胰岛素9年，血糖可控制正常值范围。

查：形体稍胖，舌淡红，苔白润，脉沉弦。双腿水肿，右甚于左，按之凹陷不起。

诊断：水肿（西医诊断：糖尿病）。

辨证：脾肾气虚，水湿下停不化。

治则：补脾益肾，通阳行水。

方药：济生肾气丸加益气补脾之品：熟地黄15g，山茱萸10g，山药15g，茯苓15g，丹皮15g，泽泻15g，车前子15g，桑寄生15g，牛膝15g，桂枝10g，黄芪30g，白术15g，升麻7.5g。6剂，水煎服，日服2次。

5月3日二诊：告曰：服上药后双腿水肿尽消，遂停药月余。近数天来又午后出现腿轻度水肿，遂来取原方药6剂续服用。

按：糖尿病属中医消渴病范畴，与肺脾肾关系密切。该患者罹糖尿病近10年，使用胰岛素已9年，虽血糖已控制在正常值范围，但每于午后双腿水肿加重，说明仍属肺脾肾虚亏，阳不化气，水湿趋下潴留。故立补肾益气升提，温阳行水之法获效。济生肾气丸方补肾温阳行水，辅以黄芪、白术、升麻，补益脾肺，升提行水。

（九）自汗、盗汗

1. 自汗（自主神经功能紊乱）

肖某，女，37岁，个体工商户，住桓仁县新市街，2011年7月7日就诊。

主诉及病史：困倦、自汗月余。既往体检发现空腹血糖8.7～10.6，尿糖++，已一年多，口服西药二甲双胍，目前血糖控制在5.8～7之间，尿糖已无。但近1个月来疲劳困倦，四肢无力，自汗多，动则汗出不止，伴有心悸气短，后背酸痛，服中西成药无效，遂来中医求治。末次月经7月1日。

查：头面、双手心汗出溅溅，舌淡红，苔白，脉大无力。

诊断：自汗（西医诊断：自主神经功能紊乱）。

辨证：心脾气虚阴虚，卫气不固。

治则：益气养阴，固表止汗。

方药：玉屏风散加减：黄芪30g，白术15g，茯苓15g，防风10g，煅牡蛎50g，麦冬15g，五味子5g，葛根15g，知母

15g，黄柏12g，丹参15g，甘草5g。6剂，水煎服，日服2次。

7月16日二诊：药尽，自汗明显减少，困倦乏力、心悸好转，惟后背酸痛如故。原方去五味子，加续断15g。6剂，水煎服，服法同前。

7月25日三诊：自汗出基本控制，但活动后仍有多汗，背酸痛亦缓解，效不更方，再予二诊方6剂巩固，服法同前。

按：玉屏风散益气固表止汗；麦冬、五味子养心益气；知母、黄柏滋阴清热；葛根解肌止汗；丹参活血通络。服6剂诸症悉减，惟背酸痛不减，去五味子之酸敛，加续断配原方中葛根，增加解肌和通督脉之力，而见背痛得解。

2. 盗汗、嘈杂、腹泻合病

邹某，男，45岁，干部，住桓仁镇，于2011年11月20日 初诊。

主诉及病史：夜间汗出如洗1个多月。每于夜间汗出不止，如同水洗，醒后衬衣皆湿。平时胃脘嘈杂不适，腹隐痛，大便溏泻。

查体：面色少华，舌淡红，苔白，脉缓无力。

诊断：盗汗、嘈杂、腹泻

辨证：脾虚挟湿，卫阳不固。

治则：益气健脾，化湿固表。

方药：仿玉屏风散方化裁：黄芪40g，白术15g，茯苓15g，甘草7.5g，陈皮15g，砂仁10g，鸡内金12g，麦芽30g，防风12g，煅牡蛎50g，五味子5g，黄连6g。6剂，水煎服，日服2次。

11月29日二诊：药后夜间盗汗减半，嘈杂及便溏亦明显好转，继守原方再服6剂，以善后。

按：盗汗以阴虚（心、肺、肝、肾）居多，阴虚内热，热迫汗泄。此例系起因于脾虚，脾虚湿浊不化，致气虚卫阳不固，汗泄不止，故以益气健脾、化湿、固表敛汗收功。

（十）心悸、惊悸

1. 心悸（心肌供血不足）

胡某，女，63岁，家务，住桓仁县西关村，2011年3月9日就诊。

主诉及病史：心悸、乏力数月。自入秋以来头晕，困倦，心悸自汗，睡眠4～5小时，且多梦，舌尖痛。曾在某医院做心电图：心肌供血不足，服用地奥心血康、复方丹参片治疗月余，未见明显改善，遂来中医求治。

查：形体偏瘦，言语少气，舌瘦红，少苔，脉弦细，血压120/70mmHg。

诊断：心悸（西医诊断：心肌供血不足）。

辨证：心脾气阴虚，心脉失养。

治则：益气养血安神

方药：养心汤化裁：甘草7.5g，黄芪25g，党参15g，茯苓15g，川芎12g，当归15g，柏子仁15g，神曲15g，远志15g，酸枣仁25g，五味子5g，知母15g，麦冬15g，竹叶12g。6剂，水煎服，日服2次。

3月20日二诊：药后头晕、心悸、自汗、乏力好转，夜可入睡5～6小时，舌尖痛亦缓解。查舌瘦嫩红，苔薄，脉弦细。守原方6剂，服法同前。

3月30日三诊：病证进一步改善。守原方续服6剂，服法同前。

4月21日四诊：服尽上药后诸症悉退，遂自动停药。近2天感觉有复发之兆，遂来索原方药6剂，以求巩固。

2. 心悸

孙某，女，65岁，农民，住桓仁县暖河子，2012年4月16日初诊。

主诉及病史：头胀，面部虚肿，心悸气短，少寐多梦月余。在当地医院曾给服心脉宁、朱砂安神丸治疗，效果不佳，遂来余处求治。

查：舌质尖红，苔薄白干，脉弦大，血压 160/90mmHg。

诊断：心悸。

辨证：心肝阴虚阳浮，心神不宁。

治则：养阴清热，潜阳安神。

方药：酸枣仁汤加味：酸枣仁 25g，茯苓 15g，知母 15g，川芎 10g，甘草 6g，珍珠母 30g（先煎），夜交藤 30g，葛根 15g，菊花 15g，丹参 15g，黄柏 12g，竹叶 15g。7 剂，水煎服，日服 2 次。

4 月 28 日二诊：头胀、面部虚肿消失，心悸气短大减，睡眠安宁。查：舌淡红，苔薄白润，脉弦。血压 150/88mmHg。继守原方 7 剂。

按：心主血脉，藏神；肝藏血，藏魂；心肝阴虚生热，神魂不能守舍，故心悸，少寐多梦；心脉不畅则胸闷气短；阳气上浮则头胀，津液失布则面部虚肿。舌质尖红，苔白干，脉弦大，血压偏高，均属阴虚阳越之明证。故养心肝之阴以清热，佐以潜阳安神。药进 14 剂，诸症得除。

3. 心悸

董某，女，53 岁，农民，住桓仁县六河公社，1968 年 1 月 10 日家属陪诊。

主诉及病史：素往体弱，近来因家事与他人反目，遂致剧烈心悸肉颤，呼吸不相接续，不能站立行走，已 5 天。今家人劝说并陪同来诊。

查：形瘦，面色少华，语气低微；舌质淡红，脉象弦细。

诊断：心悸。

辨证：心血不足，肝气横犯，心脉失养。

治则：益气养心安神为主，佐以疏肝通脉。

方药：仿生脉散合血府逐瘀汤意化裁：生晒人参7.5g，麦冬15g，五味子5g，当归15g，酸枣仁15g，远志10g，茯苓10g，红花7.5g，赤芍7.5g，川芎7.5g，桔梗6g，柴胡7.5g。2剂，水煎服，日服1剂。

1月13日复诊：病愈过半，唯纳食不佳。复于原方中去柴胡，加神曲15g。又服3剂告愈。

4. 心悸（心肌缺血、冠心病）

李某，男，59岁，农民，住桓仁县业主沟乡，2011年6月19日就诊。

主诉及病史：阵发性心悸，潮热3个月。每天不定时心悸，心中有空虚感，面目潮红，自汗，头晕，鼻孔干热，血压忽高忽低不稳定。曾在某医院心脏彩超检查，诊断为心肌供血不足、冠心病，一直服用地奥心血康、心脉宁等药治疗，未见明显效果。

查：舌质偏红，苔白薄干，脉弦细数，血压130/75mmHg。

诊断：心悸（西医诊断：心肌供血不足、冠心病）。

辨证：心肺阴虚内热。

治则：益气养阴，退虚热。

方药：生脉饮合泻白散加减：党参15g，麦冬15g，五味子5g，桑白皮15g，地骨皮15g，甘草7.5g，知母15g，酸枣仁20g，远志15g，柏子仁15g，当归15g，黄芩12g。7剂，水煎服，日服2次。

7月1日二诊：药后阵发性心悸次数减少，常在午后出现，头晕、鼻干、潮热减轻，自汗已除。药已对症，继守原方7剂，服法同前。

7月13日三诊：病情进一步改善，仍在午后出现心悸，面部潮红。继守原方去桑白皮、黄芩,加丹参15g,北沙参15g,7剂,服法同前。

7月25日四诊:诸症基本消退,午后偶有心悸感。查:舌质淡红,苔白润,脉弦。血压135/80mmHg。继守三诊方7剂予以巩固。

按: 心主血脉,肺主气,同居上焦胸中,心肺阴虚生热,耗气伤血,则心悸不安,产生空虚感。面红潮热、鼻干皆阴虚火浮之明证也。首以党参、麦冬、五味子、酸枣仁、远志、柏子仁、当归益气养血安神;辅以桑白皮、地骨皮、知母、黄芩、甘草以制敛浮越之火。三诊时发现午后心悸、面红,思之,午后阳气衰,不宜再用伐阳之品,故去桑白皮、黄芩,改用丹参、北沙参以益气养阴活血而收功。

5. 心悸、血痹(冠心病、糖尿病、末梢神经炎)

刘某,女,70岁,住桓仁县,2011年10月20日就诊。

主诉及病史:胸闷心悸气短,手脚常刺痛。既往患有糖尿病8年,每日均口服降糖药,空腹血糖控制在7.2~8。冠心病史10余年。近1个月来胸闷气短,心悸加重,口干,少寐,手足常阵发性刺痛,遂来求治。

查:营养中等,舌质淡红,舌中苔黄,脉浮弦。

诊断:心悸、血痹(西医诊断:冠心病、糖尿病、末梢神经炎)。

辨证:气阴虚挟瘀。

治则:益气养阴通络。

方药:黄芪30g,连翘15g,甘草5g,川芎12g,当归15g,赤芍15g,丹参15g,柏子仁15g,远志15g,夜交藤30g,葛根20g,生地黄15g。7剂,水煎服,日服2次。

10月31日二诊:服药后胸闷心悸气短好转,手足阵发性刺痛亦有减轻,舌中黄苔已退。继守原方7剂,服法同前。

11 月 11 日三诊：胸闷心悸气短好转，手足时有刺痛感。近日食欲不佳，且夜间身热。原方加陈皮 12g，神曲 15g，地骨皮 15g，7 剂，服法同前。

11 月 22 日四诊：胸闷心悸气短消失，手足偶有刺痛，食欲正常，夜热减轻，惟少寐。继守初诊方去连翘、赤芍，加酸枣仁 20g，地骨皮 15g，陈皮 12g。7 剂，水煎服，日服 2 次。药尽未再来诊。

6. 心悸、胃脘胀合病（心脏频发早搏、溶栓术后）

郭某，男，62 岁，煤矿业主，住辽宁新宾县大四平，2012 年 5 月 21 日就诊。

主诉及病史：因心脏频发早搏，一个月前在沈医施溶栓术，术后胸闷气短，胃脘胀凉，口服健胃药半月未见显效，遂来中医求治。

查：舌淡，尖淡紫，舌中苔黄腻，脉缓无力。

诊断：心悸、胃脘胀合病（西医诊断：心脏频发早搏、溶栓术后）。

辨证：心气阳虚，湿阻中脘。

治则：益气温阳复脉，佐以化浊。

方药：炙甘草汤化裁：炙甘草 7.5g，党参 15g，干姜 3g，桂枝 10g，麦冬 15g，当归 15g，川芎 12g，半夏 15g，枳壳 15g，神曲 15g，远志 15g，茯苓 15g，黄连 5g，阿胶 15g（分 3 次烊化服）。10 剂，水煎服，日服 2 次。

6 月 4 日二诊：药后胸闷气短、胃胀凉好转过半。查：舌淡舌尖微紫，舌中苔转白，脉缓无力。继守原方再服 5 剂。药后未再来诊。

按：心气虚则心脉鼓动无力；阳虚则脾胃升降失调；湿阻中脘则脘胀；日久则胃浊苔黄腻；阳气不能疏泄则凉。故立益气温阳复脉之法，佐以和胃化浊。方中炙甘草、党参、干姜、桂枝、麦冬、当归、川芎、远志、茯苓益气温阳，养心复脉；半夏、枳壳、神曲、黄连和胃化浊。

7. 惊悸（神经功能紊乱）

刘某，女，49岁，农民，住桓仁县杨家街，2011年3月31日家属陪诊。

主诉及病史：恐惧、心悸、失眠近2个月。发病前与他人争执甚怒，继而想起了往事即心悸，有恐惧感，夜间失眠，只能睡4~5小时，多恶梦。曾服安定片、安神丸类药，未见好转，近来白天出现将被捕捉之感，伴有右胁胀、背痛、口苦，二便正常。

查：舌质红，苔薄黄腻，脉弦细滑。

诊断：惊悸（西医诊断：神经功能紊乱）。

辨证：痰热扰心，心胆虚怯。

治则：清热化痰，温胆安神。

方药：温胆汤加味：茯苓15g，半夏15g，甘草7.5g，陈皮15g，竹茹15g，黄芩15g，天竺黄15g，远志15g，酸枣仁30g，白芍15g，川芎10g，神曲15g，当归15g。6剂，水煎服，日服2次。

4月8日二诊：自诉药后恐惧、心悸大为好转，每夜可睡5~6小时，胁胀口苦亦缓解。查：舌质红，苔薄白略干，脉弦。效不更方，继守原方再进6剂，服法同前。

5月8日三诊：服药后病情稳定，遂自行停药20日。近日感觉病状又有抬头之势，家属来索原方6剂服之。

按：胆附于肝属木，内寄相火，为中正清净之府。肝胆内郁化热，胆失恬静则虚，神志不得安宁。所谓温胆，乃清热化痰之剂，配以远志、天竺黄以增化痰安神之功；酸枣仁、当归养血安神；佐以白芍、神曲柔肝解郁。

（十一）胸痹

1. 寒水结胸

刘某，男，35 岁，农民，住桓仁县六河大队，1977 年 7 月 25 日就诊。

主诉及病史：3 日前在田间劳动，烈日当头，汗出过多，口渴难忍，遂于就近井中取水暴饮 3 大碗，入夜即觉胸脘痛，胸闷如堵，有冷感，呼吸不畅，饮入即痛，遂急来求诊。

查：舌质淡，脉沉细迟。

诊断：寒水结胸。

辨证：暑热伤津，胸阳外泄，暴饮寒凉，直折于中，致使胸阳痹阻，饮不得化。

治则：解表温阳化饮。

方药：小青龙汤加减：干姜 15g，甘草 7.5g，桂枝 15g，白芍 10g，细辛 5g，半夏 15g，茯苓 15g，陈皮 10g，木香 5g，白芥子 10g，苏子 7.5g。3 剂，水煎服。

7 月 28 日复诊：胸脘已无堵闷痛感，呼吸如常，自觉四肢无力。查：舌淡，脉沉弦。乃属饮邪未得尽散，苓桂术甘汤主之：茯苓 20g，桂枝 15g，白术 20g，甘草 10g，水煎，连服 3 剂告愈。

2. 胸痹（冠心病、心肌缺血）

乔某，女，61 岁，农民，住桓仁县上古城子村，2012 年 6 月 5 日就诊。

主诉及病史：左胸心前区憋闷隐痛，时轻时重，伴心悸，后背酸痛月余，近因劳累加重。在县医院做心脏彩超及心电图，诊断为冠心病、心肌缺血。遂来中医治疗。

查：舌质淡红，苔白润，脉弦细无力。

诊断：胸痹（西医诊断：冠心病、心肌缺血）。

辨证：气虚，心脉不畅。

治则：益气养血通脉。

方药：养心汤加减：甘草 6g，黄芪 30g，党参 15g，茯苓 15g，川芎 12g，当归 15g，柏子仁 15g，远志 15g，酸枣仁 20g，丹参 15g，菖蒲 12g，枳壳 12g。6 剂，水煎服，日服 2 次。嘱：勿过劳。

6 月 15 日二诊：心前区憋闷隐痛、心悸缓解。舌如前，脉弦细。继守原方续服。

7 月 26 日三诊：又服药 20 剂，胸背已无憋闷及隐痛感，偶有心悸，睡眠正常，体力恢复。查：舌淡红，苔白润，脉弦缓。再予原方 6 剂善后。药尽未再来诊。

3. 胸痹（供血不足、窦性心律不齐）

佟某，女，45 岁，个体商户，住桓仁镇裕名小区，2012 年 10 月 16 日就诊。

主诉及病史：近 1 个月来，胸憋闷气短，时隐痛，每夜仅可睡 3～4 小时，晨起眼睑水肿，在某医院心电图检查：供血不足、窦性心律不齐。末次月经 9 月 15 日，至今未潮。

查：舌质淡红，脉弦。

诊断：胸痹（西医诊断：供血不足、窦性心律不齐）

辨证：肝郁脾虚，心血不足。

治则：疏肝解郁，养血安神。

方药：丹栀逍遥散合酸枣仁汤加减：当归 15g，白芍 15g，赤芍 15g，柴胡 10g，茯苓 15g，白术 15g，甘草 5g，丹皮 15g，栀子 12g，酸枣仁 30g，香附 15g，夜交藤 30g，竹叶 15g。6 剂，水煎服，日服 2 次。

10 月 30 日二诊：胸闷气短缓解，隐痛消失，每夜可睡 5 小时，眼睑水肿减轻。末次月经于 10 月 20 日来潮，量少色黑，3 天净。继守原方续服 6 剂。

11 月 14 日三诊：胸闷气短、少寐、眼睑水肿均消失，唯恐复发，要求再服药巩固，遂再予原方6剂，服法同前。

4. 胸痹（冠心病、心绞痛）

梁某，男，67岁，农民，住桓仁县木盂子镇蔡俄堡村，于2012年7月17日就诊。

主诉及病史：自去年冬天以来，每于上午发作胸痛上冲感，3～4次，每次持续数秒钟至数分钟，伴有自汗出后缓解。曾在县医院做心电图、心脏彩超检查，诊断为冠心病、心肌缺血、心绞痛。口服"丹参片""心痛定"治疗，仅能临时缓解，始终不愈，遂来中医求治。

查：舌质淡暗，舌下静脉紫暗，苔白，脉弦细。

诊断：胸痹（西医诊断：冠心病、心绞痛）。

辨证：气虚血瘀，心脉不畅。

治则：益气活血化瘀。

方药：血府逐瘀汤化裁：当归15g，甘草5g，红花15g，枳壳15g，赤芍15g，柴胡10g，川芎12g，郁金15g，薤白15g，党参15g，黄芪30g，半夏15g。7剂，水煎服，日服2次。

8月4日二诊：药尽。胸痛发作次数减为1～2次，持续时间缩短，已无须再服"心痛定。"唯时感胃脘堵闷。继守原方去半夏、赤芍、柴胡，加瓜蒌15g，丹参15g，神曲15g。10剂，服法同前。

9月27日三诊：药尽。胸痛消失，遂自动停药。近3日来又出现上午胸部阵发隐痛，较前轻微。再予二诊方药7剂。

10月16日四诊：10日前因感冒，服用感冒药（药品不详）后发作心绞痛，在县医院抢救治疗5日，病情稳定，今已出院5日，仍时有阵发胸部隐痛，汗出，遂来取二诊方药7剂。药尽未再来诊。

5. 真心痛（冠心病、心绞痛）

刘某，女，61 岁，住桓仁县六河，2011 年 3 月 13 日初诊。

主诉：左胸背阵发性疼痛 1 个月余。病史：1 个多月以来经常左胸背疼痛，持续数分钟即逝，遇劳或生气加重，伴有心悸、心烦、胃嘈杂，潮热汗出，日渐加重，10 余日来曾因疼痛发生晕厥 3 次，在家人催促下方来诊治。

查：舌质淡红，舌边紫暗，苔白干，脉弦细，时动而一止。

诊断：真心痛（西医诊断：冠心病、心绞痛）。

辨证：肝郁气滞，心脉瘀阻。

治则：疏肝解郁，化瘀通脉。

方药：柴胡 7.5g，栀子 12g，郁金 15g，赤芍 15g，丹参 20g，瓜蒌 15g，薤白 15g，当归 15g，川芎 12g，酸枣仁 20g，远志 15g，青蒿 15g，地骨皮 15g，甘草 7.5g。6 剂，水煎服，日服 2 次。

3 月 26 日二诊：自诉服药 3 剂后即感觉左胸背痛明显好转，次数减少，心烦、心悸、潮热汗出也随之缓解。服药尽，虽偶发几次疼痛，但未出现晕厥。查：舌质淡红，苔白润，脉弦细。药已中病，守方 6 剂，服法同前。嘱：此乃心脏之病，甚险。平时勿要过劳和情绪激动，务必坚持治疗。可服心脉宁类药；备用速效救心丸等；经常做心脏超声检查。

6. 胸痹（冠心病、心梗）

祖某，女，45 岁，个体户，住桓仁县黎明街，于 2012 年 3 月 15 日初诊。

主诉及病史：心前区阵发性憋闷，心悸，并引后背、左肩疼痛，1 日数发，夜间频作已 1 周。服用"救心丹""心脉宁"未见明显改善。自述去年春天曾发此病，去沈阳医大诊断为冠心病、心肌梗死，做心脏支架术。末次月经3月8日。

查：舌质淡白，脉弦细。

诊断：胸痹（西医诊断：冠心病、心梗）。

辩证：气虚挟瘀，心脉不畅。

治则：益气养心通脉。

方药：养心汤合瓜蒌薤白汤加减：甘草7.5g，黄芪30g，党参15g，茯苓15g，川芎12g，当归15g，柏子仁15g，枳壳12g，丹参20g，瓜蒌15g，薤白15g，石菖蒲12g，郁金15g，远志15g，五味子5g，麦冬15g，肉桂3g。6剂，水煎服，日服2次。

3月27日复诊：药尽3天，心前区憋闷、心悸、左肩背痛均大见缓解，夜间偶有短暂出现。查舌脉同前。继守原方再予6剂。药尽未再来诊。

7. 胸痹、真心痛（冠心病、心绞痛）

梁某，女，66岁，农民，住桓仁县四平村，于2011年4月4日家属陪诊。

主诉：左胸憋闷时痛，失眠。病史：既往检查冠心病史多年。近1个月来经常左胸憋闷，时疼痛向左肩和后背放射，遇劳或情绪不好时发作频繁，一昼夜发作2~3次。失眠，一夜可睡4~5小时。手足心夜热不能盖被。大便2~3日1行，如球状。在家口服"复方丹参片""速效救心丸"等未见明显改善，遂来求余诊治。

诊断：胸痹、真心痛（西医诊断：冠心病、心绞痛）。

辨证：肝郁气滞，心脉痹阻。

治则：活血化瘀，通脉安神。

方药：血府逐瘀汤合瓜蒌薤白白酒汤加减：当归15g，赤芍15g，柴胡10g，川芎12g，郁金15g，甘草7.5g，红花15g，桃仁12g，瓜蒌15g，薤白15g，酸枣仁30g，远志15g，牛膝15g，地骨皮15g。7剂，水煎服，日服2次。

4月16日二诊：药后胸憋闷好转，1～2日出现1次胸痛，夜可睡5～6小时，手足心夜热减轻，大便1～2日1行，仍如羊屎状。查：舌淡红，苔白，脉弦。继守原方续服7剂。

5月9日三诊：胸部微有憋闷感，未再出现阵发性胸痛，夜可睡6～7小时，手足心夜热好转，大便1日1行，便干。查：舌质淡红，苔润，脉弦。效不更方，继守原方再进7剂，以固疗效。药尽未再来诊。

8. 胸痹（冠心病、心绞痛）

甄某，女，60岁，农民，住桓仁县业主沟乡，2012年4月2日就诊。

主诉及病史：胸及心前区阵发性疼痛，每次发作持续3～5分钟，日发作2～4次，心悸气短，自感颈部动脉跳动，背痛，微咳，加重两个月余。经县医院做心脏彩超诊断：冠心病、心肌缺血、心绞痛。本人拒绝住院治疗，遂回家口服救心丸、地奥心血康、复方丹参片等药已半个月，效果不佳，遂来中医求治。

查：形态稍胖，舌质淡红，舌尖有瘀点，苔白微腻，脉弦大无力。

诊断：胸痹（西医诊断：冠心病、心绞痛）。

辨证：心气虚，痰瘀痹阻。

治则：益气安神，活血化瘀。

方药：养心汤化裁：甘草6g，黄芪30g，桔梗10g，川芎12g，当归15g，柏子仁15g，半夏15g，神曲15g，麦冬15g，远志15g，酸枣仁20g，葛根20g，郁金15g，赤芍15g，瓜蒌15g，竹叶12g。水煎服，日服2次。

5月13日复诊：上药连服14剂，胸部阵发性疼痛已消失，心悸及颈动脉跳动感亦基本缓解。查：舌淡红，舌尖有瘀点，苔白，脉弦。药已中的，继守原方再予7剂巩固。

按：胸乃心肺所居，左胸虚里乃心之宅，心气虚则心肌供血不足，久则痰瘀留滞，心脉痹阻不畅而致痛。供血不足则心悸、颈动脉有跳动感，皆根于心气虚也。故以甘草、黄芪、桔梗、当归、柏子仁、麦冬、酸枣仁、远志益气养血安神；半夏、瓜蒌豁痰；郁金、神曲解郁；葛根、赤芍活血化瘀通心脉；竹叶清心热。诸药相伍，药证相应，其效堪捷。

9. 胸痹（高血压、心脏病）

张某，女，55 岁，家务，住桓仁县清华苑，于 2011 年 10 月 23 日初诊。

主诉及病史：夜间阵发性胸憋闷，头昏，牙痛。既往有高血压及冠心病史 3 年。近半月来头昏，左侧上牙痛，夜间阵发性心前区憋闷气短，时心悸，睡眠不宁，自服降压药和"稳心颗粒"未见效果，遂来求治。

查：舌质偏红，苔薄黄，脉弦微滑，血压：150/90mmHg。

诊断：胸痹（西医诊断：高血压、心脏病）。

辩证：心肝阴虚阳亢，心脉痹阻。

治则：平肝潜阳，养阴通脉，安神。

方药：代赭石 50g（先煎），生龙骨 40g（先煎），珍珠母 30g（先煎），知母 15g，生地黄 15g，黄连 6g，赤芍 15g，川芎 12g，夜交藤 30g，远志 15g，牛膝 15g，甘草 5g，菊花 15g。6 剂，水煎服，日服 2 次。

11 月 5 日复诊：夜间胸憋闷气短仅发作 2 次，心悸减轻，睡眠安宁，牙已不痛，仍时有头昏。查：舌质淡红，苔薄白干，脉弦，血压 150/85mmHg。继守原方加丹参 15g，6 剂，服法同前。

11 月 15 日三诊：夜间胸憋闷、心悸未再发作，睡眠安宁。血压 140/85mmHg。暂停服中药，可服中成药"复方丹参片"半月观察。

10. 胸痛

梁某，男，25 岁，农民，住桓仁县八里甸子镇，2012 年 6 月 14 日初诊。

主诉及病史：右胸骨部阵发性疼痛 2 年多。近来发作频繁，日 2～3 次，持续数分钟至数小时后缓解。在县医院拍胸部 X 光片及做心电图、彩超均未见异常。无外伤病史。

查：舌质淡，舌两边苔白，脉弦。

诊断：胸痛。

辨证：气虚挟瘀，经络不畅。

治则：益气活血化瘀。

方药：血府逐瘀汤加减：当归 15g，枳壳 15g，赤芍 15g，柴胡 10g，桔梗 10g，牛膝 15g，菖蒲 12g，郁金 20g，半夏 15g，神曲 15g，黄芪 25g，白术 15g，茯苓 15g，甘草 5g。7 剂，水煎服，日服 2 次。

6 月 24 日二诊：药后，右胸骨部疼痛明显好转，1～2 日偶感胸痛 1 次，发作持续时间短，2～3 分钟即失。药已中的，再予原方 7 剂。药尽未再来诊。

（十二）不寐

1. 金某，女，34 岁，朝鲜族，住桓仁县新屯，2012 年 5 月 21 日就诊。

主诉及病史：困倦，头晕不清，夜间少寐，多恶梦，常易惊醒，已 4～5 年。长期服用中西成药谷维素、朱砂安神丸等效果不显，遂来中医求治。

查：舌淡红，苔白润，脉弦弱。

诊断：不寐。

辨证：心肝气阴虚，魂不守舍。

治则：补气养血安神。

方药：归脾汤化裁：党参 15g，黄芪 25g，甘草 5g，当归

草庐医录

15g，茯苓 15g，远志 15g，酸枣仁 30g，百合 15g，五味子 5g，麦芽 30g，川芎 10g，石菖蒲 12g，葛根 15g。7 剂，水煎服，日服 1 剂。

5 月 29 日二诊：药后，睡眠好转，恶梦明显减少，无惊醒现象，白天困倦、头晕不清症状改善。继守原方 7 剂，改为日服 2 次巩固。药尽未再来诊。

2. 崔某，男，60 岁，农民，住桓仁县朝阳街，2011 年 4 月 16 日初诊。

主诉及病史：失眠、盗汗 3 个月余。自元旦后出现失眠，每夜可睡 4~5 小时，日渐加重，近来只能睡 3~4 小时，且多梦易惊，醒后身多汗，并伴有心烦意乱，耳鸣，舌尖疼痛。口服谷维素和安神类中成药治疗月余罔效，遂来求治。

查：舌质淡红，苔白干，两边薄黄，脉弦。

诊断：不寐（西医诊断：神经衰弱）。

辨证：心肝阴虚内热，神不守舍。

治则：养阴清热安神。

方药：酸枣仁汤合温胆汤化裁：酸枣仁 30g，茯苓 15g，甘草 7.5g，知母 15g，半夏 15g，陈皮 12g，竹茹 15g，川芎 10g，百合 15g，夜交藤 30g，菊花 15g，竹叶 12g。6 剂，水煎服，日服 2 次。

4 月 26 日二诊：每夜可睡 4~5 小时，盗汗已止，心烦耳鸣减轻，舌尖已不痛，纳食增加。继守原方 6 剂，服法同前。

5 月 27 日三诊：药后可睡 6~7 小时，心烦耳鸣已除，遂自动停药 20 日，近日又觉睡眠减少，且有心烦感，恐病复发，来索取原方药 6 剂，以资巩固。

3. 段某，女，47 岁，个体工商户，住桓仁县正阳街，于 2012 年 10 月 11 日就诊。

主诉及病史：胸闷心烦，易怒，每夜可入睡 4~5 小时，多梦，遇怒则周身麻，牙齿抖动，伴手足凉，已两个月余。口服多种中西成药治疗，无明显效果，遂来中医求治。

查：舌质尖红，苔薄白，脉弦细微滑。

诊断：不寐。

辨证：肝郁化热，心血不足，虚风内动。

治则：疏肝解郁，清热安神。

方药：加味逍遥散加减：当归15g，白芍15g，柴胡10g，茯苓15g，白术15g，甘草5g，牡丹皮15g，栀子12g，郁金15g，川芎10g，酸枣仁20g，远志15g，神曲15g。6剂，水煎服，日服2次。

10月21日二诊：药尽。胸闷心烦好转，每夜可睡5~6小时。继守原方6剂，服法同前。

10月31日三诊：诸症进一步好转，昨日下午因恚怒，睡眠欠佳，今早晨起床后头晕，有身麻、牙齿抖动感。查：舌尖红，苔薄白，脉弦大。继守上方去柴胡，加珍珠母25g（先煎）、竹叶12g，6剂，水煎服，服法同前。药尽未再来诊。

4. 曲某，女，55岁，农民，住桓仁县华来镇拉古甲村，2012年11月1日就诊。

主诉及病史：彻夜不能入睡，口干苦，恶寒身冷，大便黏滞不畅，已4个月。口服多种中西成药安神不效，遂来中医求治。

查：舌尖红，苔白腻干，脉弦。

诊断：不寐。

辨证：邪郁少阳，神不守舍。

治则：和解少阳，清热安神。

方药：小柴胡汤合酸枣仁汤加减：柴胡10g，半夏15g，党参15g，甘草5g，黄芩12g，酸枣仁30g，茯苓15g，知母15g，川芎10g，神曲15g，栀子12g，竹叶12g，7剂，水煎服，日服 2 次。

11 月 18 日二诊：药后，口苦恶寒好转，每夜可睡 5 小时，大便较畅，纳增。舌尖稍红，苔薄白，脉弦。效不更方，再予原方 7 剂，服法同前。药尽未再来诊。

5. 曲某，女，57 岁，住桓仁县沙尖子镇双水洞，2012 年 4 月 6 日就诊。

主诉及病史：失眠多年，长期口服"朱砂安神丸"和西药"安定片。"近两个月来，彻夜不能入睡，口服"安定片"无效，夜间胸憋闷，汗出。遂来中医求治。

查：舌质淡，苔白厚，脉弦。

诊断：不寐（西医诊断：顽固性失眠）。

辨证：心肝气阴虚。

治则：益气养心安神。

方药：养心汤化裁：甘草 6g，黄芪 30g，党参 15g，茯苓 15g，川芎 12g，当归 15g，柏子仁 15g，半夏 15g，神曲 15g，远志 15g，酸枣仁 25g，夜交藤 30g，合欢 20g，石菖蒲 12g。7 剂，水煎服，日服 2 次。

4 月 17 日二诊：药后睡眠好转，每夜可睡 4～5 小时，无须再服"安定片"，夜间胸憋闷、汗出亦好转，时有心悸感。继守原方 7 剂。

5 月 12 日三诊：近日每晚可睡 6～7 小时，胸闷、汗出消失，但仍有心悸气短感。继守原方去半夏加丹参 15g，7 剂。

5 月 27 日四诊：夜间可睡 8 小时，心悸气短亦好转。近 3 天来胃脘痛、腹痛腹泻，大便日 2～3 次。证属饮食不节，脾胃失和。改用香砂六君子汤加减：党参 15g，白术 15g，茯苓 15g，甘草 5g，半夏 15g，陈皮 15g，木香 6g，砂仁 10g，扁豆 15g，焦三仙各 10g，酸枣仁 25g，远志 15g，干姜 2g。7 剂，水煎服，服法同前。

6月8日五诊：睡眠正常，仍时有胃痛、腹痛，大便溏日1～2次。继守四诊方去干姜加败酱草20g，7剂予以巩固。嘱：注意饮食。

6. 韩某，女，43岁，农民，住辽宁新宾县红庙子乡，于1992年2月15日初诊。

主诉及病史：失眠4年。4年前产后流血量过多，身体虚弱，家境贫寒，其姐怜悯接到县城治疗，因挂念家中子女，日夜思念，即患失眠症。多处治疗，遍服西药及中成药，效果不显。大剂量服安眠药（芬那露）可暂入睡1～2小时，且头昏沉乏力，遇事易惊。致使对治疗失去信心，几番欲寻短见，被其妹劝说来桓找余诊治。

查：面色晦暗无华，目无精光，舌淡红，苔两边薄白，舌中剥苔，脉细弦如丝。

诊断：不寐（西医诊断：顽固性失眠）。

辨证：心肝阴虚，阳不敛阴。

治则：养阴安神，佐以疏肝解郁。

方药：酸枣仁20g，远志15g，麦冬15g，五味子7.5g，夜交藤20g，百合20g，生地黄15g，甘草7.5g，生龙骨40g（先煎），珍珠母25g（先煎），枳壳12g，柴胡10g，赤芍15g，琥珀10g。5剂，水煎服，日服2次。

2月19日复诊：自诉服药2剂时就觉困乏欲眠，服药3剂夜间就能睡8小时（晚7时至次日3时）。喜出望外，药尚未尽服而诊，欲多取些药回乡，以巩固疗效。查：面色转红润，舌脉如前。继守原方：柴胡改用7.5g，加当归15g，6剂，水煎服，服法同前。

3月2日其女来介绍：现在睡眠已完全正常，精神转佳。唯恐复发，特来要求再服几剂，以巩固疗效。遂取二诊方4剂。

7. 庞某，女，39岁，盲人，住桓仁县冯家堡子大队，1967年4月17日初诊。

主诉及病史：患失眠20年，苦闷非常，来县医院求诊。西医诊断为神经官能症，因要求治疗之恳切，收入内科病房住院治疗。住院3天，经口服、注射多种西药，皆不见微效，转请中医会诊。自诉于19岁时因患青光眼双目失明，因日夜苦闷忧虑而失眠，遇劳尤甚，轻则每夜可睡1~2小时，重则昼夜不能合眼，多梦易惊，但每逢月事则夜寐稍安。平时头昏，心烦易怒。在家曾求诊中西医多人，服用西药"氯丙嗪""鲁米那"之类和中药"天王补心丹""朱砂安神丸""归脾丸"等药，不计其数，皆不效。

查：面色不华，消瘦，叙话音洪亮。舌红，舌两边有紫暗青筋，脉弦细微数。

诊断：不寐（西医诊断：顽固性失眠、神经官能症）。

辨证：心肝阴虚挟瘀，扰神不宁。

治则：活血化瘀，清热安神。

方药：血府逐瘀汤加味：当归15g，生地黄15g，桃仁10g，红花15g，甘草5g，枳壳15g，赤芍15g，柴胡7.5g，川芎10g，桔梗10g，牛膝15g，酸枣仁25g，远志15g。2剂，水煎服，日服2次。

二诊：病情已见起色，精神转佳，每夜可睡3~4小时。效不更方，续投原方4剂。

三诊：诸症悉平，每夜可睡6~7小时，仍有时烦躁，多梦，手足心热。改用黄连阿胶汤加味：黄连6g，阿胶15g（分3次烊化服），当归15g，白芍15g，青蒿15g，栀子12g，甘草5g，酸枣仁25g，远志15g，竹叶10g，另每煎兑入生鸡子黄1枚冲服，4剂。药尽告愈出院，追访3个月，未见复发。

按：此例"每逢月事则夜寐稍安"是辨证要点，又舌边紫暗青筋，加之病史之长，均说明有瘀；心主血，肝藏血，有瘀必致神魂不能守舍；瘀久化热，耗散阴血，互为因果，故用血府逐瘀汤加味而奏效。血府逐瘀汤在临床上治疗失眠，屡见不鲜，而此20年之不寐痼疾，10剂竟获奇效，尚属少见。

8. 王某，女，59岁，农民，住桓仁县。2011年12月23日就诊。

主诉及病史：失眠，头面四肢水肿月余。常年睡眠不好，近来加重，一夜可睡3～5小时，并且面部、四肢水肿，右胁胀，小便频少，尿不利，口干口渴心烦，大便正常。未做西医各项检查。

查：面部及眼睑轻度水肿，手背、足踝按之微陷，舌质淡红，苔白干，脉弦数。

诊断：不寐、水肿合病。

辨证：肝郁脾虚心血不足，膀胱气化不利。

治则：疏肝健脾，化湿安神。

方药：酸枣仁汤合五苓散方化裁：酸枣仁30g，远志15g，茯苓15g，甘草5g，知母15g，川芎10g，白术15g，泽泻15g，桂枝6g，川木通15g，青皮12g，陈皮12g，柴胡10g，竹叶15g。7剂，水煎服，日服2次。

2012年1月3日二诊：药后睡眠改善，可睡5小时，面部及四肢水肿减轻，心烦口干好转，排尿较前通畅，舌淡红，苔薄白，脉弦。继守原方7剂，服法同前。

1月12日三诊：睡眠可达6～7小时，早晨眼睑微肿，右胁已无胀感，口干不渴，尿正常。舌淡红，苔薄白，脉弦缓。继守原方再进7剂，以善后，服法同前。

9. 赵某，女，44岁，农民，住桓仁县东关村，于1992年2月17日初诊。

主诉及病史：失眠，尿频数2个月。两个月前因生气而发生失眠，每夜只睡 3 ~ 4 小时，继而头昏，心悸，乏力，随之又出现尿频，饮水即尿，饮一溲二，即使尿后仍有尿意，蹲在厕所不起，小腹部有下坠和冷感，下半身寒冷难忍，并少纳。经县某医院和市中心医院等多处检查，排除糖尿病、肾炎，无何良策，乃推荐中医治疗。

查：面色晦暗不泽，唇色略紫绀，舌淡，两边有薄白苔，舌中光滑无苔，脉双寸口濡细，关尺均无。末次月经干净 3 天，量少，色如高粱米汁，尿痛，二阴痒。

诊断：不寐、尿崩合病。

辨证：气虚下陷，心肾不交，膀胱气化失司。

治则：益气升阳，补肾宁心，佐清热化湿。

方药：补中益气汤合桑螵蛸散化裁：黄芪 20g，白术 15g，陈皮 12g，升麻 10g，柴胡 7.5g，党参 15g，甘草 6g，当归 15g，桑螵蛸 15g，茯苓 15g，生龙骨 50g（先煎），石菖蒲 12g，酸枣仁 20g，远志 15g，益智仁 10g，萹蓄 20g，滑石 20g，黑附片 6g。4 剂，水煎服，日服 2 次。

2 月 24 日二诊：药尽。失眠、头晕、心悸大见好转，尿频数已可控制。效不更方，再予原方 4 剂，服法同前。

3 月 4 日三诊：诸症已愈大半，再予原方 4 剂巩固。

（十三）郁证

1. 郁证（精神抑郁症）

刘某，男，19 岁，学生，住桓仁县联合村，于 2010 年 10 月 15 日初诊。

病史：其父代诉病史。一个月前课堂上玩手机，被老师当场没收，事后手机丢失，与老师发生争执，十分愤懑忧郁。继而心烦易怒，夜间失眠，情绪低落，饮食不下，厌学，渐至弃学在家已一个月，家长深恐患精神病，遂领来求治。

查：表情略显呆滞，舌质淡红，苔白微腻，脉弦。

诊断：郁证（西医诊断：精神抑郁症）。

辨证：肝郁气结，忧思伤脾。

治则：疏肝解郁，健脾安神。

方药：越鞠丸合归脾汤加减：川芎12g，香附15g，栀子12g，神曲15g，苍术15g，当归15g，党参15g，茯苓15g，远志15g，酸枣仁25g，郁金15g，石菖蒲12g，柴胡10g，半夏15g。7剂，水煎服，日服2次。并辅以心理疏导。

10月29日二诊：其父代诉药后饮食稍增，睡眠较前略安，余症同前。继守原方7剂，服法同前。

11月13日三诊：其父代诉药后纳食量增，睡眠较安，父母问话可与之交流。自诉胸闷心烦厌学。继守原方7剂，服法同前。

11月26日又取原方药7剂。

12月14日来诊：表情灵活，问话对答正常，饮食、睡眠正常。自诉仍时有胸闷感，主动提出复课要求。继守原方再进7剂。嘱：可以复课，到同学中交流有利于病情恢复。

按：肝郁犯脾，思则气结，故胸闷心烦、少纳、表情呆滞、情绪低落；心肝脾虚，神不安宅，故少寐不宁。方中以越鞠丸（川芎、香附、栀子、神曲、苍术）加郁金、石菖蒲、柴胡、半夏解郁化痰开窍；以党参、茯苓健脾；当归、酸枣仁、远志养血安神。治疗70日，服药35剂而愈。

2. 郁证（抑郁症）

佟某，女，25岁，无职业，住桓仁县清华苑，2011年1月29日母亲陪诊。

母亲代诉：精神抑郁1年半。恋爱失败后，精神反常，常自闭，太息，心情烦躁易怒，事后自诉胸闷难忍想发泄。睡眠可达3~5小时，多恶梦，口干苦，手足心发热，停经1年。曾去通化、沈阳等地检查，诊断为抑郁症，长期服用精神抑制药（盐酸氟哌嗪、安定），恐副作用太大，但停药即重。遂来中医求治。

查：表情淡漠少言，舌质红，苔黄腻，脉弦滑。

诊断：郁证（西医诊断：抑郁症）。

辩证：肝郁气结，痰火扰神。

治则：清热化痰，解郁安神。

方药：导痰汤合丹栀逍遥散加减：竹茹 15g，半夏 15g，陈皮 15g，茯苓 15g，甘草 6g，黄芩 15g，枳实 15g，当归 15g，白芍 15g，牡丹皮 15g，栀子 12g，青蒿 15g，天竺黄 15g，石菖蒲 12g，郁金 15g，神曲 15g，酸枣仁 30g。水煎服，日 2 次，连服 30 剂。

3 月 16 日二诊：药尽。胸闷心烦易怒减轻，不用服安定片亦可睡 4~5 小时，手足已不发热。惟感头晕胀隐痛，并时有幻觉。查：舌质淡红，苔白微腻，脉弦。调整方药如下：当归 15g，白芍 15g，柴胡 7.5g，茯苓 15g，甘草 6g，薄荷 3g，牡丹皮 15g，栀子 12g，郁金 15g，石菖蒲 12g，川芎 12g，菊花 15g，半夏 15g，远志 15g，酸枣仁 30g。水煎服，12 剂，日服 2 次。

4 月 8 日三诊：精神转佳，头已无晕胀感，幻觉消失，每夜可入睡 6 小时左右。月经于 4 月 2 日来潮，量极少，1 天即净。继守原方续服 12 剂，以求巩固。

先后共服药 54 剂，未再来诊。

3. 郁证

孙某，女，36 岁，教师，住桓仁镇清华苑小区，2012 年 11 月 29 日就诊。

主诉及病史：胸闷心烦，失眠半年余。曾去沈阳盛京医院检查，诊断为"抑郁症"，服用镇静和安神药治疗，效果不佳，近 1 周来病情加重，彻夜不能入睡，胸闷心烦，想哭，服用"盐酸氯丙嗪"无效，不能上班工作，今其母陪伴来诊。末次月经 11 月 21 日。

查：精神焦虑，舌质尖红，苔薄白，脉弦细。

诊断：郁证。

辨证：肝郁化热，心血不足。

治则：疏肝解郁，养阴安神。

方药：酸枣仁汤合甘麦大枣汤加减：酸枣仁 35g，茯苓 15g，甘草 6g，知母 15g，川芎 10g，麦芽 30g，百合 20g（代大枣），合欢花 20g，琥珀 15g，栀子 12g，神曲 15g，当归 15g，6 剂，水煎服，日服 1 剂。

12 月 6 日二诊：药后可睡 1～2 小时，但胸憋闷心烦不减。思之良久，方中百合养阴碍气之故，故去百合改用郁金 20g。6 剂水煎，日服 2 次。

12 月 16 日三诊：睡眠改善，每夜可睡 5 小时，胸闷心烦减轻，时呵欠。继守上方 6 剂，服法同前。

12 月 26 日四诊：每夜可睡 5～6 小时，胸闷心烦减轻，呵欠。自前天起外感咳嗽。继守二诊方去知母、川芎、麦芽、当归，加前胡 15g，黄芩 12g，桑白皮 15g，杏仁 15g。6 剂，水煎服，服法同前。

2013 年 1 月 4 日五诊：每夜可睡 6～7 小时，胸闷心烦、呵欠及外感咳嗽消失。继守二诊方续服。

嗣后于 1 月 14 日、1 月 23 日、2 月 2 日分别照原方取药，药尽告愈，已恢复正常工作。全程统计共服中药 48 剂。

4. 郁证（癔病）

患者：吴某，男，52 岁，朝鲜族，无业，住桓仁县朝阳街 17 组，于 1980 年 6 月 22 日去患者家中看诊。

病史：其妻代诉：1972 年春节因患上呼吸道感染，某医疗站给注射青霉素（未做过敏试验），旋即晕倒不省人事，并有四肢抽掣表现，经急救后恢复正常。至此之后每逢感冒或情志不舒即发作。开始觉胸闷不舒，继而气呼不出、抽搐，每次发作均需针刺人中或涌泉穴方可苏醒。经县医院检查诊断为癔病，住院治疗用盐酸氯丙嗪、异丙嗪之类镇静药，药效过后即发作频繁，并有头部剧痛之副作用。后转请中医治疗，曾用安宫牛黄丸之类中成药，均无效。近因感冒发作加重，已8日饮食不进，神志模糊，发作次数不胜计，每天注射50%葡萄糖注射液、维生素C等维持，大便已数日未排，尿少。

查体：患者仰卧炕上，形胖，精神萎靡，神智时清时昧，呼吸不匀，每10分钟左右即吸之不入，呼之不出，停止呼吸1分钟左右，胸腹憋闷，面部红胀，四肢抽掣，数人按压不住，手足不温。家人遂取备用针灸针，针刺涌泉穴、手掐人中穴，患者即长叹一声，气流得畅，抽搐即止。间隔十几分钟后又发作，日夜不休。人中、涌泉部位明显肿胀，胸脘压痛，腹平软，舌质淡胖，边有齿痕，苔白滑，脉弦滑有力。

诊断：郁证（西医诊断：癔病）。

辩证：痰郁气结。

治则：疏肝解郁，理气化痰。

方药：越鞠丸加减：川芎10g，苍术15g，香附15g，栀子12g，神曲15g，郁金15g，石菖蒲15g，半夏15g，茯苓15g，橘红15g，6剂，水煎服，日服1剂。

6月28日二诊：药尽。胸脘稍畅，按之仍有疼感，每天抽搐2次，即上午8~9时，凌晨3~4时。身体倦怠不能起坐，饮食不入，仍每天注射葡糖糖和维生素C。调整方药：代赭石30g（先煎），党参15g，半夏15g，干姜3g，乌药15g，枳壳15g，木香6g，檀香10g，郁金15g，石菖蒲10g，胆南星10g，吴茱萸5g，钩藤15g（后下）。6剂，服法同前。

7月4日三诊：药尽。胸脘畅快，按之不痛，已4日未发作抽搐，精神转佳，能自己起坐，但仍不思饮食，时呃逆，夜睡多梦，时喃喃自语。查：舌淡胖，苔白滑，脉沉稍滑。拟健脾化痰，佐以镇逆疏肝之法；方拟六君子汤加代赭石 30g（先煎），香附 15g，神曲 15g，檀香 10g，钩藤 15g（后下），夜交藤 30g，远志 15g，3 剂。

7 月 8 日四诊：精神转佳，饮食知味，睡眠尚可，仍多梦。继守上方 3 剂。

1981 年 4 月 16 日：原疾已愈。近因患感冒 8 天，心情愤郁，胸脘如堵，心中懊恼，时呃逆，食不下，有寒热。查：舌质稍红干，舌中苔稍黑干，脉弦细滑。证属邪犯少阳，痰热互结。方药：柴胡 12g，半夏 15g，甘草 5g，黄芩 12g，炒栀子 12g，香附 15g，连翘 15g，胆南星 10g，石斛 15g，神曲 15g。

4 月 18 日复诊：药后诸症悉减，已能去 4 华里外亲属家串门。继守上方服 5 剂以巩固疗效。

5. 郁证（鼠药中毒后遗症）

赵某，女，41 岁，农民，住桓仁县大东沟村，2010 年 10 月 29 日家属陪诊。

病史：1 年前因夫妻吵架，一时冲动自服鼠药，经医院抢救后得安。自此以后，不寐，每夜睡 4～5 小时，胸闷心烦，言语不利，左手及左腿无力，并时有脐腹痛，二便正常。某医院诊断为鼠药（磷化锌）中毒后遗症，给服维生素和营养神经类药治疗，效果不佳，遂来中医求治。

查：发育中等，语言笨拙不利。舌质淡红，苔白腻，脉弦缓。

诊断：郁证（西医诊断：鼠药中毒后遗症）。

辨证：肝郁脾虚，气血痰郁蕴结，神志不宁。

治则：疏肝解郁，理气化痰安神。

方药：当归 15g，白芍 20g，川芎 10g，石菖蒲 15g，郁金

15g, 天竺黄 15g, 半夏 15g, 茯苓 15g, 香附 15g, 槟榔 15g, 远志 15g, 酸枣仁 25g。7 剂, 水煎服, 日服 2 次。

12 月 14 日二诊: 上方药连续服用 28 剂后, 言语较前流利, 每夜可入睡 6～7 小时, 左手及腿无力感缓解, 已无脐腹痛。查: 舌淡红, 苔薄白润, 脉弦。继守原方再进 10 剂, 服法同前。

2011 年 3 月 24 日追访: 病已痊愈, 正常操持家务。

（十四）癫痫

曹某, 女, 16 岁, 学生, 住桓仁县二道岭子村, 于 1989 年 11 月 5 日其母陪诊。

主诉及病史: 自幼 4 岁时患乙型脑炎、抽风。乙脑治愈后仍然经常抽风, 时数月发作一次, 渐至数天一作, 家人十分忧虑, 曾去沈阳医大和沈阳陆军总院检查, 均定为脑炎后遗症, 认为不可治愈, 常年口服西药无效。近来发作更为频繁, 每日发作 2～3 次, 口吐白沫, 目睛上翻, 四肢抽搐, 辍学在家。经他人介绍来诊。

查: 舌质稍红, 苔白, 脉弦滑数。

诊断: 癫痫（西医诊断: 乙脑后遗症）。

辨证: 风火挟痰上扰神明。

治则: 息风化痰开窍。

方药: 钩藤 15g（后下）, 半夏 15g, 菖蒲 12g, 茯苓 15g, 陈皮 15g, 远志 15g, 郁金 15g, 明矾 7.5g, 全蝎 5g, 神曲 15g, 枳实 10g, 地龙 15g, 僵蚕 12g, 黄连 6g, 甘草 5g。5 剂, 水煎服, 日服 1 剂。

11 月 12 日二诊: 服药期间仅发作 1 次, 抽搐时间较过去大为缩短, 仅 1～2 分钟后自然苏醒。继守原方再进 5 剂。

11 月 19 日三诊: 药尽。未再大发作, 有时感觉胸闷心悸, 有欲发作之兆, 但一过即逝。改服料药如下: 钩藤 50g,

半夏 50g，菖蒲 20g，黄连 50g，川贝母 30g，郁金 50g，明矾 50g，全蝎 20g，大蜈蚣 10 条，僵蚕 20g，远志 20g，地龙 20g，琥珀 20g，朱砂 20g（单研另兑）。1 料，研细粉，每次口服 3g，日服 3 次。

12 月 10 日四诊：感觉良好，一直未再发作抽搐。近日睡眠较差，时觉心烦。处方如下：酸枣仁 15g，茯苓 15g，甘草 5g，知母 15g，川芎 10g，党参 15g，黄芪 15g，远志 15g，麦冬 15g，柏子仁 10g，当归 15g。4 剂，水煎服。

12 月 28 日五诊：感觉尚好，一直未再发作抽搐，原配料药将尽，续再配原药 1 料，可改日 2 次口服，予以巩固。

（十五）狂证

刘某，男，26 岁，辽大工农兵学员，住桓仁县六河公社立新大队，1978 年 3 月 24 日由其父陪同来诊。

主诉及病史：（其父代诉）患者已婚，因夫妻不睦两年前离异。上学后在沈阳某街上偶遇前妻，感情冲动，勾起往事，致使精神抑郁，闷闷不快，不思饮食。继而胸闷不舒，头痛，心悸，失眠，或哭或笑，时奔走呼号，精神失常。经延医多处，诊为精神分裂症，虽略见微效，但终不得愈，遂来余处求治。

查：精神郁闷，两目发直，烦躁，太息，语无伦次。舌质红，无苔，脉弦数疾。

诊断：狂证（西医诊断：精神分裂症）。

辨证：心肝阴虚，伏火扰动，神不守舍。

治则：清热安神，潜阳镇静。

处方：生铁落 50g 煎水，以此水煎煮下药：代赭石 30g（先煎），玄参 15g，黄连 10g，白芍 15g，生地黄 15g，钩藤 15g，生牡蛎 30g（先煎），酸枣仁 20g，远志 10g，丹参 15g，阿胶 10g（烊化），4 剂，水煎服。另用：朱砂 10g，琥珀 40g

合研极细粉，分12次吞服，日2次。

3月31日二诊：患者自诉病情大见好转，胸胁畅快，有困倦感。查：舌红，脉弦细数。继守原方4剂，朱珀散12包，服法同前。

4月12日三诊：精神有常，唯觉夜寐多梦，白天疲劳思睡。舌正常，脉象虚弦。改用中成药补心丹30丸，一次1丸，1日2次调理。嘱：保持心情舒畅。

8月份与其父相遇，询问病情，告曰：痊愈，已回学校复课。

（十六）胃痛

1. 胃痛

刘某，男，38岁，住桓仁县六河公社干部，1977年7月16日就诊。

主诉及病史：近两个多月来饮食不佳，1周前去县开会，半夜受凉即醒，呕吐酸水约半碗余，自此每逢饭后或饥饿时即觉胃痛，身体日见消瘦，四肢无力，遂来求诊。

查：舌质淡，舌体胖嫩，边有齿痕，脉沉弦迟缓。

诊断：胃痛。

辨证：肝胃虚寒。

治则：暖肝散寒和胃。

方药：白芍15g，木香7.5g，吴茱萸5g，炮姜3g，熟附子5g，白术15g，陈皮10g，砂仁10g，香附15g，延胡索10g。水煎服。

次诊：上药连服3剂，吐酸已止，胃已不痛。但仍觉胃有闷感，怕凉，伴疲劳无力，多睡。查：舌淡，边有齿痕，脉寸关弱，尺弦细。乃属脾胃阳虚，中气不足之候，拟黄芪建中汤化裁：炙黄芪25g，白芍15g，干姜5g，吴茱萸5g，炙甘草5g，肉桂2.5g，草豆蔻15g，白术15g，党参15g。水煎服，日服 2 次。

上方连服 6 剂后，告曰：痊愈。

2. 胃痛

宋某，男，23 岁，农民，住桓仁县六河大队，1978 年 3 月 1 日就诊。

主诉及病史：1 年多来经常胃痛吐酸，日渐消瘦乏力。昨晚饭后胃痛大作，呕吐酸水 3 次，约 200mL，伴胁闷有气上冲欲吐感，大便稀溏。

查：面色晦暗不泽，舌淡苔薄白干，口不渴，喜热饮，脉沉弦。

诊断：胃痛。

辨证：木郁土衰，肝胃虚寒。

治则：暖肝温胃散寒。

方药：吴茱萸汤化裁：党参 15g，干姜 10g，吴茱萸 7.5g，白术 15g，陈皮 10g，茯苓 15g，熟附片 5g。3 剂，水煎服。

3 月 4 日二诊：胃痛、吐酸已缓解，唯胸闷如堵。查舌脉如前。此属沉寒痼冷，凝结气滞，胃气不降，复与原方加沉香 5g，香橼 15g，3 剂。

3 月 8 日三诊：胃痛、吐酸、胸脘堵闷基本消失，续服 3 剂巩固。嘱注意饮食起居。

3. 胃痛（慢性胃炎）

冯某，女，49 岁，农民，住桓仁县业主沟乡，2011 年 6 月 24 日就诊。

主诉及病史：胃脘冷痛 3 个月余。自觉胃中有冷气，遇冷凉即痛，或胀或打呃，口干微苦，伴尿频、足心夜热。某医院胃钡餐透视诊断为慢性胃炎，口服多种胃药，无明显效果，遂来中医诊治。

查：舌质淡红，苔薄白干，脉沉弦。

诊断：胃脘痛（西医诊断：慢性胃炎）。

辨证：脾胃气滞络伤，寒热互结。

治则：理气健胃，寒热并用。

方药：香砂六君子汤加减：党参 15g，白术 15g，茯苓 15g，甘草 5g，半夏 15g，陈皮 15g，木香 6g，砂仁 10g，厚朴 12g，佛手 10g，黄连 5g，干姜 2g，地骨皮 15g。7 剂，水煎服，日服 2 次。嘱忌食生冷辣食物。

7 月 11 日二诊：胃痛怕凉、呃逆好转，足夜热亦减。继按原方再进 7 剂，服法同前。

7 月 24 日三诊：胃痛怕凉、呃逆进一步好转，尿频和足心夜热消失，再按原方服 7 剂即可。平时注意饮食，勿过劳。

按：此患者乃脾虚胃弱络伤，寒热互结，故选香砂六君子汤健脾胃，理气助运；加佛手、厚朴除胀止呃；黄连清热，干姜除寒湿；地骨皮养阴除虚热。

4. 胃痛（浅表性胃炎）

贾某，男，60 岁，农民，住新宾县，2011 年 6 月 30 日就诊。

主诉及病史：胃痛 1 年多。胃脘痛嘈杂，或胀，或口苦，经常反酸水，或有烧灼感。经当地医院胃窥镜检查，诊断为浅表性胃炎，口服多种胃药效果不显，反酸、烧心重时自用小苏打后方可缓解，日久担心恶变，遂来求治。

查：舌质瘦红，苔薄白干，脉弦。

诊断：胃脘痛（西医诊断：浅表性胃炎）。

辨证：肝胃气滞络伤。

治则：疏肝和胃，清热制酸，护膜。

方药：半夏 15g，陈皮 15g，砂仁 10g，鸡内金 12g，乌贼骨 15g，甘草 5g，煅瓦楞子 20g，黄连 6g，佛手 10g，神曲 15g。10 剂，水煎服，日服 2 次。嘱：忌食酸、甜、辣及生冷食物，饮食有节制。

7月17日二诊：自诉服药后胃痛嘈杂、口苦、反酸及烧心感已减大半，饮食量增。查：舌质红润，苔白润，脉弦。继守原方再服10剂，服法同前。

5. 胃脘痛（糜烂性胃炎）

段某，女，52岁，农民，住桓仁县刘家沟，2011年2月26日就诊。

主诉及病史：胃堵闷痛近3个月。胃脘堵闷痛，呃逆，口酸，食不下，大便1~2日1行，干结，并伴有腰痛。在某医院做胃镜检查，诊断为糜烂性胃炎，服法莫替丁、果胶铋等药治疗月余，未见显效，遂来求治。

查：舌质尖红，舌根苔白厚，脉弦。

诊断：胃脘痛（西医诊断：糜烂性胃炎）。

辨证：肝郁胃热，气滞络伤。

治则：疏肝和胃，清热导滞。

方药：半夏15g，黄连5g，鸡内金12g，佛手10g，白豆蔻10g，神曲15g，陈皮15g，乌贼骨15g，浙贝母7.5g，甘草6g，大黄12g（后下），牛膝15g。7剂，水煎服，日服2次。嘱：忌食酸辣油炸食品。

3月9日二诊：胃堵闷痛，呃逆大见好转，口已不酸，食欲增加，大便1日1行，仍干，腰不痛。药症相应，继守原方7剂水煎，服法同前。药尽未再来诊。

6. 胃痞满（胃窦炎、浅表性胃炎）

杨某，女，52岁，农民，住桓仁县南老台村，2011年6月23日就诊。

主诉及病史：胃堵闷痛3个月余。既往有胃病史，近3个月加重，胃堵闷胀，隐痛，吞咽食物有噎感，欲呃不能，常反酸烧心，伴舌尖溃疡疼痛。经某医院胃镜诊断：胃窦炎、浅表性胃炎。服奥美拉唑、果胶铋等药不见好转，遂来中医求治。

查：舌质偏红瘦，苔薄黄腻，脉弦。

诊断：胃痞满（西医诊断：胃窦炎、浅表性胃炎）。

辨证：肝胃气滞络伤，痰热互结。

治则：疏肝和胃，清热化痰散结。

方药：半夏 15g，黄连 7.5g，鸡内金 12g，焦三仙各 10g，陈皮 15g，甘草 5g，佛手 10g，浙贝母 7.5g，煅瓦楞子 20g，藤梨根 20g，生地黄 15g，川木通 15g，竹叶 15g。7 剂，水煎服，日服 2 次。嘱：禁食生冷、辣、酸、甜、油炸。

7 月 4 日二诊：药尽。胃堵闷胀、隐痛大见好转，饮食噎感消失，偶有反酸，舌尖痛亦缓解。药已奏效，继守原方 5 剂，服法同前。嘱：药尽可服胃康灵调养。

按：鸡内金、焦三仙、陈皮、佛手疏肝和胃消食；半夏、黄连、浙贝母、煅瓦楞子清热化痰制酸；鸡内金、藤梨根化痰散结；甘草清热和中；配生地黄、川木通、竹叶导热下行，为舌疮而设，又可清胃热。

7. 胃脘灼痛（浅表性胃炎、胆囊炎）

邵某，女，55 岁，农民，住桓仁县八里甸子镇大南沟，于 2010 年 11 月 15 日初诊。

主诉及病史：咽部至胸脘堵闷烧灼如火灸，反酸，口干微苦，伴背部酸痛、面微红已两个月余。某医院胃镜诊断：浅表性胃炎。B 超：胆囊炎。服用西药治疗半月未见显效，遂来中医求治。

查：面红，舌质淡，苔白薄干，脉弦。

诊断：胃脘灼痛（西医诊断：浅表性胃炎、胆囊炎）。

辨证：肝郁气滞，胃络损伤。

治则：解郁和胃，清热化痰制酸。

方药：竹茹 15g，半夏 15g，陈皮 15g，茯苓 15g，甘草

5g，黄连7.5g，佛手12g，香附15g，青皮12g，乌贼骨15g，煅瓦楞子20g，神曲15g，青蒿15g。10剂，水煎服，日服2次。嘱：忌食辛辣、酸、甜、油腻食物。

12月2日二诊：药尽。胸脘堵闷烧灼感已去大半，反酸、口苦、背痛、面部烘热消失，唯时呃逆。查：舌质淡，苔白转润，脉弦。继守原方去竹茹，加鸡内金12g，干姜2g，再服7剂，服法同前。

按： 肝主酸，胆主苦，木郁则胆失疏泄，气滞挟痰犯胃，胃失和降，痰热气滞中焦，故堵闷烧灼如炙，反酸，口苦，背痛；阳浮于上则面潮红；痰湿不化则舌淡苔白；脉弦者，木郁也。故以温胆汤加黄连清热化痰；加佛手、香附、青皮、神曲疏肝理气和胃；加乌贼骨、煅瓦楞子以制酸护膜；加青蒿以清胆之虚热。二诊时去竹茹加干姜温化寒湿，以防久服黄连寒凉之弊；加鸡内金助胃消食化瘀。

8. 胃脘痛（糜烂性胃炎、胃黏膜隆起、胃多发黄色素瘤）

赵某，女，43岁，工商户，住桓仁县黎明街，于2010年11月9日初诊。

主诉及病史：胃痛1年余。胃脘痛胀，呃逆，口苦，口臭，常服雷尼替丁、奥美拉唑、果胶铋等药，未见好转。近日到某医院做胃镜检查：糜烂性胃炎，胃黏膜隆起，胃多发黄色素瘤（病理）。遂来中医求治。

查：舌质红，苔白，两边薄黄，脉弦细滑。

诊断：胃脘痛（西医诊断：糜烂性胃炎、胃黏膜隆起、胃多发黄色素瘤）。

辨证：肝胃气滞，痰热郁结，胃络损伤。

治则：疏肝和胃，清热化痰，散结护膜。

方药：乌贼骨15g，浙贝母10g，甘草5g，黄连7.5g，佛手12g，神曲15g，鸡内金12g，陈皮15g，半夏15g，白及

10g，黄药 15g，白花蛇舌草 30g。6 剂，水煎服，日服 2 次，嘱：忌食生冷辣及烟酒。

11 月 18 日二诊：药后脘痛胀缓解，时有呃逆，仍口苦、口腔异味。查：舌质红，苔白干，脉弦微滑。继守原方 6 剂，服法同前。

11 月 27 日三诊：胃脘仍有闷胀，时呃逆，口苦干，有异味，大便 1 日 1 行，便干。查：舌质红，苔白微腻，脉弦微滑。按原方去乌贼骨、白及，加青皮 12g，藤梨根 15g，6 剂，水煎服，服法同前。

12 月 5 日四诊：胃脘痛胀、呃逆、口苦均大为好转。查：舌质红，苔白润，脉弦。继守三诊方连续服用 20 剂。

2011 年 3 月 18 日追访：胃已无痛胀及呃逆，饮食正常。曾于 3 月 10 日胃镜复查：未见异常。

9. 胃痛、便血并病（胃炎、胃溃疡、消化道出血）

王某，男，42 岁，农民，住桓仁县湾龙背村，于 2010 年 11 月 15 日初诊。

主诉及病史：胃脘嘈杂疼痛数月，时轻时重。到县某医院胃窥镜检查：糜烂性胃炎、胃溃疡，一直服用西药奥美拉唑、果胶铋等药治疗，胃痛时轻时重，时有烧灼感。近因劳累、饮食无规律，胃脘时时作痛不缓解，并且近 3 天来大便色黑如漆，伴困倦乏力，遂来中医求治。

查：舌质淡红，苔白，脉弦细。

诊断：胃痛、便血并病（西医诊断：胃炎、胃溃疡、消化道出血）。

辨证：脾虚胃弱，气滞络伤。

治则：健脾益胃，护膜止血。

方药：黄芪 25g，党参 15g，白术 15g，陈皮 15g，砂仁 10g，神曲 15g，佛手 10g，鸡内金 12g，五灵脂 12g，黄连 5g，

乌贼骨 15g, 白及 15g, 甘草 5g。7 剂, 水煎服, 日服 2 次。嘱：节制饮食。

12 月 9 日复诊：药后胃脘痛缓解, 天明时胃脘痛, 服药 1 周大便颜色转黄, 成形, 并且困倦乏力明显好转。继守原方 7 剂, 服法同前。药尽未再来诊。

10. 胃脘痛、便血（糜烂性胃炎、十二指肠球部溃疡）

张某, 女, 55 岁, 住本溪市, 于 2011 年 6 月 19 日初诊。

主诉及病史：胃炎, 十二指肠球部溃疡, 便血。患有胃痛病 10 余年, 胃脘堵闷胀, 疼痛, 呃逆, 泛酸, 大便不调, 便黑, 足跟痛。胃镜显示：糜烂性胃炎, 胃溃疡；B 超显示：肝内胆管结石；便化验：潜血 +++ ; X 光片：双足跟骨刺。

查体：消瘦, 面色不华, 舌质淡, 苔白干, 脉弦。

诊断：胃脘痛、便血（西医诊断：糜烂性胃炎、十二指肠球部溃疡、消化道出血、肝内胆管结石、足跟骨刺）。

辨证：肝胃气滞络伤。

治则：疏肝和胃, 化瘀止血。

方药：海螵蛸 15g, 甘草 5g, 鸡内金 12g, 砂仁 10g, 佛手 10g, 黄连 6g, 半夏 15g, 炒三仙各 10g, 白及 12g, 五灵脂 12g, 白术 15g, 三七粉 7.5g（分 3 次吞服）。20 剂, 水煎服, 日服 2 次。嘱忌食生冷油腻、辛辣油炸食物。

7 月 13 日二诊：药尽, 胃痛、呃逆、泛酸明显好转, 大便色转浅黑色。继守前方再进 20 剂, 服法同前。

8 月 19 日三诊：胃痛、呃逆、泛酸好转, 大便色时黄时浅黑。继守前方再进 20 剂, 服法同前。

9 月 13 日四诊：面色转红润, 胃脘隐痛, 时呃逆、泛酸, 大便色正常。足跟痛, 行走不便。舌质淡红, 苔白润, 脉弦缓。调整方药如下：海螵蛸 15g, 甘草 5g, 鸡内金 12g, 三仙各 10g, 陈皮 15, 白蔻 10g, 佛手 10g, 黄连 6g, 半夏 15g, 煅瓦楞子 20g，浙贝母 7.5g，威灵仙 15g，牛膝 15g。20 剂，水煎服，服法同前。

9 月 26 日五诊：继守四诊方取药 20 剂。

10 月 15 日六诊：委托亲属代取四诊方药 20 剂。

11 月 16 日七诊：来电话告知：胃时有不适感，便色正常，足跟痛亦减轻。胃镜显示：胃炎、溃疡面已基本正常。委托亲属代取 9 月 13 日（四诊）方药 20 剂。

12 月 24 日八诊：委托亲属取四诊方药 20 剂，足跟已基本不痛。

2012 年 1 月 17 日九诊：胃痛、胃炎、溃疡已痊，胃镜显示：胃正常；B 超：脂肪肝、肝内胆管结石。足跟痛已痊，偶有右胁胀隐痛感。要求再取 9 月 13 日（四诊方）20 剂。药尽未再来诊。

11. 胃痛、便秘、胸痹合病（浅表性胃炎、冠心病、心绞痛）

唐某，女，71 岁，农民，住桓仁县北甸子乡，于 2011 年 5 月 27 日就诊。

主诉及病史：胃痛、便秘 1 年余。经常胃痛，堵闷，呃逆，恶心，烧心，食入即重，大便难，便如球块，3～5 日 1 行，伴有头晕乏力。曾在某医院检查诊断为慢性浅表性胃炎、十二指肠球部溃疡，一直服奥美拉唑、胃康灵等药，效果不显，近因劳累加重，遂来中医治疗。

查：形体偏瘦，行动尚健，舌质瘦红，苔白微腻，脉弦。

诊断：胃痛、便秘、胸痹合病（西医诊断：浅表性胃炎、冠心病、心绞痛）。

辨证：肝胃气滞络伤，瘀热不行。

治则：疏肝和胃，行气化瘀泻热。

方药：乌贼骨 15g，浙贝母 7.5g，甘草 5g，煅瓦楞子

20g，半夏 15g，陈皮 12g，鸡内金 12g，神曲 15g，佛手 10g，槟榔 15g，莱菔子 15g，黄连 5g，大黄 10g（后下）。7 剂，水煎服，日服 2 次。嘱忌食甜、酸、辣、凉及油炸食物。

6 月 4 日二诊：药后脘堵闷胀痛感明显缓解，已无反酸及烧心感，大便 2 日 1 行，转条形干便。继守原方 7 剂，服法同前。

7 月 28 日三诊：服完前药后，胃已基本无堵闷痛感，大便虽干不易排，但仍可 1 日 1 行，遂停服中药月余。近因忙于家事劳累，饮食无规律，又出现胃胀隐痛，烧心感，担心加重，即来索取原方药 7 剂，服法同前。

11 月 9 日四诊：前期治疗后胃已不痛，便秘好转，遂停药。入秋以来劳累，饮食不规律，又出现胃胀闷、反酸、烧心、大便干结 2~3 日 1 行，已近 1 个月，并常阵发性左胸痛、心悸。到县医院做相关检查，诊断为慢性胃炎、冠心病、心绞痛，服用"胃康灵""复方丹参片"治疗半月，无明显效果，遂再来服中药治疗。查：舌质稍红，舌尖有瘀血点，苔薄黄干，脉弦。诊断：痞满、胸痹合病，证属肝胃湿热中阻，心脉不畅，治以疏肝和胃，清热化瘀通便。组方如下：乌贼骨 15g，浙贝母 7.5g，甘草 5g，煅瓦楞子 20g，黄连 6g，佛手 10g，半夏 15g，神曲 15g，陈皮 15g，瓜蒌 15g，丹参 15g，莱菔子 15g。7 剂，水煎服，日服 2 次。

11 月 22 日再诊：药后，胃胀闷、呃逆、反酸水、烧心均大见好转，大便稍干，1 日 1 次；左胸痛、心悸未再出现。查：舌淡红，苔薄白，脉弦。继守原方续服 7 剂以巩固。

按：肝胃热郁，胃络损伤，则痞满、呃逆、反酸、烧心；湿热中阻，气机不畅，心脉受阻，则生胸痹；湿热不行则便秘干结；大便不通则热邪盘踞中焦，则又加剧胃热不散，心脉不畅，互为因果。方中乌贼骨、浙贝母、甘草、煅瓦楞子、黄连、佛手、半夏、神曲、陈皮、莱菔子疏肝和胃，清热化痰，制酸护膜；浙贝母、瓜蒌、莱菔子理气化痰通便；佐以丹参活血化瘀，乃气、热、痰、瘀并行之法。

12. 胃痛、便秘合病（糜烂性胃炎、十二指肠球部溃疡、直肠炎）

周某，男，22 岁，农民，住桓仁县业主沟乡，于 2010 年 11 月 9 日就诊。

主诉及病史：胃痛吐酸、大便黏滞不畅 2 年多。因长年在外地打工，饮食不节，嗜酒，致使胃痛、吐酸。曾服胃康灵、奥美拉唑、胃舒平等药效果不佳，在大连某医院做胃镜和肠镜检查，诊断为糜烂性胃炎、十二指肠球部溃疡、直肠炎，遂中止打工返乡治疗。近来胃痛胃胀，呃逆吐酸，胃有烧灼感，上齿龈肿胀，大便 2~3 日 1 行，不成形，黏滞不下，便后肛门有灼热感。

查：舌质红，苔白腻干，上齿龈肿红，脉弦微滑。

诊断：胃痛、便秘合病（西医诊断：糜烂性胃炎、十二指肠球部溃疡、直肠炎）。

辨证：胃肠湿热，气滞络伤。

治则：健胃护膜，清热导滞。

方药：乌贝散合香连丸加减：乌贼骨 15g，浙贝母 10g，甘草 6g，黄连 10g，广木香 6g，鸡内金 12g，神曲 15g，半夏 15g，陈皮 15g，佛手 10g，五灵脂 12g，马齿苋 30g，苦参 15g。20 剂，水煎服，日服 2 次。嘱：忌食酸、甜、辣及酒类。

2011 年 1 月 22 日二诊：药尽已月余。自诉胃痛胀、吐酸、呃逆基本好转，大便较畅。停药后因未能节制饮食，近来病情复发，遂来取原方药 5 剂，服法同前。

2011 年 2 月 8 日三诊：病证尚未痊愈，复来取药 10 剂。

2011 年 3 月 13 日四诊：病证基本消除，偶有胃胀、反酸，大便1日1行，时有黏滞感。为防复发，又取原方药20剂，服法同前。

（十七）胃胀

1. 胃脘胀满（胆汁反流性胃炎、浅表性胃炎）

孙某，女，30岁，农民，住辽宁新宾县平顶山乡，于2012年1月4日初诊。

主诉及病史：胃脘堵闷胀、呕酸、口苦月余。1个月前因怒后饮食，即有胃脘堵闷胀，呃逆，呕吐酸水且苦，烧心，口干口苦，大便2~3日1行，条状。在某医院做胃镜检查，诊断为胆汁反流性胃炎、浅表性胃炎，服中西成药治疗近1个月，效果不佳，仍然时轻时重，遂来中医求治。

查：舌质红，苔中白、两边黄干，脉弦。

诊断：胃脘胀满（西医诊断：胆汁反流性胃炎、浅表性胃炎）。

辨证：胆胃郁热，胃膜损伤。

治则：疏肝和胃，清热化痰。

方药：半夏15g，黄连6g，陈皮15g，神曲15g，佛手10g，香附15g，青皮12g，槟榔15g，浙贝母7.5g，煅瓦楞子20g，大黄12g（后下），甘草5g。7剂，水煎服，日2次。嘱忌食酸、甜、辣、黏、油炸及生冷食物。

1月31日二诊：药尽数天，胃脘堵闷胀大见好转，偶有反酸和口苦感，大便1~2日1次。查：舌质略红，苔白微腻，脉弦。继守原方再服7剂，服法同前。

2. 胃胀、腹泻合病（肺癌术后后遗症、胃肠炎）

赵某，男，58岁，中铁十二局高级工程师，2011年8月29日就诊。

主诉及病史：胃胀、腹痛、腹泻1年。肺癌手术后1年，既往有胃炎史。肺癌术后胃病加重，每天脘腹胀满，呃逆，恶心，时呕吐，并伴有腹痛，肠鸣，便溏稀水，日 3～4 次。服治疗胃肠炎的中西成药无明显效果，遂来中医治疗。

查：面色㿠白，形瘦，言语无力，气短，舌质淡白，苔薄白微黄，脉虚无力。

诊断：胃胀、腹泻合病（西医诊断：肺癌术后后遗症、胃肠炎）。

辨证：脾肺气虚，胃失和降，运化失司。

治则：补脾益气，和胃止泻。

方药：六君子汤合参苓白术散方化裁加减：党参 15g，茯苓 15g，白术 15g，甘草 5g，半夏 15g，陈皮 12g，白扁豆 15g，山药 15g，砂仁 10g，薏苡仁 20g，桔梗 10g，鸡内金 12g，神曲 12g，黄连 6g，乌梅 15g，鱼腥草 25g，干姜 2g。6 剂，水煎服，日服 2 次。

9 月 5 日二诊：服药后胃胀、呃逆、恶心缓解，未再呕吐，腹痛肠鸣减轻，稀便或夹未消化之食物残渣，日排便 2～3 次，气短感亦减。查：舌淡苔白，脉虚无力。药已奏效，继守原方 6 剂，服法同前。

9 月 13 日三诊：胃胀、呃逆、恶心、腹痛肠鸣进一步改善，便稀溏日行 2 次。自觉体力渐增，仍有气短感，且夜间颈部盗汗。查：舌质淡红，苔白润，脉弦无力。思之，颈部盗汗乃虚不受补，继守原方去山药、干姜，加葛根 15g，以解肌止汗，且可清热止泻。6 剂，水煎服，服法同前。

9 月 17 日四诊：药尚未服完，因去北京开会，顺便复查肺癌术后情况，故提前来诊。自诉以前诸症基本好转，胃已不胀，偶有腹痛便溏，日行 1～2 次。颈部盗汗亦减，体重增加 2kg，要求携带三诊方 6 剂。

3. 胃脘胀、肠鸣（肠激惹综合征）

孟某，女，31 岁，营业员，住桓仁镇，于 2011 年 11 月

19 日初诊。

主诉及病史：胃胀、肠鸣、排气频频 2 年。2 年来饮食减少，食入即胃胀，打嗝，腹中产气，哗哗作响，排气频频，大便不成形。平时疲劳无力，困倦，心烦。末次月经 11 月 18 日。

查体：面色不华，舌淡红，苔白润，两边略黄，脉弦微滑。

诊断：胃脘胀、肠鸣（西医诊断：肠激惹综合征）。

辨证：脾虚胃弱，湿热气滞。

治则：健脾益胃，清热化湿。

方药：香砂六君子汤合痛泻要方加减：党参 15g，白术 15g，陈皮 15g，半夏 15g，砂仁 10g，木香 6g，茯苓 15g，鸡内金 12g，焦三仙各 10g，白芍 15g，防风 12g，败酱草 20g，黄连 6g，乌梅 15g，干姜 2g。6 剂，水煎服，日服 2 次。

11 月 27 日二诊：服上药后，脘胀、呃逆、肠鸣窜气、肛门频频排气均已见好转。继守上方再服 6 剂，服法同前。

12 月 4 日三诊、12 月 17 日四诊、12 月 24 日五诊分别取药 6 剂，以固疗效。

按：方中党参、白术、茯苓、陈皮、半夏、木香、砂仁属香砂六君子汤，为健脾益胃而设；陈皮、白术、白芍、防风属痛泻要方，为肝郁犯脾，腹痛泄泻而立。本案脾虚胃弱证明显，虽无腹痛泄泻，但舌两边苔黄，伴有心烦，亦当为肝郁犯脾之象；腹中肠鸣产气，肛门频频排气，乃肠道湿热气滞，传化失司所致，似西医所称之肠激惹征，再配以黄连、败酱草、乌梅、干姜以化湿清热导滞，故收效较快。

4. 痞满、泄泻（胃下垂）

刘某，女，71 岁，住桓仁县北甸子乡，于 2011 年 10 月 25 日初诊。

主诉及病史：胃胀满、腹泻10多年，近日加重。常年饮食后胃脘胀满，反胃，肠鸣，泄泻，不敢多食，伴气短乏力。曾在某医院胃透视，显示胃Ⅲ°下垂。

查体：形瘦，面色不华，舌淡红，舌瘦，苔薄白黄脉弱。

诊断：痞满、泄泻（西医诊断：胃下垂）。

辨证：脾虚气陷，清阳不举。

治则：健脾助运化湿，升举中气。

方药：黄芪30g，党参15g，白术15g，升麻7.5g，枳壳12g，甘草5g，焦三仙各10g，鸡内金12g，砂仁10g，黄连6g，败酱草20g，鱼腥草20g，仙鹤草15g，乌梅15g，干姜3g。7剂，水煎服，日服2次。嘱节制饮食。

11月4日二诊：药后脘腹胀、肠鸣、泄泻大见好转，继守上方10剂，服法同前。药尽未再来诊。

（十八）胃脘嘈杂、灼热

1. 胃脘嘈杂（胃下垂）

张某，女，27岁，营业员，住桓仁镇，于2011年11月5日初诊。

主诉及病史：消瘦、胃嘈杂、矢气频频2年。常年觉腹中产气，频频排矢气，羞于人多场合。大便尚属正常，并每于餐后胃部嘈杂难受，不痛，不泛酸，身体日渐消瘦。曾在某医院检查诊断：胃下垂Ⅱ°。末次月经10月30日。

查体：形瘦，舌淡白，脉弱无力。

诊断：中气下陷（西医诊断：胃下垂）。

辨证：脾虚胃弱。

治则：健脾胃，升提中气。

方药：补中益气汤化裁：黄芪30g，白术15g，党参15g，陈皮15g，升麻7.5g，柴胡7.5g，枳壳15g，甘草5g，当归15g，三仙各10g，砂仁10g，半夏15g。10剂，水煎服，日服

2 次。嘱忌食生冷。

11 月 25 日二诊：药尽，胃部嘈杂明显好转，腹中产气及大便频频排气已减大半。继守原方再进 10 剂，服法同前。药尽未再来诊。

2. 胃脘嘈杂（胃炎、脐部湿疹）

曲某，男，58 岁，农民，住新宾县红庙子乡，2012 年 3 月 23 日初诊。

主诉及病史：胃脘嘈杂，呃逆，时左胁痛胀，便稀溏，肚脐眼出水，有异味两个月余，并伴有头晕。口服奥美拉唑等西药近 1 个月无效，遂来中医求治。

查：舌淡红，苔两边黄白相间，脉弦。

诊断：胃病、脐疮合病（西医诊断：胃炎、脐部湿疹）。

辨证：肝胃湿热气滞。

治则：疏肝和胃，清热化湿。

方药：半夏 15g，陈皮 15g，白豆蔻 10g，佛手 10g，黄芩 12g，黄连 6g，焦三仙各 10g，柴胡 10g，川楝子 15g，鱼腥草 20g，败酱草 20g，葛根 20g。7 剂，水煎服，日服 2 次。

4 月 4 日二诊：药后，胃脘嘈杂、呃逆、左胁痛胀、便溏均大见好转，头晕缓解，肚脐眼已不出水。药已中病，继守原方 7 剂，服法同前。嘱：勿食辛辣油腻食物。

按：脘属胃府，左胁属肝经。肝胃湿热气滞，故胃脘嘈杂、呃逆、左胁痛胀；肝郁犯脾胃，影响运化，故便溏；脾胃湿热蕴聚，故发脐疮。治以疏肝和胃，清热化湿，诸症得愈。

3. 胃灼热如火（胃炎）

衣某，女，84 岁，住桓仁县二户来，2011 年 5 月 13 日家属陪诊。

主诉及病史：心中灼热如火 1 个月。1 个月来心中烦闹，胃脘灼热如火烧，食量骤减，食后尤重，伴有恶心感。在当地医院打针并口服健胃类药治疗无效，遂来诊。

查：舌质瘦红，苔两边黄，脉弦。

诊断：胃灼热如火（西医诊断：胃炎）。

辨证：肝胃阴虚，痰热中阻。

治则：疏肝和胃，清热化痰。

方药：乌贼骨 15g，浙贝母 5g，甘草 5g，煅瓦楞子 20g，半夏 15g，陈皮 12g，黄连 5g，佛手 10g，神曲 15g，石斛 15g，青蒿 15g。6 剂，水煎服，日服 2 次。

5 月 22 日二诊：药尽，心中烦及胃中灼热如火烧感减半，纳增，已无恶心感。查：舌质红，苔白薄干，脉弦。继守原方 6 剂，服法同前。嘱：暂时勿吃酸、甜、辣及油炸食物，宜清淡。

按：此症似《医林改错》中提及的灯笼病，认为是血瘀所致。本例无反酸、嘈杂、胃痛，而是心中烦，胃热如火。查舌质红，苔两边黄，脉弦，乃肝胃阴虚内热之象，食少、恶心是痰阻之症。方中乌贼骨、浙贝母、甘草、瓦楞子、半夏、陈皮、黄连化痰清热散瘀；佛手、神曲疏肝和胃；石斛、青蒿养阴清热。

4. 嘈杂、舌热如火合病

张某，女，49 岁，营业员，住桓仁县天合小区，2012 年 5 月 20 日就诊。

主诉及病史：胃脘嘈杂反酸已两个月余，伴舌热如火，手足心夜热，身潮热。曾自服消炎药（阿莫西林）无效，遂来中医求治。

查：舌质淡红，苔白干，脉弦。

诊断：嘈杂、舌热如火合病。

辨证：心肝胃阴虚内热。

治则：疏肝和胃，养阴清热。

方药：北沙参 15g，石斛 15g，黄连 6g，栀子 12g，竹叶 15g，青蒿 15g，地骨皮 15g，佛手 10g，海螵蛸 15g，甘草 5g，神曲 15g，白豆蔻 10g。6 剂，水煎服，日服 2 次。嘱：忌食辛辣油炸食物。

5 月 30 日二诊：药后，嘈杂反酸、舌热、手足心热、身潮热均好转。继守原方 6 剂，服法同前。

6 月 10 日三诊：胃脘已舒，舌微有热感，手足心夜间微热，身潮热感消失。再予原方 6 剂，以清余邪。

按：胃脘嘈杂反酸，属肝胃阴虚生热，故苔白干，脉弦。舌为心之苗，舌淡红，手足心夜热，身潮热，皆属阴虚生热。故立疏肝和胃养阴清热之法。黄连、栀子、青蒿、佛手、海螵蛸、神曲、白豆蔻疏肝和胃清热，北沙参、石斛、地骨皮、竹叶、甘草养阴退虚热。

（十九）呃逆

1. 姜某，男，57 岁，农民，住桓仁县横道川大队。1966 年 10 月 3 日会诊。

主诉及病史：于今年 9 月 12 日在本院外科做胃次全切除手术，术后经常呃逆呕吐，日渐加重。西医诊断为膈肌痉挛，经服西药治疗无效，转请中医治疗。自感胃脘满闷，整日打呃，饮食即吐，每餐仅可存 1～2 匙食物。

查：面容憔悴，形羸瘦，唇干，舌淡红少苔，脉弦细无力。

诊断：呃逆（西医诊断：膈肌痉挛）。

病机分析：胃切除术后中气大虚，脾运失权，中焦停饮，津不能上布，故唇干；肝气乘胃之虚而横逆，胃气不降，故呃逆。

治则：健脾化饮为主，佐以和胃平肝。

方药：橘皮竹茹汤加减：橘红 15g，竹茹 15g，半夏 15g，茯苓 15g，甘草 5g，柿蒂 15g，公丁香 5g，麦冬 10g，党参 15g。2 剂，水煎服，日服 1 剂。

10 月 5 日二诊：呃逆消失，胸脘畅快，无呕吐，每餐进食 3 两米粥。复投两剂。药尽，诸证悉退，如平人，出院。

2. 迟某，男，82 岁，住桓仁县新市街，1967 年 2 月 16 日家属用车推来就诊。

家人代诉：患打嗝病已 2 个月，日渐加重。曾求医多人，服中药 20 余剂，仍不见微效。本人疑恐食道生有肿瘤，不想再诊，坐待殉日。经儿孙反复劝慰，今方来院，望求细诊。

查：患者虽年迈，但体质尚可称壮，面容稍瘦晦暗，有倦意，呃声连连，腹部稍有紧张感，无压痛。舌质淡，舌左边紫暗，脉弦细微滑。

诊断：呃逆。

辨证：属年迈气虚，气行则血行，气弱则血滞，胃气不能下行，上逆为呃。

治则：益气化瘀。

方药：血府逐瘀汤加味：当归 15g，生地 15g，桃仁 10g，甘草 5g，红花 15g，枳壳 10g，赤芍 15g，柴胡 7.5g，川芎 7.5g，桔梗 7.5g，牛膝 15g，党参 15g，白术 15g。2 剂，水煎服。

二诊：药尽。呃逆全止，饮食大增。再予 2 剂巩固。月余后追访，未再复发。

3. 万某，男，55 岁，干部，住桓仁县顺城街，于 2012 年 2 月 2 日初诊。

主诉及病史：既往有慢性胃病史，常服胃药得以控制。10 天前正值春节，家人团聚饮酒后，胃脘不适，隐痛，呃声连连不得息，致使胸脘痛加重，饮食不下。今去某医院做胃肠钡餐透视，诊断为浅表性胃炎、胃排空迟缓、膈肌痉挛。遂来求治。

　　查：舌质淡红，苔白腻干，脉弦。

　　诊断：呃逆（西医诊断：浅表性胃炎、膈肌痉挛）。

　　辨证：饮食伤胃，胃气上逆。

　　治则：健胃消食，镇逆止呃。

　　方药：仿代赭旋复汤合丁香柿蒂汤化裁：代赭石50g（先煎），党参15g，半夏15g，干姜3g，公丁香7.5g，柿蒂15g，神曲15g，黄连6g，佛手10g，砂仁10g，鸡内金12g，陈皮15g。6剂，水煎服，日服2次。嘱：必须要节制饮食。

　　2月18日二诊：药尽1周。呃逆已明显缓解，但仍感胃痛，伴口干口苦。查：舌质暗红，苔两边黄腻，脉弦微滑。细审之，乃原方中干姜、公丁香燥热引动胆热犯胃所致。予原方去干姜、公丁香、代赭石、砂仁，加竹茹15g，橘红15g，沙参15g。6剂，服法同前。

　　3月4日三诊：药尽1周。呃逆已止，胃已不痛，但仍有口干口苦感。查：舌质稍红，苔两边转黄润，脉弦。续守前方再服6剂以固效。

　　（二十）胃积、噎膈

　　1. 胃积、黄疸合病（胃癌引发黄疸）

　　潘某，女，46岁，农民，住桓仁县雅河公社，于1966年11月1日入住县医院妇科。

　　主诉及病史：妇科检查诊断为双侧卵巢囊肿，次日手术中发现胃有癌变，并且广泛转移，已不能手术，只好将卵巢囊肿摘除，然后腹部关闭缝合。11日发现双目白睛发黄，14日全身皮肤发黄，胸脘堵闷，恶心，每餐仅可食1个鸡蛋，大便秘，小溲赤黄。转请中医会诊治疗。

　　查：面容萎黄晦暗，两目及全身皮肤黄染，形体羸瘦。胃脘部可触及鹅卵大包块，坚硬如石。舌质淡，脉弦细数。

诊断：胃积、黄疸合病（西医诊断：胃癌引发黄疸）。

辨证：脾虚，肝胃湿热蕴结成积。

治则：健脾化湿，清热化瘀散结。

方药：生晒人参 10g，白术 10g，茯苓 15g，柴胡 10g，川楝子 15g，龙胆草 15g，茵陈 50g，生薏苡仁 15g，丹参 15g，郁金 15g，赤芍 15g，桃仁 15g，神曲 10g，木香 3.5g，北豆根 15g，蜀羊泉 25g，山慈菇 15g。水煎服，日服 2 次。

另用抗癌 2 号散（全蝎、蜈蚣、蜂房、水蛭）5g，分 2 次吞服。

上方连服 10 剂，黄疸全部消退，脘部包块缩小如乒乓球大，每餐能进食 3 两。仍有心难受、便秘等症。要求出院，以后失去联系，病情不详。

按：此例根据西医诊断，认为胃癌引起黄疸不可逆转，殉日可数。但用中药 10 剂后，竟致黄疸消退，肿块缩小，实堪称奇，惜中断联系。

2. 噎嗝（胃癌）

徐某，男，71 岁，农民，住桓仁县黑沟乡柞树岭村，于1994 年 5 月 9 日初诊。

主诉及病史：胃痛、胃胀、呕吐月余。既往有心口痛病10 余年，时轻时重，近 1 个多月来心口胀满且痛，并出现包块，饮食不下，食入后半小时即吐，即使喝水也吐，或吐清酸之水，胃有烧灼感，大便干结，2～3 日 1 行，色黑。身体急骤消瘦，无力，行动困难。今日其大女儿夫妻用专车接来县某医院做 X 线钡餐拍片，确诊为晚期胃癌，已无手术和住院治疗意义，欲送回家。为求一线生机和尽女儿孝道，求余开几剂中药试试看，由其女儿、女婿搀扶走入诊室。

查：形体消瘦，面色苍白，舌质淡白嫩，脉沉细弦。

诊断：噎嗝（西医诊断：胃癌）。

辨证：脾胃阳虚，痰浊血瘀积聚中脘。

治则：健脾和胃，温阳化浊散结。

方药：乌贼骨 15g，浙贝母 15g，甘草 6g，白及 15g，鸡内金 12g，砂仁 7.5g，白术 15g，延胡索 15g，蚤休 15g，黄药子 15g，白英 20g，干姜 7.5g，煅瓦楞子 15g。4 剂，水煎服，日服 1 剂以缓图之。

5 月 14 日：其女徐某来院告曰：昨日回农村探望老父，父病好了，真是神啦！情况是这样的：其父回家服药也吐，只好劝其少量频服，药入后自觉心口窝和腹部有气窜并哗哗作响，胃痛胃胀不减。坚持服完 2 剂后，就急欲大便，泻下稀水样便，色黑，恶臭，并夹有两块异物，大块如小鸡蛋，小块如同拇指，用木棍戳之柔软不能破碎，后被护理的小女儿丢弃厕所。泻后心口包块消失，腹已不胀不痛。老父自言自语说："这药真霸道（厉害），把我的病打掉了。"自此每餐可喝两小碗稀粥。本人不想服药，在大家劝说下，勉强把余药服完，并拒绝再来看病买药。

吾闻述后，也甚觉奇怪，细审原处方并无峻下之品，何以药后肠鸣泄泻，令人疑惑，并惜没亲眼见到泻下之异物，到底为何物，若保留下来也可做病理检查，今惜之无用也。只好嘱其女儿规劝其父一定再来透视复查。

1995 年 1 月 3 日：昨日在农贸市场偶遇徐某陪同老父逛市场，老人康健如常人，并说从上次服药后病就好了，能吃能喝，还坚持劳动。我说你应该再全面复查一下，他说："我的病已经好了，还花那钱干什么！"

虽然他的病好了，但还是难解之谜。

3. 胃溃疡、胃积（胃溃疡癌变）

闫某，男，64 岁，农民，住桓仁县黑沟乡柞树岭村，于 1995 年 9 月 5 日初诊。

主诉及病史：胃溃疡癌变。患胃痛病 10 余年，时轻时重，近来胃痛加重，时痛如刺，仅能进少量饮食，食后痛重，身体急剧消瘦。8 月 28 日到县某医院 X 线钡餐透视，诊断为胃溃疡恶性变及十二指肠球部溃疡，建议去通化解放军 206 医院进一步确诊。8 月 31 日通化医学会肿瘤内镜专科门诊检查报告：多发性胃溃疡、溃疡恶变、浅表性胃炎、胃蠕动减弱。病理切片报告：胃溃疡癌变。刻诊：胃痛、进食后痛重，每顿仅可进食 1 两左右稀饭，大便不调，时溏时秘。

查：形体瘦削，贫血貌，舌质淡白，苔白润，脉沉弦。

诊断：胃溃疡、胃积（西医诊断：胃溃疡癌变）。

辨证：脾虚胃弱，瘀毒内聚。

治则：健脾和胃，化瘀解毒。

方药：黄芪 25g，党参 15g，鸡内金 15g，乌贼骨 15g，砂仁 10g，半夏 15g，香附 15g，莪术 10g，甘草 6g，半枝莲 20g，白花蛇舌草 25g，白英 15g，干姜 6g，大枣 7 枚。5 剂，水煎服，日服 1 剂。

9 月 11 日：家人代为取药，告知服药后，胃痛略减。继守原方加白及 15g，5 剂。后又服用本方 15 剂。

10 月 16 日三诊：胃脘时有隐痛，每餐可进食 4 两左右，体力恢复，每天可从事轻体力劳动。继守二诊方药 20 剂，日服 2 次。

12 月 20 日四诊：近因经济原因，未能坚持用药。复取二诊方药 5 剂。另配散剂 1 料：乌贼骨 300g，浙贝母 100g，白及 75g，甘草 50g，鸡内金 100g，白英 100g，蜈蚣 30 条，全蝎 30g，露蜂房 75g，黄药子 100g，烘干碾细粉，每次口服 3g，日 3 次。

1996 年 10 月 15 日五诊：自服用中药后，病情一直平稳。近半月来因秋收劳累，饮食不周，胃痛加重。今天在县某医院做胃镜检查：于胃大弯侧显现大面积凸凹不平区，上覆大量白苔，触之易出血。诊断：胃癌。继守二诊方药加藤梨根 20g，6 剂水煎，日服 2 次。并配原方散剂 1 料，服法同前。

2004 年 5 月 20 日，其子来看病时，得知该患于 2003 年 3 月病故。自发现胃癌又存活 8 年。

（二十一）腹泻

1. 五更泻

刘某，女，40 岁，本院职工家属，于 1964 年 11 月 18 日初诊。

主诉及病史：腹泻 3 个月余。西医诊断为慢性肠炎，连续住院 3 次治疗，无显效。因既往有肺结核病史，又怀疑肠结核，注射链霉素，口服雷米封等药，效果不佳，反致头昏、耳鸣、心悸等症，遂转请中医会诊。刻诊：腹泻 3 个月余，肠鸣，频繁矢气，大便溏泻，完谷不化，常以鸡鸣至平旦腹泻 3~4 次。近来又感气短，腰背酸痛，手足畏寒。

查：形瘦，面色萎黄不泽，语声低微，气息短促。舌淡，苔薄白腻，脉虚大无力。

诊断：五更泻。

辨证：命门火衰，脾运失司。

治则：健脾益气，温阳化湿。

方药：参苓白术散合四神丸加减：党参 10g，炒山药 10g，炒莲肉 10g，砂仁 7.5g，升麻 6g，吴茱萸 5g，煨肉豆蔻 15g，五味子 7.5g，诃子肉 10g，肉桂 5g，益智仁 10g，龙眼肉 10g。3 剂，水煎服，日服 2 次。

二诊：药后腹泻次数减少，仅 1~2 次。再予 3 剂，排便正常，体力增加。嘱其饮食调养即可。

2. 腹泻

王某，女，47 岁，农民，住桓仁县六河公社，于 1977 年

7月12日就诊。

主诉及病史：自今年3月份以来，因家事忧郁烦恼，头昏目眩，口苦，纳食不佳，脘腹胀满，时呃逆，寐欠安宁，手足心热。近1个月来，腹胀腹泻，日便3~4次，无脓血，泻后腹胀不减，有闷热感。

查：舌质红，苔黄微腻，脉弦有力。

诊断：腹泻。

辨证：肝郁犯脾，湿热蕴留肠胃。

治则：取"通因通用"法，疏肝清热，化湿导滞。

方药：川楝子15g，竹茹15g，半夏10g，黄连7.5g，木香7.5g，陈皮10g，酒川军7.5g，牵牛子10g，槟榔15g，莪术15g，代赭石20g，3剂，水煎服。

7月18日二诊：药尽3剂，腹胀腹泻好转，日行2次，但便中夹赤白黏液，无后重感，口苦、呃逆消失。查：舌转淡红，苔白微腻，脉弦细微数。证属肝胃两虚，中气不足，设养阴益气之法，处方：白芍15g，陈皮15g，五味子5g，赤芍15g，牡丹皮10g，黄连6g，乌梅15g，青蒿15g，升麻6g，黄芪20g。水煎服。

7月23日三诊：上药连服4剂，腹胀腹泻已痊。唯感头晕，夜寐多梦，心悸，手足心热，脉沉细弦。证属阴血不足，不能养血荣脑，神不守舍之故，投以中成药养血安神丸20丸，一次一丸，日服2次调养。

3. 腹泻（肠炎）

李某，男，30岁，农民，住桓仁县边哈达村，2011年8月4日就诊。

主诉及病史：腹泻1个月。因过度劳累，饮食不节，过饮寒凉，致腹泻腹痛，肠鸣，轻微胃胀，时打呃，当地诊所按胃肠炎治疗，滴注抗生素3日，口服肠炎灵1周，病情有所改善，后因腹冷畏寒，改服附子理中丸，腹冷虽减，但腹泻不止。日排稀便3~5次，并伴有便不禁、头晕、困倦乏力，遂来中医诊治。

查：舌淡白，苔薄白干，脉沉弱。

诊断：腹泻（西医诊断：肠炎）。

辨证：脾虚泻，运化无力。

治则：健脾止泻。

方药：香砂六君子汤合参苓白术散化裁：党参15g，茯苓15g，白术15g，甘草5g，半夏15g，陈皮12g，砂仁10g，白扁豆15g，山药15g，莲肉15g，薏苡仁20g，桔梗7.5g，黄连5g，干姜3g，石榴皮15g。7剂，水煎服，日服2次。

8月31日二诊：服完药已半月，腹泻好转，日便1~2次，便不成形。近日自觉食后脘胀呃逆，排便有滞下感。查：舌淡红，苔白，脉弦。此乃补涩过矣，应加消导之品。原方去白术、山药、莲肉、桔梗，加焦三仙各10g，苍术15g，枳壳12g，再予7剂，服法同前。方意健脾消食导滞，寒热并用，以收全功。药尽告愈。

4. 痛泻

常某，女，73岁，住桓仁镇，于2011年12月17日初诊。

主诉及病史：每于夜间腹痛肠鸣六七年。既往有高血压病史，血压多在140~150/95~100mmHg。六七年来每于夜间脐腹痛，窜气，肠鸣，肛门频频排气，或欲排便，便时微溏，黏滞不畅，量少。甚感苦恼，影响睡眠，以致晚餐不敢进食，亦不见缓解。

查体：舌质尖红，苔薄白干，脉弦微滑。

诊断：痛泻。

辨证：肠道湿热气滞。

治则：清热化湿，养阴导滞。

方药：痛泻要方合香连丸加味：白芍 15g，白术 15g，陈皮 15g，防风 7.5g，黄连 6g，木香 5g，黄芩 10g，鱼腥草 15g，败酱草 20g，仙鹤草 15g，乌梅 15g，泽泻 12g，焦三仙各 10g。6 剂，水煎服，日服 2 次。嘱忌食生冷、辣、油腻食物。

12 月 29 日二诊：服药后夜间腹痛肠鸣减轻，大便已觉通畅，惟经常呃逆，乃胃气不易下行，原方去白术、白芍之补敛，加苍术 15g、槟榔 15g 以助化湿导滞之力。6 剂，水煎服，服法同前。

2012 年 1 月 8 日三诊：腹痛肠鸣进一步好转，肛门排气减少，大便已无黏滞不下感，偶有打嗝，血压 140~150/90~95mmHg。

2012 年 1 月 18 日四诊：诸症基本改善，继守二诊方服 6 剂，以巩固疗效。

5. 痛泻（肠激惹征）

吴某，男，37 岁，农民，住桓仁县刘家沟村，于 2011 年 11 月 30 日初诊。

主诉及病史：1 个多月前因于劳累饥饿，晚餐时暴饮暴食，夜半腹痛，咕噜作响，随即腹泻，日便 3~4 次，或如水，或如粥状，或滞下不爽，一直服用氟哌酸、肠炎灵等药，始终不愈，遂来余处求治。

查：舌质淡红，苔薄白黄干，脉弦缓。

诊断：痛泻（西医诊断：肠激惹征）。

辨证：脾虚挟湿，湿热气滞肠腑。

治则：健脾化湿，清热导滞。

方药：六君子汤合痛泻要方化裁：白术 15g，陈皮 15g，茯苓 15g，半夏 15g，砂仁 10g，乌梅 15g，黄连 7.5g，木香 6g，干姜 2g，白芍 15g，防风 12g，鱼腥草 20g，败酱草 20g，仙鹤草 15g。7 剂，水煎服，日服 2 次。

12 月 11 日二诊：药后诸症大见好转，时有腹痛、肠鸣，大便日排 1~2 次，便已成形。查：舌质淡红，苔白润，脉弦。继守原方再进 7 剂，服法同前。嘱：节制饮食，调养即可。

6. 肠澼（肠炎）

李某，女，41 岁，个体户，住桓仁县石油小区，2010 年 12 月 30 日就诊。

主诉及病史：右下腹痛胀、大便黏滞不畅。右下腹疼痛作胀，时有肠鸣，大便黏滞不畅，不成形，排便时肛门有热感，已两个月余。曾在某医院做肠镜检查，诊断为肠炎，一直服用肠炎灵、泻痢停等药罔效，遂来余处求治。

查：舌质红，苔白黄微腻，脉弦。

诊断：肠澼（西医诊断：肠炎）。

辨证：肠道湿热蕴结，气机阻滞。

治则：清热导滞。

方药：枳实导滞汤加减：枳实 15g，大黄 12g（后下），黄芩 12g，黄连 7.5g，神曲 15g，茯苓 15g，泽泻 15g，木香 6g，败酱草 20g，鱼腥草 20g，马齿苋 25g，槟榔 15g。6 剂，水煎服，日服 2 次。嘱：忌食生冷辣及油腻食物。

2011 年 1 月 12 日二诊：药后右下腹痛胀缓解，大便较畅。效不更方，按原方投药 10 剂，服法同前。

1 月 28 日三诊：药尽。右下腹偶有痛胀感，无肠鸣及大便黏滞感。舌质淡红，苔薄白，脉弦。为求除邪务尽，续服原方药 6 剂。

按：本病多由饮食不节，嗜食生冷厚味，或食辛辣饮酒，湿热蕴结肠道，气机阻滞，伤及肠络所致。该案选用枳实导滞汤加减，以枳实、大黄、黄芩、黄连、神曲、茯苓、泽泻清热导滞凉血；配以木香、槟榔理气导滞；配败酱草、鱼腥草、马齿苋清热凉血止痢。先后共服 22 剂而愈。

7. 肠澼

刘某，女，45 岁，沈阳某医院职工，2012 年 4 月 29 日就诊。

主诉及病史：腹部不适，微胀，辘辘作响，矢气频频，羞于与他人聚会，大便稀溏滞下不爽，日 2～3 次，此症已近 1 年，曾服多种医药，效果不显，遂求治于中医。

查：舌质淡红，苔白微腻，脉弦缓。

诊断：肠澼。

辨证：脾虚肠道湿热气滞。

治则：健脾化湿，清热导滞。

方药：白术 15g，茯苓 15g，党参 15g，甘草 5g，陈皮 15g，砂仁 10g，白芍 15g，黄连 6g，木香 5g，败酱草 20g，仙鹤草 20g，苦参 15g，乌梅 15g。10 剂，水煎服，日服 2 次。嘱：忌食生冷、辣、油腻食物。

5 月 14 日二诊：腹胀、肠鸣、矢气频作好转，大便已成形。效不更方，再予原方 10 剂，服法同前。

7 月 2 日电话告曰：病已愈，表示谢意。

按：脾胃虚弱，饮食不节，湿浊不化，气滞不行，故腹胀肠鸣辘辘，矢气频频；日久蕴热肠道，故溏滞不爽。因立健脾化湿，清热导滞之法。香砂六君子汤化裁以健脾和胃；木香、黄连、败酱草、仙鹤草、苦参清肠道湿热；白芍，乌梅敛阴止泻。

8. 肠澼（直肠炎）

张某，女，36 岁，农民，住桓仁县凤鸣村，于 2012 年 3 月 11 日初诊。

主诉及病史：小腹微胀不适，产气，排气后稍舒，大便溏，滞下不爽，伴口干微苦，已月余。去某医院肠窥镜诊断为直肠炎，口服"肠炎灵"治疗半月无明显效果，遂来中医求治。

查：舌质偏红，苔薄黄微腻，脉弦。

诊断：肠澼（西医诊断：直肠炎）。

辨证：大肠湿热气滞。

治则：清热导滞。

方药：香连丸加味：木香6g，黄连7.5g，黄芩12g，白芍15g，甘草5g，鱼腥草20g，败酱草20g，苦参20g，焦三仙各10g。7剂，水煎服，日服2次。嘱：忌食生冷、辣及油腻。

3月22日复诊：药后小腹舒适，产气减少，大便通畅，已成形。药已中病，再予原方7剂收功。

9. 肠澼（直肠炎）

尹某，男，55岁，农民，住桓仁县，2011年11月1日就诊。

主诉及病史：小腹胀满，窜气半个月。小腹隐痛胀满，窜气，大便频急，或溏泻如水，或黏滞不下，便后肛门有刺激感。某医院肠镜诊断：直肠炎。口服肠炎灵1周未见好转，时有发热、恶心，遂来中医治疗。

查：舌质红，苔白干，脉浮数。

诊断：肠澼（西医诊断：直肠炎）。

辨证：太阳、阳明合病，大肠湿热气滞。

治则：解表清里，和胃止痢。

方药：葛根芩连汤加味：葛根20g，黄芩12g，黄连7.5g，甘草5g，陈皮15g，半夏15g，焦山楂15g，木香6g，苦参20g，败酱草20g，鱼腥草20g，仙鹤草20g。7剂，水煎服，日服2次。

11月17日二诊：药后小腹痛胀、窜气明显好转，大便成形。停药5日病情又见加重。查：舌红，苔白，脉滑。继守原方服10剂，服法同前，嘱节制饮食。药尽未再来诊。

按：方中葛根解表；黄芩、黄连、木香、苦参、败酱草、鱼腥草、仙鹤草清热止痢；陈皮、半夏、焦山楂、木香、甘草和胃。

10. 下痢（直肠炎）

孔某，男，35 岁，工人，住桓仁镇南关，2012 年 10 月 13 日就诊。

主诉及病史：大便下痢夹白色黏液如冻，日便 3～4 次，小腹及肛门下坠月余，伴头晕目眩，困倦，经县医院做肠镜检查，诊断为直肠炎。便常规：白细胞 +++、脓球 +++，服用肠炎灵 10 天，效果不显，遂来中医求治。

查：舌质淡红，舌根苔白黄，脉寸弱尺弦无力。

诊断：下痢（西医诊断：直肠炎）。

辨证：脾虚气陷，湿热蕴结大肠。

治则：益气升陷，清热燥湿。

方药：补中益气汤合二妙散加减：黄芪 30g，白术 15g，苍术 15g，陈皮 15g，升麻 7.5g，当归 15g，马齿苋 30g，甘草 5g，黄柏 12g，苦参 20g，葛根 20g，荆芥穗 10g，白豆蔻 10g，6 剂，水煎服，日服 2 次。

10 月 23 日二诊：药后，大便下痢日 2 次，小腹及肛门坠胀缓解，黏液明显减少，头晕目眩亦减。继守原方药 6 剂续服。

11 月 1 日三诊：小腹及肛门坠胀感消失，大便日行 1 次，成形，无黏液，头晕困倦、目眩亦减轻。再予原方 6 剂巩固。药尽未再来诊。

11. 肠澼（溃疡性结肠炎、直肠炎）

张某，男，55 岁，农民，住桓仁县川里村，于 2010 年 8 月 22 日初诊。

主诉及病史：腹痛，大便滞下，时夹脓血 1 年余。因过度劳累，饮食不节，过食辛辣饮酒，常出现腹痛，大便滞下不爽，日渐加重。近3个月来脐下双侧小腹痛重，大便滞下，时带白色黏冻及血。经县某医院肠镜检查诊断：溃疡性结肠炎、直肠炎。急来求治。

查：舌质红，苔白腻，脉弦缓。

诊断：肠澼（西医诊断：溃疡性结肠炎、直肠炎）。

辨证：肠道湿热络伤。

治则：清热燥湿止痢。

方药：黄连10g，木香6g，白芍15g，甘草5g，败酱草20g，鱼腥草20g，仙鹤草20g，乌梅15g，乌贼骨15g，苦参20g，陈皮15g，神曲15g。7剂，水煎服，日服2次。嘱：忌食辛辣生冷油腻，节制饮食。

9月20日二诊：药后，下腹痛缓解，未再出现脓血便，大便仍滞下不成形。因忙于秋收无暇，遂停药半月余。查：舌质淡红，苔白，脉弦缓。继守原方7剂，服法同前。

10月1日：家属代为取药：告知病已去大半，偶有下腹痛，大便较前通畅，为防复发再取原方药7剂，服法同前。

按：胃肠相连，饮食不节，湿热滞留肠道。气机不畅，运化受阻则腹痛，大便不畅；大便夹黏液，湿也；夹血者，热也，均属肠络受损之征。方中黄连、木香、败酱草、鱼腥草、仙鹤草、苦参清热燥湿，凉血止痢；木香又可理气导滞；白芍、乌梅酸甘养阴止痢；乌贼骨、陈皮、神曲、甘草健胃和中，且乌贼骨又有护胃肠黏膜，促进溃疡愈合之功。

12. 腹痛、下痢脓血（胃炎、溃疡性结肠炎）

杜某，男，24岁，工人，住桓仁县泡子沿，于2010年10月7日初诊。

主诉及病史：胃痛、腹痛、便脓血2个多月。平时过于劳累，暴饮暴食，导致胃胀、呃逆、反酸、时灼隐痛。两个月前夜晚与友吃烧烤、海鲜、饮啤酒后，夜间腹痛加重，肠鸣，下痢脓血便。次日到某医院检查诊断为胃炎、溃疡性结肠炎，给予静脉点滴抗生素类药和口服肠炎灵等药治疗1周，略见缓解，但仍时轻时重，遂来中医求治。

查：舌质红，苔白黄腻，脉弦滑。

诊断：腹痛、下痢脓血（西医诊断：胃炎、溃疡性结肠炎）。

辨证：胃肠湿热气滞络伤。

治则：清热导滞，凉血止痢。

方药：黄连10g，木香6g，陈皮15g，焦三仙各10g，乌贼骨15g，甘草5g，白芍15g，白头翁15g，败酱草20g，鱼腥草20g，仙鹤草20g，乌梅15g。6剂，水煎服，日服2次。嘱忌食生冷、辣、油腻及酒类。

10月16日二诊：胃痛、腹痛缓解，大便时夹脓血。继守原方续服，先后共服36剂告愈。

按：饮食不节伤胃，复又恣食生冷腥辣饮酒，湿热蕴结胃肠，肠络损伤。气滞则腹痛，痢白则多湿，痢红则热，故以黄连、木香清热燥湿理气；陈皮、焦三仙、乌贼骨、甘草健胃护膜以清宿滞；白头翁、败酱草、鱼腥草、仙鹤草清热凉血止痢；白芍、乌梅酸敛缓急止痛。

（二十二）腹痛

1. 急性腹痛（急性肠扭转、肠梗阻）

卜某，男，35岁，工人，住桓仁县泡子沿大队，于1982年11月13日收住于县医院外科病房。

主诉及病史：今日上午10时许到居住队点加工稻米时，协助邻居抬麻袋装车后，自觉腹痛，继而不能支持，坐卧不得，面色晦暗，手足冰凉，遂用拖拉机送至县医院，门诊诊断：肠痉挛。于12时30分收住内科病房。因坐车颠簸等几经周折，入院后腹痛稍缓，给予肌注阿托品 1 支，口服莨菪片 2 片。1 小时后脐周腹痛加剧，辗转不能卧，头冒冷汗，手足厥冷，随后又肌注阿托品、安痛定各 1 支，口服强痛定 2 片，附子理中丸 1 粒。此后脐腹满痛持续加重，非但不见缓解，反而疼痛上冲咽喉，干呕，不能言语。经 X 光线腹透，示有两个液平面，印象诊断为：肠扭转、肠梗阻，转至外科病房欲施行手术。因本人及家属拒绝手术，要求中医治疗 1 天后再行决定，遂找余会诊。吾查阅病例记录，并细问发病经过后，见腹满痛拒按，四肢手至肘，足至膝不温，舌淡苔白滑，脉沉弦紧有力。

　　病症分析：腹胀痛拒按，干呕，疼痛上冲胸喉，矢气未转，腹部 X 线透视有液平面，乃实证也。虽有手足厥逆诸寒之象，乃是病前用力过猛，闪挫肠道，腑气阻滞不通，气血壅塞。不通则痛，故脐腹痛不得缓解；阴结于内，阳厥于外，故出现一派厥逆之象。此乃急症，稍有延误，命在顷刻。急宜回阳救逆，攻下通腑之法，投以温脾汤重剂：党参 15g、制附子 12g（先煎），干姜 6g，甘草 6g，当归 15g，大黄 15g，芒硝 15g（分 2 次冲服），桃仁 15g，枳实 15g。1 剂，急煎 2 次分服。

　　下午 4 时许服药 1 次，晚 6 时许腹部仍不见动静，疼痛不解。续服二煎。至晚 7 时许，疼痛大作，痛状欲死。急在脐上拔火罐 2 次，疼痛立刻缓解，能安静坐卧，但仍腹胀恶心，时有呕吐。至次日凌晨 4 时许肠鸣登厕，泻下稀水样便少许，腹胀立减。6 时许又泻下水样便 1 次，脐腹胀痛顿失，胸胁痛、呕吐亦除，坐卧如常人。早晨进食米粥 2 两。上午 10 时左右，全身发热，微恶寒，体温 38.7℃，脉浮大。此阳气得复之象，遂予四环素片、藿香正气丸调理 2 日出院。

　　按：温脾汤选自《千金方》卷十三·心腹痛门，方中党参、制附子、干姜、甘草、当归益气和血，补脾回阳；大黄攻下荡涤，推陈致新；芒硝咸寒软坚散结，助大黄速下；外加桃仁、枳实以助其活血化瘀，理气导滞之功。本方妙在寒热并用，攻补兼施，故药证相符，效如桴鼓，仅1剂而解。

2. 右下腹痛（阑尾炎术后肠粘连）

孙某，女，35岁，店员，住桓仁县天泰家园，于2011年1月22日就诊。

主诉及病史：右下腹闷胀痛4个月。2010年8月份曾因急性阑尾炎在某医院手术，术后恢复良好。约1个月后出现右下腹闷胀、隐痛，去医院复查：轻度肠粘连。遂滴注抗生素1周，并口服抗生素治疗，一直不愈，且日渐加重，大便黏滞不畅，3～4天1行。即求治于中医。末次月经1月13日。

查：舌质红，苔白腻，脉弦滑。右下腹压之隐痛，叩之有胀感。

诊断：右下腹痛（西医诊断：阑尾炎术后肠粘连）。

辨证：术后络伤，肠道湿热气滞。

治则：清热导滞。

方药：枳实导滞汤加减：枳实15g，大黄15g（后下），黄芩12g，黄连7.5g，神曲15g，莪术15g，茯苓15g，泽泻15g，香附15g，青皮12g，槟榔15g，丹皮15g，败酱草20g。6剂，水煎服，日服2次。

2月9日二诊：右下腹痛胀明显好转，大便较畅，2天1行。继守原方6剂，服法同前。

2月19日三诊：右下腹已无明显痛胀，大便1日1行，仍有黏滞感。继守原方再进6剂以求痊愈，服法同前。药尽未再来诊。

3. 腹痛（胃肠功能紊乱）

杨某，男，50岁，农民，住桓仁县上古城子，于2012年

3月5日初诊。

主诉及病史：胃胀恶心、呃逆、脐腹痛硬，咕噜作响，大便稀溏，并伴夜间腰以下盗汗，腿足冷凉。曾服用泻痢停、氟哌酸无效，近半个月来睡眠不佳，遂来求中医治疗。

查：舌质淡白，脉弦弱。

诊断：腹痛（西医诊断：胃肠功能紊乱）。

辨证：脾肾阳虚，寒湿不化。

治则：温脾肾，助阳化湿。

方药：附子理中汤加减：炙甘草5g，党参15g，白术15g，炮姜5g，制附子7.5g，半夏15g，陈皮15g，砂仁10g，茯苓15g。6剂，水煎服，日服2次。嘱：忌食生冷油腻。

3月13日二诊：自述药后胃胀、恶心、腹痛、肠鸣已去半，盗汗、腿冷亦减，睡眠安宁。继守原方6剂，服法同前。

3月23日三诊：胃脘时有不适，脐腹不痛，但时有肠鸣，便微溏，盗汗已止，但仍有足冷感。再予原方6剂巩固。

（二十三）便秘

1. 大便秘结（习惯性便秘）

王某，女，41岁，职员，住桓仁县铅矿，2011年3月30日就诊。

主诉及病史：便秘3～4年。多年来一直便秘，5～7日1行，便形如球状，腹胀、少纳，伴有痔疮。长期服用麻仁润肠丸、大黄清胃丸、芦荟胶囊等药略见缓解，达3～4日1行，便形干结如球。遂来求治。

查：舌质偏红，苔白黄微腻，脉弦缓。

诊断：大便秘结（西医诊断：习惯性便秘）。

辨证：湿热蕴结大肠。

治则：泻热导滞通便。

方药：枳实导滞汤化裁加减：枳实15g，大黄15g（后下），黄芩 12g，黄连 5g，神曲 15g，茯苓 15g，莪术 15g，泽泻 15g，槟榔 15g，青皮 12g，陈皮 12g，芒硝 7.5g（分 3 次冲服），香附 15g。7 剂，水煎服，日服 2 次。

4 月 12 日二诊：药后大便 2~3 日 1 行，如球形，腹胀消除。守原方继服 7 剂，服法同前。

4 月 23 日三诊：大便 1~2 日 1 行，大便干。继守原方再进 7 剂，服法同前。嘱：忌食辣、酸、黏类食物，多食蔬菜，加强活动锻炼。药尽未再来诊。

2. 大便难

袁某，女，69 岁，住桓仁县铅矿，2012 年 3 月 27 日就诊。

主诉及病史：小腹憋胀不适，排便困难，7~9 日 1 行，便溏滞下，肛门坠胀，饮食不下，已半年。在县医院做腹部 B 超示：肠中大量积气。曾自服大黄清胃丸数日，罔效，遂来求中医治疗。

查：舌质淡，尖红，苔黄根微腻，脉弦缓无力。

诊断：大便难。

辨证：气虚下陷，肠道湿热气滞。

治则：益气升提，清热导滞。

方药：补中益气汤合枳实导滞汤化裁：黄芪 25g，党参 15g，苍术 15g，当归 15g，升麻 7.5g，枳实 15g，大黄 12g（后下），黄芩 12g，黄连 6g，神曲 15g，茯苓 15g，泽泻 15g。7 剂，水煎服，日服 2 次。

4 月 8 日二诊：药尽。大便仍虚坐努责不下，已 1 周未便，唯感食欲增加，余症同前。查：苔黄转白，脉弦缓。病久必有瘀滞，调整方药如下：黄芪 25g，党参 15g，白术 15g，青皮 12g，陈皮 12g，枳实 15g，黄连 6g，川军 12g（后下），三棱 10g，莪术 15g，香附 15g，槟榔 15g，肉苁蓉 15g，甘草 5g。

7剂，服法同前。

4月20日三诊：排便改善，3日1行，小腹胀及肛门坠胀减轻，食量大增。查：舌淡红，苔薄白干，脉弦缓。守二诊方去香附，加火麻仁15g。7剂。

5月17日四诊：已自动停药半个月，大便较畅，2日1行，条形细便，小腹胀不适及肛门下坠感基本消失，饮食正常。查：舌质淡红，苔薄白润，脉弦缓。再予三诊方7剂巩固。

按：老年气虚，脾运无力，日久肠道蕴热积滞不通。治以益气升提，清热导滞。方中党参、白术、黄芪、当归、甘草、升麻益气补脾升提；枳实、大黄、黄芩、黄连、神曲、茯苓、泽泻清热导滞。二诊时纳食增加，排便仍虚坐努责不下。考虑日久肠道湿热积滞，必有瘀滞，且肾主二便，亦关乎肾虚不足，故调整方药去苍术、黄芩、神曲、茯苓、泽泻，加青皮、陈皮、槟榔、三棱、莪术、香附、甘草、肉苁蓉理气化瘀，导滞通便。药进28剂，诸症得除。

3. 便秘（直肠癌术后便秘）

王某，女，67岁，农民，住桓仁县五里甸老黑山，2011年1月28日就诊。

主诉及病史：大便干结，1周1行。做直肠癌手术后3年，大便一直不畅，日渐加重。近半年来大便干结如球状，1周1行，伴面部红热，时气短乏力。

查：形体稍瘦，面红，舌质瘦红，苔薄白微干，脉弦。

诊断：便秘（西医诊断：直肠癌术后便秘）。

辨证：气阴虚内热，肠道湿热。

治则：益气养阴，泻热通便。

方药：黄芪30g，当归15g，神曲15g，莱菔子15g，槟榔15g，杏仁15g，柏子仁15g，火麻仁20g，玄参20g，莪术

15g，大黄 15g（后下），芒硝 7.5g（分 3 次冲服）。10 剂，水煎服，日服 2 次。

3 月 25 日二诊：药后排便改善，3～5 日 1 行，仍干便，面红热好转。继守原方再进 10 剂，服法同前。药尽未再来诊。

（二十四）胁胀痛

1. 右胁干闷

许某，男，38 岁，县屠宰场工人，1966 年 7 月 16 日就诊。

主诉及病史：4 日前腹痛，因考虑与饮食有关，遂控制饮食，未予服药，腹痛亦明显好转。但出现右胁干闷，口干渴，当即饮凉开水约 500mL，后来仍右胁干闷，口干不欲饮，饮食无味，心中甚为惶恐，遂求中医治疗。

诊断：右胁干闷。

病证分析：右胁属肝经之分野，干闷乃肝阴不足。当肝有病，"知肝传脾"，脾运功能亦减，津液输布不利，即可导致胁闷干，纳食不佳。吾予以"大山楂丸"醒脾敛肝，仅服 10 丸告愈。

2. 右胁胀

王某，女，63 岁，农民，住桓仁县通天村，2012 年 3 月 28 日就诊。

主诉及病史：因家事操劳，20 多日来胃脘嘈杂，右胁胀，口苦，少寐多梦，潮热汗出，大便干，并伴有头晕耳鸣。自服龙胆泻肝丸 10 余日，未见明显效果，遂求中医治疗。

查：舌质稍红，苔薄黄干，脉弦微滑。血压 180/100mmHg。

诊断：右胁胀。

辨证：五志过极，邪郁少阳，阳气上越。

治则：清胆和胃，潜阳安神。

方药：柴胡 12g，黄芩 15g，连翘 15g，青蒿 15g，茯苓 15g，甘草 5g，陈皮 15g，神曲 15g，酸枣仁 25g，珍珠母 30g（先煎），泽泻 15g。6 剂，水煎服，日服 2 次。

4 月 10 日二诊：药尽。嘈杂胁胀、口苦好转，睡眠安宁，潮热汗出已失。血压 130/80mmHg。苔薄黄转润，脉弦。改方如下：柴胡 10g，黄芩 12g，连翘 15g，青蒿 15g，茯苓 15g，甘草 5g，陈皮 15g，神曲 15g，酸枣仁 20g，川芎 10g，菊花 12g，党参 15g。6 剂，水煎服，服法如前，予以巩固。

按：五志过极，邪郁少阳化热伤阴，阳气上越，故头晕耳鸣、右胁胀、口苦、胃嘈杂；少寐多梦、潮热汗出、大便干，胆经热也。服用龙胆泻肝丸虽能直折肝胆之热，但不能解少阳之郁热。方中柴胡、黄芩、连翘、青蒿清胆之热，和解少阳；茯苓、甘草、陈皮、神曲和胃；酸枣仁养肝阴安神；珍珠母潜阳安神，收敛浮越之阳；泽泻养阴清热利水，导热下行。药症相应，故获良效。二诊时诸症缓解，血压正常，去珍珠母、泽泻，加党参、川芎、菊花，6 剂予以巩固。

3. 胁胀（胆囊炎）

黄某，男，48 岁，某单位职工，住桓仁县清华苑，2012 年 4 月 21 日就诊。

主诉及病史：右脘胁胀满，嗳气，口臭，尤以餐后加重，大便不调已 2 个月。既往有慢性胆囊炎史 2 年。

查：舌质偏红，苔白微黄腻，脉弦。

诊断：胁胀（西医诊断：胆囊炎）。

辨证：胆胃湿热气滞。

治则：疏肝利胆，和胃导滞。

方药：柴胡 12g，黄芩 12g，黄连 6g，金钱草 20g，木香 6g，槟榔 15g，半夏 15g，青皮 12g，陈皮 12g，佛手 10g，鸡内金 12g，神曲 15g。10 剂，水煎服，日服 2 次。嘱：忌食油腻、饮酒，节制饮食。

5 月 3 日二诊：药尽。右脘胁胀已减多半，嗳气口臭已失，甚喜。效不更方，再予原方 6 剂以求全功。

按：胆为肝之腑，肝郁化热，胆失疏泄，不能助胃消谷，气机阻滞，故右胁及脘胀；气机阻滞，浊气不降，故嗳气口臭；既往有慢性胆囊炎病史，此又一佐证也。故立疏肝利胆、和胃导滞之法而获效。

4. 胁痛（脂肪肝、高酶症）

何某，男，20 岁，学生，住桓仁县参茸厂，于 2011 年 3 月 23 日就诊。

主诉及病史：恶心、厌油、多痰、右胁痛两个月余。因学习紧张，饮食不节，逐渐开始恶心，多痰，厌油腻，少纳，右胁下痛，胃脘胀，自服健胃药无明显效果，且日渐加重。近日在某医院 B 超检查：脂肪肝；肝功化验：谷丙转氨酶 196 单位。二便尚可。

查：白睛及皮肤无黄染，舌质淡红，苔白厚腻，脉弦缓。按诊：肝脾未触及。

诊断：胁痛（西医诊断：脂肪肝，高酶症）。

辨证：肝郁脾虚，聚湿生痰。

治则：疏肝健脾，清热化浊。

方药：六君子汤合小柴胡汤加减：党参 15g，白术 15g，茯苓 15g，甘草 6g，半夏 20g，陈皮 15g，柴胡 12g，黄芩 12g，香附 15g，青皮 12g，白花蛇舌草 30g，鸡内金 12g，神曲 15g。12 剂，水煎服，日服 2 次。

4 月 11 日二诊：药后恶心、多痰、厌油明显好转，饮食量增，右胁下痛亦减。查：舌质淡红，苔白微腻，脉弦缓。继守原方 12 剂，服法同前。

4 月 30 日三诊：恶心、多痰、厌油症状消失，饮食正常。

仍有右胁下隐痛感。昨日肝功化验：谷丙转氨酶48单位，未做B超检查。查：舌质淡红，苔白润，脉弦。继守原方再进6剂，以资巩固。嘱：注意饮食，勿过劳。药尽未再来诊。

5. 胁痛（胆囊炎、胆结石、肝内胆管结石）

刘某，女，52岁，家庭妇女，住桓仁县丽水小区，2011年7月4日就诊。

主诉及病史：胆囊炎、胆结石月余。阵发性胃痛，右胁痛彻背，呕吐苦水，大便滞下不畅。到某医院B超检查：胆囊炎，胆囊多发泥沙样结石，最大约0.3cm×0.3cm，肝内胆管结石。滴注抗生素半月，并服用鸡骨草丸、消炎利胆片等成药，仍无明显效果，遂求中医治疗。

查：舌质红，苔白黄腻，脉弦滑。

诊断：胁痛（西医诊断：胆囊炎、胆结石、肝内胆管结石）。

辨证：肝胆湿热蕴结，气机阻滞。

治则：清热利胆排石。

方药：金钱草30g，柴胡12g，黄芩12g，栀子12g，大黄12g，鸡内金15g，香附15g，青皮15g，槟榔15g，莱菔子15g，炒王不留行15g，半夏15g，神曲15g。7剂，水煎服，日服3次。

7月12日二诊：药后疼痛次数减少，疼痛明显减轻。有口苦恶心感，但未呕吐，大便略溏。查：舌质尖红，苔白黄润，脉弦滑。继守原方7剂，服法同前。

7月20日三诊：胃及右胁背未再阵发性疼痛已2日，但仍有口苦、胃嘈杂感，右胁不适。今天做B超检查：胆囊大小正常，仍有数个小结石，最大约0.1cm，肝内胆管结石。效不更方，继守原方7剂，服法同前。

按：湿热蕴结，结石乃成。方中金钱草、柴胡、黄芩、栀子、大黄为清热利胆而设；大黄、香附、青皮、槟榔、神曲、莱菔子、半夏理气导滞，荡涤腑浊；金钱草、鸡内金、王不留行为排石溶石、化瘀之主药，必不可少也。药尽未再来诊。

6. 左胁痛胀（胰腺炎）

雷某，女，67岁，农民，住桓仁县向阳乡，2012年5月20日就诊。

主诉及病史：慢性胰腺炎急性发作，住院治疗半个月病情缓解，但仍左胁腹部痛胀，恶心，大便溏，今欲出院，遂来求中医治疗。既往有慢性胰腺炎病史3年。

查：舌质淡红，苔白微腻，脉弦。

诊断：左胁痛胀（西医诊断：胰腺炎）。

辨证：肝脾湿热，气机阻滞。

治则：疏肝和胃，清热导滞。

方药：柴胡15g，黄芩15g，白芍15g，香附15g，青皮15g，川楝子15g，黄连6g，木香6g，半夏15g，神曲15g，白花蛇舌草30g，延胡索15g。10剂，水煎服，日服2次。嘱：节制饮食，勿过劳。

6月8日二诊：药尽。左胁腹部痛胀、恶心、便溏均大见好转。继守原方10剂，服法同前。药尽未再复诊。

按：中医古代文献无"胰腺炎"病名，多根据病状和部位，归属"左胁痛""胁胀"范畴，属肝脾湿热，气机阻滞为患。多因暴饮暴食、过劳、肝失疏泄，湿热蕴结于左胁腹部所致。

7. 脘胁胀满（乙型肝炎）

隋某，女，62岁，农民，住桓仁县沙尖子镇，2011年3月24日就诊。

主诉及病史：慢性肝炎，近来加重。查出乙型肝炎（大三阳）3年，去年9月因脾大做摘除手术。近来因脘胁胀、口苦恶心、纳少、乏力到某医院做血肝功化验：谷丙转氨酶106单位、谷草转氨酶117单位、总胆红素33单位。平时伴有头晕，血压忽高忽低，遂来求治。

查：双目白睛微黄，皮肤无明显黄染。舌质尖红，苔白黄腻，脉弦滑。

诊断：脘胁胀满（西医诊断：乙型肝炎）。

辨证：肝脾湿热毒蕴。

治则：清热化湿，退黄解毒。

方药：柴胡12g，黄芩12g，栀子12g，连翘15g，陈皮12g，青皮12g，半夏15g，白豆蔻12g，鸡内金12g，神曲15g，白芍15g，丹参20g，白花蛇舌草30g，甘草6g，茵陈蒿30g。10剂，水煎服，日服2次。

4月25日二诊：药已服完半个月，脘胁胀满已除，无口苦恶心，饮食量增。今天到医院做肝功检查，各项指标均已正常。惟感头昏目花，右侧上、下肢有麻感。查：舌质尖红，苔白微腻，脉弦滑，血压160/90mmHg。证属肝阳上逆也。调整方药如下：代赭石50g，龙胆草15g，黄芩12g，栀子12g，半夏15g，白豆蔻10g，丹参20g，白花蛇舌草30g，白芍15g，菊花15g，蒺藜15g，牛膝15g，泽泻15g，黄柏12g。10剂，水煎服，日服2次。药尽未再来诊。

8. 乙型肝炎

孙某，女，25岁，未婚，农民，住桓仁县普乐堡乡，于2011年10月26日就诊。

主诉及病史：昨天陪母亲来县某医院复查肝功（既往有肝病史），随同一起做肝功化验，结果：乙肝表面抗原（＋）、谷丙转氨酶381单位、谷草转氨酶216单位，余正常。但本人无任何不适症状，遂来求治。末次月经10月6日来潮。

查：舌质偏红，苔薄白兼黄，脉弦。

诊断：乙型肝炎。

辨证：肝脾湿热蕴毒。

治则：疏肝和胃，清热化浊。

方药：柴胡 12g，黄芩 15g，连翘 15g，青皮 12g，陈皮 12g，半夏 15g，白豆蔻 10g，香附 15g，槟榔 15g，茯苓 15g，丹参 20g，白花蛇舌草 30g，甘草 5g。10 剂，水煎服，日服 1 剂。

11 月 3 日二诊：再取原方药 10 剂，服法同前。

11 月 26 日三诊：今日肝功化验：谷丙转氨酶 58 单位、谷草转氨酶 76 单位、乙肝表面抗原（＋）。继守原方续服 7 剂，改日服 2 次。药尽未再来诊。

9. 胁胀（慢性乙型肝炎、脾大）

王某，男，43 岁，干部，住桓仁县，2011 年 10 月 28 日就诊。

主诉及病史：慢性肝病 6 年，近半月加重。既往患乙型肝炎，做两对半生化检查为乙肝大三阳。近半月来因劳累、饮食不节胃脘及右胁胀，恶心厌食，疲劳无力，遂到某医院检查。肝功：谷丙转氨酶 246.6，谷草转氨酶 135.5，总胆红素 24.4；B 超诊断：慢性肝病，脾大。

查：白睛及面部黄染不明显，右颈部有两处蜘蛛痣。舌质暗红，舌苔白腻，脉弦滑。

诊断：胁胀（西医诊断：慢性乙型肝炎、脾大）。

辨证：肝脾湿热毒瘀。

治则：清热化湿，疏肝排毒。

方药：柴胡 15g，黄芩 15g，连翘 15g，茵陈 20g，半夏 15g，白豆蔻 10g，香附 15g，青皮 12g，陈皮 12g，白花蛇舌草 30g，槟榔 15g，丹参 20g，佛手 10g，白术 15g，甘草 5g。10 剂，水煎服，日服 1 剂。

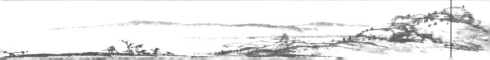

11月7日二诊：药后脘胀、恶心、厌食、乏力明显改善。今天肝功化验：谷丙转氨酶降至214.1；谷草转氨酶降至83.6；总胆红素降至16.1，已正常。因公务外出，带原方药30剂，服法同前。

12月10日三诊：脘胁胀消失，纳食量增，无疲劳感。肝功能化验检查：谷丙转氨酶57.6，余均正常，未做乙肝两对半生化。未做B超复查肝脾。要求再服原方药30剂，日服2次。嘱节制饮食，勿过劳。

2012年4月2日四诊：今日到县医院复查肝功，谷丙转氨酶、谷草转氨酶均已正常。总胆红素22.17、间接胆红素19.7。彩超：慢性肝病、脾已不大。自觉脘胁已不胀，纳食量大增，体力已增。查：舌淡红，苔薄白微腻，脉弦。再予原方10剂，服法同前。

按：肝为罢极之本，脾主湿，主倦。该患素有乙型病毒肝炎史，加之过劳，饮食不节，饮酒，伤肝犯脾，湿热蕴阻中焦，导致脘胁胀满，恶心少纳，口苦，劳倦乏力。肝功检查异常，彩超示脾大。治以疏肝清热，健脾化湿，利胆解毒之法。方中柴胡、黄芩、香附、青皮、连翘疏肝清热；白术、陈皮、半夏、豆蔻、槟榔、佛手健脾和胃，化湿清浊；以茵陈、白花蛇舌草、甘草利胆解毒；佐以丹参化瘀。连服40剂，自觉症状消失，肝功化验指标正常，彩超示脾已不大。

10. 慢性肝病

周某，男，26岁，农民，住桓仁县向阳乡，2012年5月17日就诊。

主诉及病史：患乙型肝炎大三阳4年。平时嗜酒，近3个月来脘腹胀，右胁时有闷痛，少纳，大便溏，滞下不爽。今日在县医院做B超检查示：慢性肝病（肝内回声粗糙，静脉显示迂曲）、肝右叶囊肿2.1cm×1.2cm；胆囊壁见约0.5cm的中等回声凸起不移动。因家境原因未能住院，来求中医治疗。

查：面色略晦暗，舌质淡红，舌两边苔薄黄腻，脉弦。

诊断：慢性肝病。

辨证：脾虚挟湿，肝失疏泄，湿热瘀浊停聚。

治则：健脾化湿，疏肝清热，化浊散瘀。

方药：六君子汤合柴胡疏肝散加减：白术15g，茯苓15g，陈皮12g，半夏15g，青皮12g，白豆蔻10g，鸡内金12g，神曲15g，柴胡12g，黄芩15g，香附15g，生薏苡仁30g，丹参20g，白花蛇舌草30g。20剂，水煎服，日服2次。嘱：忌酒，节制饮食。

6月18日二诊：脘腹胀及右胁隐痛减轻，纳增。今在县医院做B超复查：慢性肝病（肝内回声粗糙，静脉显示迂曲）、肝右叶囊肿变小、胆囊壁原凸起回声消失。查：舌质红，苔薄白腻，脉弦。继守原方20剂，服法同前。

7月18日、9月4日又两次取原方药40剂。

10月12日复诊：脘腹及右胁已基本不胀，纳食量增，未再做彩超及血肝功复查。因经济原因改服保肝丸调理（由党参、白术、鸡内金、柴胡、黄芩、丹参、鳖甲、茯苓、白花蛇舌草、甘草组成）。

11. 胁胀、腰痛合病（病毒性肝炎、肾小球肾炎）

姜某，男，工人，40岁，住桓仁县新屯，2012年11月17日就诊。

主诉及病史：劳倦厌食，右脘胁闷胀，腰酸痛，大便溏，两个月余。今去县医院检查，彩超：脂肪肝；肝功：谷丙转氨酶197.1单位、谷草转氨酶88.5单位、谷氨酰胺转移酶359；尿化验：蛋白+++、隐血++。诊断：①病毒性肝炎；②肾小球肾炎。本人拒绝住院，遂来求中医治疗。

查：舌质红，苔白腻干，脉缓。

诊断：胁胀、腰痛合病（西医诊断：病毒性肝炎、肾小球肾炎）。

辨证：肝脾肾湿热蕴结。

治则：疏肝健脾，清热解毒。

方药：柴胡 12g，黄芩 15g，半夏 15g，陈皮 15g，白豆蔻 10g，槟榔 15g，香附 15g，白芍 15g，茯苓 15g，白术 15g，白花蛇舌草 30g，鸡内金 12g，黄柏 12g，蒲公英 20g，小蓟 20g，黄芪 30g，10 剂，水煎服，日服 2 次。

12 月 6 日二诊：药尽，今日肝功化验：谷丙转氨酶 29.4、谷草转氨酶 21、谷氨酰胺转移酶 141.8；尿化验：尿蛋白 +++、隐血 ++。自诉药后劳倦好转，纳食量增，右脘胁闷胀消失，但仍腰酸痛。查：舌淡红，苔白，脉缓。肝脾湿热已减，改用益肾清热之法，方药如下：生地黄 15g，山药 15g，山萸肉 10g，茯苓 15g，牡丹皮 15g，泽泻 15g，蒲公英 20g，黄柏 12g，小蓟 20g，白茅根 30g，白术 15g，陈皮 15g，车前子 15g，牛膝 15g，10 剂，服法同前。

12 月 23 日三诊：药尽，纳食尚好，仍感腰酸。今日尿化验：蛋白 +、隐血（ + - ）。继守二诊方再服 10 剂。药尽未再来诊。

12. 胁腹抽筋、疝痛（肝多发囊肿、右睾丸积液）

王某，男，50 岁，工人，2012 年 4 月 25 日初诊。

主诉及病史：两胁腹部及双腿阵发性抽筋，一日 2 ~ 3 次，夜间尤重。发作时身体弯曲，不敢活动，时持续 3 ~ 5 分钟，已 3 年多。一直认为缺钙，长年服用钙片无效。近 1 年多又出现右睾丸疼痛，在县医院做彩超检查：肝多发囊肿、右睾积液。服消炎药效果不佳，遂来求中医治疗。

查：舌质红，苔白，脉弦。

诊断：胁腹抽筋、疝痛（西医诊断：肝多发囊肿、右睾丸积液）。

辨证：肝郁气滞痰瘀，血不荣筋，筋脉拘急。

治则：疏肝理气，柔筋缓急。

方药：逍遥散合橘核丸方加减：当归 15g，白芍 20g，柴胡 12g，茯苓 15g，白术 15g，甘草 6g，川楝子 15g，橘核 15g，荔枝核 15g，桂枝 10g，厚朴 12g，海藻 15g，昆布 15g，延胡索 15g，香附 15g，青皮 12g，木瓜 20g，牛膝 15g，白花蛇舌草 25g。6 剂，水煎服，日服 2 次。

5 月 4 日二诊：药尽。两胁、腹部及双腿抽筋明显缓解，日发作 1~2 次，持续时间缩短至 2~3 分钟即止，右睾丸疼痛亦明显减轻。药已中病，继守原方服 6 剂。

5 月 13 日三诊：双胁、腹部抽筋症状消失，双腿夜间偶有抽筋，右睾丸时感隐痛。再予原方 6 剂予以巩固。

按：肝主筋，藏血。肝经循两胁，经少腹环阴器。肝郁气滞，血不荣筋，筋脉拘急，两胁、腹部及双腿抽筋，疝痛，皆肝经为病也。故立疏肝理气、柔筋缓急之法。当归、白芍、甘草养血缓急；茯苓、白术健脾化湿；柴胡、川楝子入肝经，疏肝之滞；橘核、荔枝核入肝经疗疝；海藻、昆布消痰散结；延胡索入肝经化瘀止痛；厚朴、桂枝理气通阳；香附、青皮助柴胡、川楝子疏肝理气；木瓜味酸入肝脾经，助茯苓、白术健脾化湿，助白芍缓急柔筋；怀牛膝入肝肾，强筋，且引诸药下行；白花蛇舌草入肝经，能清郁热。虽药味众多，但各有专意，故获效甚捷。

（二十五）黄疸

1. 黄疸（慢性肝病）

林某，男，44 岁，农民，住桓仁县大川村，2012 年 7 月 15 日就诊。

主诉及病史：既往查出慢性肝病 3 年。近 1 个月余，双目黄染，脘胀，右胁隐痛，恶心呕吐，大便稀溏，并伴困倦乏力，身痛。去通化 206 医院检查，肝功：谷丙转氨酶 316 单位、总胆红素 42 单位；彩超：肝大、脾大、慢性肝病。遂返乡求中医治疗。既往有嗜酒史。

查：面色晦暗不泽，双目白睛黄如橘。舌质淡红，苔白干，脉沉弦。

诊断：黄疸（西医诊断：慢性肝病）。

辨证：肝郁脾虚，湿热蕴聚。

治则：疏肝利胆，清热退黄。

方药：茵陈 30g，连翘 15g，栀子 12g，柴胡 15g，黄芩 15g，香附 15g，青皮 12g，陈皮 12g，半夏 15g，白豆蔻 12g，鸡内金 12g，神曲 15g，白扁豆 15g，车前子 15g。7 剂，水煎服，日服 2 次。

7 月 25 日二诊：目黄基本消退，脘胀、恶心呕吐缓解，纳食量增，劳倦、身痛亦减轻。继守原方 7 剂。

8 月 21 日三诊：目黄消退，劳倦、身痛好转，仍感脘胀，右胁闷，恶心。继守原方加丹参 15g，白花蛇舌草 30g，7 剂。

9 月 7 日四诊：诸症均大见好转。今日在县医院化验：谷丙转氨酶 84 单位、总胆红素 21 单位。因经济原因改服"保肝丸"1 个月。药尽未再来诊。

2. 黄疸、胁胀（慢性乙型肝炎）

李某，女，59 岁，农民，住桓仁县大甸子村，2011 年 2 月 23 日就诊。

主诉及病史：化验肝功能异常。患有乙肝 10 余年，近 1 个月来脘胁胀满，恶心，食欲减退，伴有腹痛，肠鸣，大便稀溏，困倦乏力，并发现眼睛发黄，尿黄。急住某医院化验肝功：谷丙转氨酶 152.6 单位、谷草转氨酶 178.2 单位、总胆红素 42.4 单位。现急来求治。

查：面色晦暗不泽，白睛淡黄，舌淡红，苔白微腻，脉弦缓。

诊断：黄疸、胁胀（西医诊断：慢性乙型肝炎）。

辨证：肝郁犯脾，湿热蕴结。

治则：疏肝健脾，清热退黄。

方药：柴胡 12g，黄芩 12g，连翘 15g，茵陈 20g，黄连 7.5g，白芍 20g，半夏 15g，白豆蔻 10g，鸡内金 12g，白术 15g，青皮 12g，陈皮 12g，白扁豆 15g，败酱草 20g，鱼腥草 20g，仙鹤草 15g，焦三仙各 10g。7 剂，水煎服，日服 2 次。

3 月 15 日二诊：药尽。脘胁胀满、恶心、腹痛肠鸣、便溏均好转，纳增。继守原方 7 剂，水煎服，日服 2 次。

3 月 28 日三诊：脘胁微胀，时腹痛，肠鸣，大便微溏。今日肝功检查：谷丙转氨酶 56.4 单位、谷草转氨酶 90.6 单位、总胆红素 21.4 单位。查：目黄不显，舌淡红，苔白，脉弦。守原方续服 10 剂。嘱：药尽后需常服护肝片 3 个月，节制饮食，勿过劳。

3. 急黄（急性黄疸型传染性肝炎）

（1）刘某，男，13 岁，学生，就读于桓仁县拉古甲小学，于 1988 年 5 月 12 日就诊。

主诉及病史：发病之初发热恶寒，恶心厌油，困倦乏力，已 5 天。家长以为感冒，曾给口服解热止痛片不见缓解。放学回家喜卧不欲动，恶心呕吐，腹胀，双眼及皮肤色黄，遂急来检查治疗。

查：精神不振，眼巩膜色黄如橘，皮肤淡黄，舌苔白黄腻，脉弦数。按诊：脘胀，肝胁下 1.5cm，剑突下 2cm，有触痛；脾于左胁下 1cm。肝功检查：谷丙转氨酶 80 单位（正常值 40 单位），黄疸指数 32 单位，麝浊 16 单位。

诊断：急黄（西医诊断：急性黄疸型传染性肝炎）。

辨证：外感时疫，肝脾湿热熏蒸，胆汁外泄。

治则：清热化湿，利胆和胃。

方药：茵陈柴胡汤：茵陈30g，连翘10g，栀子10g，柴胡12g，黄芩12g，半夏12g，甘草5g，白豆蔻10g，苍术10g，厚朴10g，槟榔10g，陈皮10g，香附10g。6剂，水煎服，日服1剂。

5月18日二诊：精神转佳，恶心呕吐已止，饮食量增，黄染明显消退。再予原方连服12剂。

5月30日三诊：精神状态如往，饮食正常，黄疸消失，肝脾未触及，肝功化验均正常值，已恢复上课。

（2）张某，女，10岁，就读于二户来镇拉古甲小学，1988年5月18日就诊。

家长代诉：近1个月来精神委顿，乏力，食欲不振，常恶心，脘胀，右胁痛闷，头晕，尿赤。

查：巩膜黄染（＋），肝脾未触及，舌淡红，苔白微腻，脉弦。肝功检查：黄疸指数23单位，麝絮＋＋＋，谷丙转氨酶186单位。

诊断：急黄（西医诊断：急性黄疸型传染性肝炎）。

辨证：外感时疫，肝脾湿热熏蒸。

治则：清热化湿，利胆和胃。

方药：茵陈柴胡汤，日服1剂。连服20剂，临床症状消失，肝功化验各项指标正常。

按：1988年5～6月间，正值余在地区医院蹲点，该地区拉古甲村小学甲型肝炎流行，学生年龄多在7～13岁，每天新发病就诊者多在3～4名。后上报县防疫部门进行流行病学调查，初步认定为学校水源污染导致病毒性传染性肝炎流行。余接诊学生52名，成人患者7名，均服药15～20剂治愈，效果满意。茵陈柴胡汤系茵陈蒿汤、小柴胡汤、平胃散三方之意化栽加减而来，临证根据患者年龄、体质、病情，剂量随之加减。

（二十六）鼓胀

1. 鼓胀（肝硬化腹水）

钟某，男，66岁，农民，住桓仁县四河乡，于2010年8月17日初诊。

主诉及病史：肝硬化腹水。既往有乙型肝炎史，并伴有慢性胆囊炎、胃炎史。近3个月来胃脘胀满，堵闷，口干苦，两胁胀，腹胀大，饮食不下。在家自服健胃药和消炎利胆片治疗未见效果，且日渐加重，遂来县某医院检查。B超示：慢性肝病、早期肝硬化、腹水深约4cm、慢性胆囊炎。因经济原因，拒绝住院治疗，遂来求中医治疗。

查：面色晦暗，舌质尖红，苔白腻微黄，脉弦缓。

诊断：鼓胀（西医诊断：肝硬化腹水）。

辨证：肝郁脾虚，湿热中阻。

治则：疏肝健脾，清热化湿，除胀行水。

方药：柴胡12g，黄芩15g，半夏15g，陈皮15g，青皮12g，白豆蔻12g，鸡内金12g，神曲15g，苍术15g，厚朴12g，大腹皮15g，茯苓15g，炒水红花子15g，泽泻15g。水煎服，日服2次。嘱：节制饮食，勿过劳。

9月6日二诊：上方连服14剂。脘胁胀满、口苦好转，腹胀亦减，纳食量增。查：面部气色转佳，舌质尖红，苔白腻，脉弦缓。继守原方14剂，服法同前。

9月29日三诊：胃堵闷胀、口苦、腹胀消失，饮食正常，惟感右胁闷不适。今日B超复查：腹水消失、慢性肝病、早期肝硬化、慢性胆囊炎。因思该患者经济条件差，予以自拟护肝胶囊，每次3g，日服3次。药尽未再来诊。

2. 鼓胀（慢性肝病、肝硬化腹水）

娄某，男，51岁，农民，住华来镇洼子沟村，2011年10月26日初诊。

主诉及病史：劳倦乏力，脘腹胀满，饮食不下，时呃逆，口干苦，大便不调或干或溏，面色萎黄，舌淡，苔白，脉弦缓。B超显示：腹水最深74mm，实质回声粗糙，脾胰无异常。肝功：谷丙转氨酶134、谷酰转氨酶952.2。

诊断：鼓胀（西医诊断：慢性肝病、肝硬化腹水）。

辨证：肝郁脾虚挟瘀，湿浊停滞不化。

治则：疏肝健脾，化瘀行水。

方药：柴胡12g，白术15g，陈皮15g，半夏15g，白豆蔻12g，鸡内金12g，焦三仙各10g，茯苓15g，泽泻15g，猪苓15g，车前子15g，大腹皮15g，香附15g，青皮12g，黄芩15g，丹参20g，水红花子15g，制鳖甲15g（先煎）。7剂，水煎服，日服2次。

11月7日二诊：脘腹胀满明显减轻，纳增，尿量增多。B超显示：腹水深度减至30mm；肝功：谷丙转氨酶96.5、谷酰转氨酶952.2、谷草转氨酶88.3。药已奏效，继守上方再进7剂，服法同前。

11月22日三诊：病情大见好转，脘腹已不觉胀，纳食量大增，体力渐复。B超：腹水完全消失；肝功：谷丙转氨酶69.2、谷酰转氨酶452.3。继守上方去水红花子加白芍15g。7剂，服法同前。

12月21日四诊：因家境原因停药20天。纳食尚可，自感乏力，皮肤时瘙痒。B超：肝回声粗糙，肝功：未复查。方药：柴胡12g，黄芩15g，半夏15g，陈皮15g，白豆蔻12g，鸡内金12g，焦三仙各10g，白术15g，茯苓15g，泽泻15g，车前子15g，大腹皮15g，香附15g，青皮12g，白芍15g，丹

草庐医录

参 20g，制鳖甲 15g（先煎），茵陈蒿 15g，黄芪 30g。7 剂，水煎服，日 2 次口服。药尽未再来诊。

3. 鼓胀、阴黄（肝硬化腹水）

董某，男，39 岁，农民，住桓仁县暖河子村，2012 年 3 月 22 日就诊。

主诉及病史：肝硬化腹水月余。脘腹胀满，食不下，目黄，面部及下肢水肿。在县医院检查：脾大、肝硬化腹水、黄疸、酒精肝。收住院治疗 1 周，病情未见改善，因经济原因出院，求治于中医。

查：面色晦暗，白睛暗黄，面微肿，脘腹胀大，青筋显现，双腿胫、踝水肿，按之凹陷。舌质淡白，苔滑，脉沉细弦。

诊断：鼓胀、阴黄（西医诊断：肝硬化腹水）。

辨证：肝郁脾虚，湿瘀蕴聚。

治则：疏肝健脾，化瘀除湿退黄。

方药：茵陈 40g，制附子 6g，柴胡 12g，茯苓 15g，白术 15g，香附 15g，青皮 12g，陈皮 12g，大腹皮 15g，槟榔 15g，车前子 15g，泽泻 15g，鸡内金 15g，制鳖甲 15g（先煎），丹参 20g，白花蛇舌草 30g。7 剂，水煎服，日服 2 次。

4 月 1 日二诊：药后脘腹胀满减轻，浮肿略减，但有音哑、身痒感。舌脉同前。继守原方去制附子，加黄芩 12g，干姜 5g，7 剂。

4 月 14 日三诊：脘腹胀满明显消退，纳食量增，目暗黄转淡，面色转佳，面浮肿消失，腿微肿。舌淡，脉细弦。仍咽嘶音哑。继守二诊方 7 剂。

4 月 24 日四诊：脘腹微胀，纳增，目黄已退，腿肿消失，时感右胁痛，音哑。继守二诊方 7 剂。

5 月 8 日五诊：脘胁微胀，黄疸、水肿消失，饮食正常，体力渐增，仍音哑。考虑患者经济原因，改用散剂调理。嘱：切勿饮酒及过劳。药尽，该患未再复诊。

按：长期嗜酒无度，伤肝败脾。肝不能疏泄，瘀浊内停，胆汁上溢则目黄；脾虚湿浊停聚，则脘胀腹满、水肿；目暗黄、面晦暗、舌淡、苔滑、脉沉细弦，均属阳虚湿阻，气不得化。故立疏肝健脾，化瘀除湿，温阳退黄之法。方中柴胡、白术、茯苓、香附、青皮、陈皮、大腹皮疏肝健脾化湿；槟榔、鸡内金消食散结；车前子、泽泻利水消肿；制鳖甲、丹参活血化瘀；茵陈、白花蛇舌草疏肝利胆退黄；加制附子以温阳，助退黄利水之力。二诊时出现音哑、身痒，因利水除湿，阴液不能上承所致。故去附子之燥热，改用黄芩、干姜为伍，缓而图之。三四诊后，脘腹胀满、水肿、目黄均消退，纳增，但有音哑。仍宗疏肝健脾化湿、化瘀散结之法，加白芍、石斛意在柔肝养阴。

（二十七）头痛

1. 气虚头痛

张某，女，63 岁，农民，住桓仁县黑沟乡，2012 年 3 月 26 日就诊。

主诉及病史：两个月来头晕头痛，后头麻，少寐心悸，每夜仅可睡 4～5 小时，常伴胃嘈杂、脘胀。当地医院给予口服天麻头痛片、安神补脑液治疗半月未见好转，遂来求中医治疗。

查：舌淡紫嫩，脉弦无力，血压 130/80mmHg。

诊断：气虚头痛。

辨证：心脾气虚，血不荣脑。

治则：益气补脾，养血安神。

方药：养心汤化裁：甘草 5g，黄芪 30g，党参 15g，茯苓 15g，川芎 12g，当归 15g，柏子仁 15g，半夏 15g，远志 15g，酸枣仁 25g，神曲 15g，葛根 20g，蔓荆子 15g。7 剂，水煎服，日服 2 次。

4 月 5 日二诊：药后头晕痛、后头麻大见好转，睡眠安宁，脘胀亦减。再予原方 7 剂。药尽未再来诊。

2. 气虚头痛（神经性头痛）

沈某，男，57 岁，农民，住桓仁县普乐堡乡，2011 年 7 月 27 日就诊。

主诉及病史：头晕痛半年。经常头晕头痛，或左或右偏头痛，重时恶心但未吐，并总感困倦乏力、少气，睡眠多梦。

查：舌质淡红，苔薄白润，脉寸弱尺大无力，血压 130/70mmHg。

诊断：气虚头痛（西医诊断：神经性头痛）。

辨证：气虚血不荣脑。

治则：益气养血通络。

方药：益气聪明汤化裁：升麻 7.5g，葛根 30g，荆芥穗 10g，党参 15g，黄芪 30g，黄芩 12g，甘草 7.5g，半夏 15g，陈皮 12g，川芎 12g，当归 15g，远志 15g，五味子 5g，泽泻 12g。6 剂，水煎服，日服 2 次。

8 月 7 日二诊：药后，头晕头痛大为好转，疲劳困倦感明显改善，寐已安宁。药已奏效，再续服 6 剂以善后。

按：气为血之帅，血随气至，头位至高，心脾气虚，血不荣脑。方中以党参、黄芪、升麻、当归益气补血；葛根、荆芥穗、川芎通络；半夏、陈皮、甘草化痰；远志、五味子安神；黄芩、泽泻以制气之过越。

3. 头痛

李某，女，51 岁，农民，住桓仁县雅河乡，2012 年 11 月 30 日就诊。

主诉及病史：右侧偏头痛、后头痛数年，时轻时重，痛重时头晕胀及有血管跳动感，困倦乏力。常年口服止痛片。平时大便稀溏，日排便 2～3 次。

查：舌质淡红，苔白润，脉虚弦无力。

诊断：头痛。

辨证：气虚血不荣脑，外挟风邪阻络。

治则：益气疏风通络。

方药：益气聪明汤合川芎茶调散化裁：蔓荆子 15g，葛根 25g，党参 15g，黄芪 25g，川芎 15g，防风 12g，细辛 5g，白芷 12g，僵蚕 15g，甘草 5g，陈皮 12g，6 剂，水煎服，日服 2 次。

12 月 12 日二诊：药进 3 剂头痛大减，即已无须服止痛片，6 剂服尽头已不痛，但仍然大便稀溏，日排 3 次，口干。继守原方去防风、细辛，加黄连 6g，乌梅 15g，再服 6 剂，服法同前。药尽未再来诊。

按：该患素有脾虚便溏，导致化源不足，气虚血不荣脑，复感风邪，络脉不畅，致头痛缠绵不愈，西医谓之神经性头痛也。今拟益气疏风通络之法，标本兼顾，药到病除。后因大便溏薄不减，口干，故减防风、细辛之燥，加黄连、乌梅以育阴清热止泻。

4. 头痛（神经性头痛）

李某，女，53 岁，家务，住大连市，2011 年 6 月 20 日就诊。

主诉及病史：头痛数年不愈。多年来一直头痛，或后头痛，或偏头痛，或头皮麻痛，伴有心烦、口苦、睡眠不佳、大便不成形。在当地医院多次检查排除脑占位病变，诊断为神经性头痛，常年服谷维素和止痛药维持，时轻时重，甚为苦恼，今来桓探亲，经亲属推荐来诊。

查：舌质稍红，苔白，两边黄腻，脉弦，血压 130/

90mmHg。

诊断：头痛（西医诊断：神经性头痛）。

辨证：肝郁化热，血不荣脑。

治则：疏肝清热，活络祛风。

方药：逍遥散合二陈汤加减：当归 15g，白芍 15g，茯苓 15g，陈皮 12g，半夏 15g，栀子 12g，黄连 5g，夜交藤 30g，川芎 12g，葛根 20g，蔓荆子 15g，菊花 15g，白僵蚕 15g，泽泻 15g，甘草 7.5g。10 剂，水煎服，日服 2 次。

7 月 8 日二诊：药后头痛明显好转，心烦口苦亦减，寐已安宁，大便成形。患者甚喜，告知已数日不用服止痛药。查：舌质略红，苔白，脉弦，血压 130/85mmHg。因患者欲返回大连，取原方药 20 剂，服法同前。

8 月 19 日三诊：患者来电话告知，头已基本不痛，但遇劳遇怒后时有偏头痛，一直没有再服谷维素和止痛药，委托亲属按原方取药 20 剂邮寄，以图根治。

按：当归、白芍、夜交藤养肝血；陈皮、茯苓、半夏、甘草化痰；栀子、黄连清肝热；川芎、葛根、蔓荆子、菊花、白僵蚕，祛风通络止痛；泽泻滋阴利尿。诸药组方，协同收功。

5. 头顶痛（神经性头痛）

刘某，女，35 岁，农民，住桓仁县八里甸子镇，2011 年 9 月 2 日来诊。

主诉及病史：头顶昏沉痛 5 ~ 6 年。头顶部昏沉，如物压，如裹感多年，并伴有胸闷气短、困倦、四肢无力。为疗此疾近 5 年来先后去通化、本溪、沈阳多所医院就医，做脑 CT、脑血流图、血液生化检查均没能确诊，只好对症治疗观察，各所医院所开药物服用均无效果，甚为苦恼，遂求治于中医。

查：舌淡红，苔白润，脉缓，血压 124/80mmHg。

诊断：头顶痛（西医诊断：神经性头痛）。

辨证：气虚清阳不举，血不荣脑，为风湿所困。

治则：益气升阳，通络除湿。

方药：聪明益气汤化裁：蔓荆子15g，升麻7.5g，葛根20g，党参15g，黄芪30g，黄芩12g，苍术15g，茯苓15g，菖蒲12g，陈皮12g，藁本15g，泽泻12g，甘草5g。7剂，水煎服，日服2次。

9月14日二诊：患者甚为高兴，自诉多年用药从来未见此效果，头昏沉痛感已减轻，困倦四肢无力、胸闷气短已好转。效不更方，继守原方7剂，服法同前。

9月25日三诊：患者自诉头已无沉重感，惟时有头晕。胸闷气短感基本消失，体力已增，困倦已解。要求再取原方药7剂，并赞曰：中医药真奇妙，多年顽疾，耗资不可计，不料中药疗效如此之快。

6. 偏头痛（神经性头痛）

王某，女，53岁，农民，住桓仁县八里甸子镇，2011年6月21日就诊。

主诉及病史：左偏头痛约3个月。每于早晨约7～10点钟左头疼痛，头昏，咽闷，胸闷，恶心，呃逆，口微苦，血压不稳定，头痛时血压140/90mmHg，夜间少寐，时有手足夜热。当地医院给口服清火栀麦片、谷维素和止痛药，一直无明显效果，遂来诊。

查：舌质尖红，苔白，两边薄黄，脉弦微滑，血压140/90mmHg。

诊断：偏头痛（西医诊断：神经性头痛）。

辨证：胆热、痰火上浮，络脉不畅。

治则：清热化痰，息风通络。

方药：温胆汤加味：茯苓15g，半夏15g，甘草5g，竹茹15g，陈皮15g，黄芩15g，天麻10g，白僵蚕15g，菊花15g，葛根 15g，川芎 10g，白芍 15g，地骨皮 15g。10 剂，水煎服，日服 2 次。

7 月 13 日二诊：自诉近几天头痛明显好转，胸闷恶心呃逆偶有发生，夜热消失。查：舌质淡红，苔白微腻，脉弦，血压 136/85mmHg。效不更方，再服 10 剂以求全功。

按：该患左头痛乃胆热挟痰，风痰上逆，络脉不畅。以温胆汤清热化痰；以天麻、白僵蚕息风止痉；以葛根、菊花、川芎疏风通络；以白芍、地骨皮柔肝缓急敛阴。

7. 偏头痛（神经性头痛）

王某，男，46 岁，社员，住桓仁县六河公社，1977 年 8 月 30 日就诊。

主诉及病史：1 周来右侧偏头痛欲裂，无汗，右上肢有麻木感，夜不能卧，须到室外走动方觉轻松。到县医院神经科检查诊为神经性头痛、霍纳症，排除脑占位病变。治疗数日无效，转请中医诊治。

查：形瘦神疲，痛苦面容，右侧头部血管明显弩张，留有针灸、火罐、膏药治疗痕迹，眼睛微红，舌尖红，苔薄白润，脉右浮弦，左弦细。

诊断：偏头痛（西医诊断：神经性头痛）。

辨证：肝阴不足，外风引动内热，风阳上越。

治则：平肝潜阳息风。

方药：天麻 10g，钩藤 15g，磁石 20g（先煎），白芍 15g，玄参 15g，全蝎 6g，白僵蚕 15g，生地黄 20g，葛根 15g，菊花 10g，防风 12g，赤芍 15g，茵陈 15g，栀子 7.5g。4 剂，水煎服。

9 月 3 日复诊：头痛大减，夜间可睡 4～5 小时，多梦，右上肢仍有麻木感。查：右头部血管弩张消失，舌淡白微滑，脉弦细。效不更方，再予原方 4 剂。

9月8日三诊：头痛已痊，时头昏，右上肢仍有麻木感，脉弦细。拟养血安神法以善其后。处方：生地黄15g，白芍15g，赤芍15g，玄参15g，柏子仁15g，酸枣仁15g，川芎12g，地龙15g，葛根15g，菊花10g，五味子5g，6剂，水煎服。

9月18日四诊：头晕、右上肢麻木好转，右侧头部已有汗出。再予三诊方3剂巩固。

8. 头痛、失眠并病（神经性头痛）

张某，男，43岁，农民，住吉林省集安市，2011年1月19日来诊。

主诉及病史：午后头晕痛，失眠半年。每于午后头晕痛，困倦乏力，心烦口苦，夜间睡眠不佳，仅可睡4~5小时，多梦，已半年余。在当地医院给予中西药治疗无明显效果，遂来求治。

查：舌质淡红，苔白，脉虚弦。

诊断：头痛、失眠并病（西医诊断：神经性头痛）。

辨证：肝脾虚，心脑供血不足。

治则：益气安神，通络止痛。

方药：益气聪明汤加减：蔓荆子15g，升麻7.5g，葛根25g，党参15g，黄芪30g，黄芩12g，黄柏12g，川芎12g，当归15g，酸枣仁30g，远志15g，甘草6g，白僵蚕15g。7剂，水煎服，日服2次。

1月28日二诊：药后，午后头痛减轻，每夜可睡5小时以上。继守原方12剂，服法同前。

2月15日三诊：药尽。午后偶有头晕痛感，每夜可睡6小时以上，白天困倦感已除。继守原方续服12剂，以求巩固。

9. 头痛、耳鸣

姜某，女，60岁，住桓仁县永红街，于1986年7月15日初诊。

主诉及病史：头昏头痛，以左侧为甚，伴有颈项强痛，左肩麻木，手指时有抽掣颤抖，耳聋耳鸣，二便尚可，已10余日。

查：形瘦，面色晦暗，舌质暗，苔白，脉弦数无力。血压150/90mmHg。

诊断：头痛、耳鸣。

辨证：气虚血瘀，挟风上扰。

治则：益气活血化瘀为主，佐以息风。

方药：补阳还五汤化裁：黄芪40g，赤芍15g，川芎10g，桃仁12g，红花15g，当归15g，地龙15g，葛根15g，钩藤12g，天麻12g，蒺藜15g，牛膝15g。4剂，水煎服，日服2次。

7月22日二诊：药尽。头痛、肢麻已去过半，纳食量增。查：舌淡，脉细，血压145/86mmHg。继守原方再予4剂。

10. 后头项痛（颈椎病）

郑某，女，60岁，农民，住桓仁县，2011年10月13日就诊。

主诉及病史：后头项痛1个月。1个月来，每于午后和夜间后头项痛，常自服止痛类药。近日常出现左手拇、食指麻，头晕口苦，血压不稳定，忽高忽低，遂求中医诊治。未曾做西医学检查。

查：形体偏瘦，精神不振，舌质偏红，苔白干，脉弦。

诊断：后头项痛（西医诊断：颈椎病）。

辨证：气阴虚动风，血不荣脑。

治则：益气清热，祛风通络。

方药：益气聪明汤化裁：蔓荆子15g，升麻6g，葛根30g，黄芪30g，黄柏12g，黄芩12g，甘草7.5g，当归15g，川芎15g，赤芍15g，白芍15g，菊花15g，白僵蚕15g，大蜈蚣1

条，泽泻 15g。6 剂，水煎服，日服 2 次。

11 月 23 日二诊：服上药后，病情基本好转，已不服止痛药，血压平稳。因忙于农活，遂停药 1 个月，近日病情又见反复，遂急来索取原方药 6 剂，服法同前。

11. 偏头风（三叉神经痛）

刘某，女，36 岁，农民，住山东省梁山县，于 1982 年 2 月 25 日初诊。

主诉及病史：左侧头痛，头面部有虫行感，口、鼻、齿均酸痛，苦不堪言，并伴有无汗、流泪、流清涕。痛苦呻吟，夜不能寐已 1 周。此疾已有 5 年，曾在山东省医院诊断为三叉神经痛，治疗后时作时休，未能得愈。近因来辽探亲，一路劳累不得休息，旧疾复发。到某医院给予消炎药、止痛药、维生素类治疗数日不得缓解，遂来求中医治疗。

查：面色少华，左侧面部较对侧微浮，不红不热，无口眼歪斜。舌质红，舌苔薄黄腻，脉弦大。

诊断：偏头风（西医诊断：三叉神经痛）。

辨证：肝经阴虚内热，风阳窜扰于上。

治则：平肝息风，清热止痉。

方药：代赭石 30g（先煎），龙齿 20g（先煎），白芍 15g，钩藤 15g（后下），栀子 10g，黄连 6g，酒川军 6g（后下），白僵蚕 12g，大蜈蚣 2 条，薄荷 6g（后下）。3 剂，水煎 2 次，餐后服。

2 月 27 日二诊：家人来诉：服药后两个半小时疼痛即消失，现在仍然多泪，鼻流清涕，有时微咳。此阳邪已平，稍予宣肺疏表可矣。处方：桑叶 15g，杏仁 12g，甘草 5g，苏叶 10g，荆芥 6g，防风 6g，黄芩 10g，生地黄 12g，茯苓 15g。3 剂，服法同前。药尽告愈。

（二十八）眩晕、耳鸣

1. 眩晕

付某，男，40岁，农民，住桓仁县沙尖子镇，于1986年4月17日初诊。

主诉及病史：头晕眩月余。伴心悸，腰酸痛，膝软。无耳鸣、恶心。

查：舌淡紫，苔白，脉虚数无力，寸弱。

诊断：眩晕。

辨证：脾肾气阴虚，血不荣脑。

治则：益气填精补脑。

方药：黄芪25g，党参15g，当归15g，川芎12g，葛根20g，菊花12g，茯苓15g，山萸肉10g，枸杞15g，泽泻12g，牛膝15g，熟地黄15g，五味子5g，黄柏12g。水煎服，日服2次。

5月8日二诊：上药连服9剂，眩晕、心悸、腰痛均痊。近5天来右侧偏头痛，伴同侧牙痛如碎，无龋齿。证属湿热蕴结阳明，宜清热化湿之法，方选清胃散化裁：升麻7.5g，黄连7.5g，当归15g，生地黄15g，牡丹皮15g，生石膏20g，黄柏12g，茯苓15g，白僵蚕15g，菊花15g，甘草5g。4剂，水煎服。

按：素体脾肾阴虚，时值春季，阳气升发，精气不足，不能化气生血，致使心脑供血不足，故头晕眩、心悸、腰酸膝软。方中党参、黄芪、当归、川芎、五味子益气健脾，养心血；山萸肉、枸杞、熟地黄、泽泻、牛膝益肾养精；葛根、菊花清头明目；黄柏滋阴清热，以制阳光。

2. 眩晕

赵某，男，53岁，工人，住桓仁县顺城街，于2010年12月25日初诊。

主诉及病史：阵发性头晕眩两个月。近两个月来阵发性头晕眩，由每日 1 次渐至日发 3~4 次。发作时伴有心悸、腿软、尿频，常出现左手中指麻。自服维脑路通、复方丹参片月余，效果不显，遂来求中医治疗。

查：形体偏瘦，舌质淡红，苔薄白，脉弦无力。血压 130/80mmHg。

诊断：眩晕。

辨证：气虚血不荣脑。

治则：益气养血通络。

方药：黄芪 30g，党参 15g，当归 15g，川芎 15g，葛根 35g，蔓荆子 15g，升麻 6g，远志 15g，大蜈蚣 1 条，菊花 12g，黄柏 12g，牛膝 15g，甘草 6g。6 剂，水煎服，日服 2 次。

2011 年 1 月 6 日二诊：药尽。眩晕心悸、腿软、尿频均好转，日发作 1 次。继守原方 6 剂，服法同前。

1 月 16 日三诊：服药期间眩晕仅发作 1 次，未再出现左手中指麻现象。继守原方 6 剂，予以巩固。

按：本案属于气虚血不荣脑致眩。疑似西医学之颈椎病，但未能拍摄颈椎片证实。方中黄芪、党参、当归、川芎补气养血；葛根、蔓荆子、菊花、蜈蚣搜风通络明目；远志、甘草祛痰安神，疗心悸；黄柏、牛膝滋肾养阴，为尿频腿软而设；升麻升提中气；重用葛根意在解肌，改善脑供血不足。

3. 眩晕

刘某，女，59 岁，农民，住桓仁县木盂子镇，2012 年 11 月 7 日就诊。

主诉及病史：经常发作眩晕耳鸣，闭目则晕重，恶心呕吐，口苦，已 3 年。近 1 个月来发作频繁，服用"清眩丸""脑清片"不效，遂来求中医治疗。

查：舌淡红，舌两边薄白干，脉弦微滑。

诊断：眩晕。

辨证：胆热挟痰上窜致眩。

治则：清热利胆，化痰定眩。

方药：温胆汤加味：半夏20g，茯苓15g，陈皮15g，甘草5g，黄芩15g，竹茹15g，葛根15g，菊花15g，蔓荆子15g，远志15g，黄柏12g，泽泻30g，川芎10g，7剂，水煎服，日服2次。

11月26日二诊：药尽10天，眩晕未再发作，自我感觉良好，唯恐复发，今再来取药7剂巩固。

4. 眩晕（眩晕症）

李某，男，55岁，农民，住桓仁县，2011年10月1日就诊。

主诉及病史：头晕痛，恶心，2个多月。2个月来，后头晕痛，伴耳鸣、恶心、口干、口苦、困倦无力。曾在当地医院打点滴和口服清眩丸等药治疗月余无效，遂来诊。

查：舌质淡红，苔白腻，脉虚弦。血压130/75mmHg。

诊断：眩晕（西医诊断：眩晕症）。

辨证：气虚血不荣脑，肝火上浮。

治则：益气养血，疏风清热。

方药：益气聪明汤加味：蔓荆子15g，升麻7.5g，葛根30g，党参15g，黄芪30g，黄柏12g，黄芩12g，甘草5g，川芎12g，当归15g，菊花15g，陈皮15g，茯苓15g。10剂，水煎服，日服2次。

10月27日二诊：后头晕痛明显好转，口干口苦、恶心、耳鸣也减轻，体力有所恢复。查：舌质淡红，苔白，脉弦，血压136/80mmHg。继守原方10剂，服法同前。

11月19日三诊：后头已不痛，无口苦恶心及困倦乏力感，偶有头晕耳鸣。舌淡红，苔白润，脉弦，血压138/

80mmHg。继守原方去陈皮、茯苓，加蝉蜕 5g，再服 10 剂，以收全功。

按：气为血之帅，血为气之母，气虚则血虚，不能上奉养脑，则火乘虚上扬。方中黄芪、党参、当归补气补血；升麻升提气血，又能协黄芩、黄柏以清头部肝胆之火；蔓荆子、菊花、葛根疏风清热通络，尤以重用葛根清热解肌，改善颈肩头部供血最妙，余常用 15 ~ 50g，配以川芎活血通络，引药上行；陈皮、茯苓为化痰湿除恶心之用；后方加蝉蜕既可清热，且取其蝉鸣之性，为耳鸣而设。诸药配伍，以收全功。

5. 眩晕（颈椎病）

钟某，男，43 岁，农民，住桓仁县拐磨子，2011 年 1 月 11 日就诊。

主诉及病史：头晕眩，颈酸硬，肢麻 3 个多月。白天头晕目眩，颈部酸硬不适，时感恶心，夜间双上肢麻。去通化某医院检查：颈椎病。服用颈复康、万通筋骨片等药月余无效，遂求中医治疗。

查：舌质淡红，苔白，脉虚弦无力。血压：130/90mmHg。

诊断：眩晕（西医诊断：颈椎病）。

辨证：气虚挟瘀，血不荣脑。

治则：益气解肌，化瘀通络。

方药：黄芪 30g，川芎 12g，赤芍 15g，当归 15g，葛根 30g，升麻 7.5g，桑枝 20g，苍术 15g，黄芩 12g，黄柏 12g，半夏 15g，陈皮 12g，泽泻 15g，甘草 6g。7 剂，水煎服，日 2 次餐后服。

1 月 20 日二诊：药后头晕眩减轻，夜间肢麻亦好转。继守原方 7 剂，服法同前。

2 月 24 日三诊：药尽已 20 余日，头晕眩及肢麻感已去多半，偶有头晕、肢麻。复与原方药 7 剂，以求尽愈。

按：本案乃气虚致血瘀挟浊，督脉经隧不畅，血不能荣养筋脉，故用益气解肌、化瘀通络之法。

6. 眩晕、耳鸣合病（颈椎病）

石某，男，55岁，农民，住桓仁县北甸子乡，2011年3月15日就诊。

主诉及病史：眩晕。自去年秋冬以来经常阵发性头晕目眩，一日数发。发作时恶心，平时耳鸣、耳聋，大便秘结如球状，2日1行。曾去某医院检查有颈椎病，心脏未见异常。服用颈复康、清眩丸等药未见效果，近来日渐加重，遂求中医治疗。

查：舌质淡红，苔白边黄，脉弦大。血压 130/80mmHg。

诊断：眩晕、耳鸣合病（西医诊断：颈椎病）。

辨证：气虚血不荣脑。

治则：益气养血，清热通络。

方药：益气聪明汤加减：蔓荆子 15g，葛根 30g，党参 15g，黄芪 30g，黄柏 12g，黄芩 12g，甘草 6g，川芎 15g，菊花 15g，当归 15g，制首乌 15g，火麻仁 20g，泽泻 15g，半夏 15g，陈皮 12g，茯苓 15g。7剂，水煎服，日服2次。

4月22日二诊：服药后眩晕发作次数减少，耳鸣减轻，大便1日1行，仍如球状。因外出停药20余天。查：舌质淡红，苔白干，脉弦。继守原方7剂，服法同前。

5月18日三诊：诸症进一步改善，眩晕1~2日偶发1次，耳鸣、耳聋缓解，大便日行1次，便干。查：舌淡红，苔白，脉弦。守原方10剂，服法同前。

按：古云：无虚不作眩，无火不作眩，无风不作眩，无痰不作眩，无瘀不作眩。本例属气虚血不荣脑致眩，虽然有大便秘结如球，非肠道实热，乃气虚肠道运化无力之虚秘也。故不用枳实、大黄等苦寒峻下之品，而以益气养血、通络清热之法收效。

7. 眩晕（自主神经紊乱）

刘某，女，37岁，农民，桓仁县五道沟村，2011年4月22日就诊。

主诉及病史：眩晕20余天。头晕眩，困倦乏力，睡眠多梦，白天面部烘热。伴经行前乳胀，经行小腹痛，末次月经已净半月，昨天复潮，量少淋漓。

查：舌质淡红，苔两边白腻，脉弦无力。

诊断：眩晕（西医诊断：自主神经紊乱）。

辨证：心肝气阴虚，血不荣脑，阴虚内热，血海不宁。

治则：益气养阴，清热明目。

方药：党参15g，白术15g，茯苓15g，当归15g，白芍15g，川芎12g，葛根15g，菊花15g，远志15g，栀子12g，黄柏12g，青蒿15g，升麻7.5g，甘草7.5g。7剂，水煎服，日服2次。

5月17日二诊：药尽。眩晕、困倦乏力、多梦、面部烘热均大为好转，月经淋漓已止。遂自动停药，待自行恢复。但近1周来病情又有反复之势，急来取原方药7剂，以资巩固。

按：方中党参、白术、茯苓、甘草四君子益气健脾；当归、白芍、川芎养血；茯苓、远志、甘草安神；栀子、黄柏清肝肾之热；青蒿、栀子退虚热除烦；葛根、菊花疏风清热除眩；升麻为升提气血而设；诸药协同收功。

8. 气虚眩晕（小脑萎缩）

孙某，男，73岁，农民，住桓仁县老漫子村，2012年5月24日就诊。

主诉及病史：头晕，耳鸣，困倦乏力，夜间少寐，可睡4~5小时，已半月余。今天在县医院做脑CT诊断为小脑萎缩，遂求中医治疗。

查：舌质淡，脉细弱无力。

诊断：气虚眩晕（西医诊断：小脑萎缩）。

辨证：气虚血不荣脑。

治则：益气养心，升提清脑。

方药：清暑益气汤加减：党参 15g，甘草 5g，黄芪 30g，当归 15g，麦冬 15g，五味子 5g，陈皮 15g，黄芩 12g，葛根 25g，菊花 12g，川芎 12g，升麻 7.5g，柴胡 7.5g，泽泻 12g。7 剂，水煎服，日服 2 次。

6 月 9 日：其老伴来告曰：病已痊愈。

按：老年气虚，时值春天阳气回升，致使心脑供血不足，头晕，劳倦乏力，耳鸣，少寐。立益气养心，升提清脑法：党参、黄芪、甘草、陈皮益气；当归、麦冬、五味子养心阴安神；葛根、菊花、川芎清脑通络；升麻、柴胡升提中气；黄芩、泽泻清热，以防升提太过。药仅 7 剂，告愈。

9. 眩晕

张某，女，46 岁，农民，住桓仁县木盂子镇，2012 年 11 月 15 日就诊。

主诉及病史：既往有眩晕史 3 年，今年曾发作 5 次，近 1 个月来发作频繁，数日 1 发，发作时天旋地转，眩晕不敢睁目，恶心，呕吐酸苦水，耳鸣，口干，甚为痛苦，遂求中医治疗。

查：舌质淡红，苔薄白腻，脉弦滑。

诊断：眩晕。

辨证：胆火挟痰上扰清窍。

治则：清热利胆，化痰息风。

方药：温胆汤加味：清半夏 20g，茯苓 15g，陈皮 15g，甘草 5g，黄芩 15g，竹茹 15g，龙胆草 15g，白僵蚕 12g，菊花 15g，黄柏 12g，泽泻 30g，煅磁石 20g，7 剂，水煎服，日服 1 剂。

11 月 23 日二诊：药后眩晕未再发作，耳鸣亦减轻。继守原方 7 剂，服法同前。

12 月 10 日三诊：眩晕一直未犯，偶有耳鸣。唯恐余邪未净，要求再服原方 7 剂巩固。

按：胆火挟风痰上窜致眩，恶心呕吐，胆经循耳致鸣，故选用温胆汤清热化痰加龙胆草、黄柏、泽泻以助清热之力；加僵蚕、菊花、磁石搜风潜阳止眩。余治疗痰火上扰眩晕耳鸣，多重用泽泻 30～50g，以滋阴清热利尿，效果良好，乃西医诊断内耳水肿眩晕之故。

10. 眩晕（高血压、颈椎病）

柳某，女，61 岁，住桓仁县安居小区，2011 年 1 月 26 日就诊。

主诉及病史：阵发性眩晕、恶心呕吐 2 年。阵发性头晕眩伴恶心呕吐，或 1 日 1 发，或 2～3 天 1 发。晕时天旋地转，卧床不敢活动，口干口苦。某医院检查：高血压、颈椎病。曾多次住院治疗，始终不愈，遂来求余诊治。

查：舌质红，苔白腻，脉弦滑。血压：160/100mmHg。

诊断：眩晕（西医诊断：高血压、颈椎病）。

辨证：痰热上扰空窍。

治则：清热化痰息风。

方药：温胆汤合半夏白术天麻汤加减：竹茹 15g，茯苓 15g，半夏 20g，陈皮 15g，黄芩 15g，甘草 6g，白术 15g，天麻 10g，葛根 20g，菊花 15g，黄柏 12g，川芎 10g，泽泻 20g。10 剂，水煎服，日服 2 次。

2 月 13 日二诊：服药期间一直未发眩晕。查：舌红，苔白微腻，脉弦滑。血压：150/95mmHg。继守原方 10 剂，服法同前。

3 月 2 日三诊：眩晕一直未发，口干苦减轻。查：舌质红，苔白，脉弦。血压：140/95mmHg。继守原方10剂，服法同前。

3月20日四诊：自服中药后已50天，眩晕呕吐一直未犯。查：舌红，苔白，脉弦。血压140/90mmHg。效不更方，续服原方药10剂，以求巩固。

11. 眩晕、心悸（脑基底动脉供血不足、腔隙脑梗塞、颈椎病）

李某，男，46岁，农民，住桓仁县，2011年10月28日就诊。

主诉及病史：阵发性头晕眩近1个月。近1个月来阵发性头晕眩或头痛，左手拇、食指时麻，发作时伴有心中空虚感，四肢无力。在某医院脑CT检查：基底动脉供血不足，左腔隙轻度梗塞，颈椎退行性改变，血压130/80mmHg。

查：形体偏瘦，面色少华，舌淡红，脉细弱无力。

诊断：眩晕、心悸（西医诊断：脑基底动脉供血不足、腔隙脑梗塞、颈椎病）。

辨证：气虚心脑供血不足。

治则：益气养血通络。

方药：益气聪明汤加减：黄芪30g，党参15g，葛根30g，蔓荆子15g，黄柏12g，黄芩12g，甘草5g，川芎12g，赤芍15g，当归15g，地龙15g，远志15g，茯苓15g，菖蒲12g。7剂，水煎服，日服2次。

11月9日二诊：头晕眩发作次数减少，左手指已不觉麻，心悸、空虚感也明显减轻，四肢无力亦好转。药已奏效，继守原方再进7剂，服法同前。药尽，未再来诊。

12. 眩晕、鼻衄并病（高血压、鼻衄血）

于某，女，57岁，住桓仁县东关，2011年2月20日就诊。

主诉及病史：高血压7年，鼻出血2个月。查出高血压病7年，平时常服降压类药物，每到冬季血压升高，并伴鼻出血。近2个月血压170/90～100mmHg，伴鼻出血时多时少，多则如泉，服降压药无明显效果，并伴有肠炎病史。

查：面红热，鼻孔残留血痂。舌质红，苔白腻干，脉弦滑。血压170/95mmHg。

诊断：眩晕、鼻衄并病（西医诊断：高血压、鼻衄血）。

辨证：肝阳亢上，火气上冲，络伤致衄。

治则：平肝潜阳，降火止衄。

方药：代赭石50g（先煎），生龙骨40g（先煎），生牡蛎40g（先煎），生石决明25g（先煎），生石膏20g（先煎），寒水石20g（先煎），海浮石20g（先煎），黄芩12g，白芍15g，牡丹皮15g，生地黄15g，藕节15g，白茅根30g，黄柏12g，牛膝15g，青蒿15g。6剂，水煎服，日服2次。嘱：忌食腥辣发物。

3月1日二诊：药后，头目清，鼻衄已止2天，仍感面部时有烘热感，便溏。查：舌质红、苔白，脉弦；血压：130/80mmHg。效不易方，守原方再进6剂，服法同前。

3月10日三诊：头昏目眩已解，鼻孔已10天未出血，面部发热亦减，但仍有腹痛便溏。查：舌质红，苔白，脉弦。血压130/80mmHg。调整方药如下：代赭石50g（先煎），生龙骨40g（先煎），白芍15g，黄芩12g，黄连6g，黄柏12g，青蒿15g，藕节15g，仙鹤草20g，败酱草20g，木香6g，牛膝15g，甘草6g。6剂，水煎服，服法同前。药尽未再来诊。

13. 眩晕、不寐并病（高血压、失眠症）

全某，女，61岁，朝鲜族，农民，住桓仁县北甸子乡，于2012年2月9日初诊。

主诉及病史：头晕眩，失眠1周。既往有高血压和胃下垂病史。近因家务操劳失眠，每夜可入睡 3～4 小时，头晕眩，行走如踏棉絮，血压多在 200～210/160～170mmHg，服用降压药（药品不详）无明显效果，遂急来求治。

诊断：眩晕、不寐并病（西医诊断：高血压、失眠症）。

辨证：心肝气阴虚，阳气上亢。

治则：平肝潜阳，清热安神。

方药：生龙骨 40g（先煎），生牡蛎 40g（先煎），生石决明 25g（先煎），代赭石 60g（先煎），白芍 15g，龙胆草 15g，黄柏 12g，夜交藤 30g，珍珠母 30g（先煎），钩藤 15g（后下），菊花 15g，牛膝 15g，泽泻 20g，黄芪 30g。7 剂，水煎服，日服 2 次。

2 月 24 日二诊：头晕眩、失眠好转，每夜可睡 6 小时左右。但近 3 天来咽干，咳嗽，痰白。查：舌淡红，苔白干，脉弦。血压 180/90mmHg。思之：咳嗽乃风邪袭肺，肺失清肃也。调整方药如下：原方去龙胆草、夜交藤、黄芪，加桑白皮 15g，杏仁 15g，苏子 15g，甘草 5g，7 剂，水煎服，服法同前。

3 月 18 日其儿媳来诊时告知：其婆母血压睡眠均正常，咳嗽已痊。

14. 眩晕、消渴合病（高血压、糖尿病）

刘某，女，61 岁，农民，住新宾县大四平镇，2011 年 3 月 21 日就诊。

主诉及病史：高血压、糖尿病。查出高血压病 6 年，血压多在 160～170/90～95mmHg，常年口服降压药。近 1 年来口干渴，尿频数，餐后头晕，在当地医院化验：空腹血糖 10.4，尿糖（++）。伴右腰痛，大便溏滞不爽，口服消渴丸和二甲双胍等药，未见明显好转，遂求中医治疗。

查：舌质红干，苔白腻，脉弦微滑。血压 160/95mmHg。

诊断：眩晕、消渴合病（西医诊断：高血压、糖尿病）。

辨证：肝脾肾阴虚，内热挟瘀。

治则：养阴清热，化瘀止渴。

方药：生地黄 15g，知母 15g，生石膏 20g，黄柏 12g，黄连 6g，泽泻 15g，天花粉 15g，黄芪 30g，山茱萸 10g，赤芍 15g，水蛭 6g，牛膝 15g。10 剂，水煎服，日服 2 次。

4 月 15 日二诊：药尽。头晕、口干渴、尿频数明显好转，右腰已不痛。空腹血糖 8.2，尿糖（－）。查：舌质嫩红，苔白微腻，脉弦。血压 156/90mmHg。效不更方，继守原方 10剂，服法同前。

5 月 4 日三诊：头晕、口干进一步好转，大便正常，空腹血糖 7.8。查：舌嫩红，苔白微腻，脉弦。血压 150/90mmHg。继守原方再进 10 剂。药尽，未再来诊。

15. 眩晕（**高血压、冠心病、脑积水**）

郭某，女，53 岁，农民，住桓仁县八里甸子镇，2011 年 6 月 7 日就诊。

主诉及病史：头昏脑胀痛 3 个月余。既往有高血压病及家族史。3 个月来头昏脑胀痛，眼花，面赤热，伴心悸，步履不稳，血压徘徊在 160～180/120～130mmHg，口服降压药罔效。赴沈阳盛京医院检查：高血压病、冠心病，脑 CT 诊断脑积水，要求住院治疗，因经济原因返桓，求治于中医。

查：面色赤红，目红，舌质偏红，苔白腻，脉弦硬滑，血压 170/130mmHg。

诊断：眩晕（西医诊断：高血压、冠心病、脑积水）。

辨证：肝阳上冲，水湿不行。

治则：平肝潜阳，清热行水。

方药：镇肝熄风汤化裁：代赭石 50g（先煎），生龙骨 40g（先煎），生牡蛎 40g（先煎），石决明 25g（先煎），钩藤 15g

（后下），白芍 15g，赤芍 15g，夏枯草 15g，黄柏 12g，黄芩 12g，菊花 15g，蒺藜 15g，地骨皮 15g，川芎 10g，泽泻 30g，牛膝 15g。10 剂，水煎服，日服 2 次。

6 月 21 日二诊：服药后头昏脑胀痛感及目花、心悸略减。查：面红，舌质偏红，苔白腻，脉弦滑。血压 160/120mmHg。继守原方 10 剂，服法同前。

7 月 13 日三诊：仍头昏脑胀，但已不痛，面红、眼花、心悸减轻。查：舌质偏红，苔白腻，脉弦滑。血压 156/118mmHg。继守原方 10 剂，服法同前。

7 月 20 日、8 月 8 日、8 月 26 日分别由家属代取药共 30 剂。

9 月 13 日四诊：今日在某医院做脑 CT 复查，脑积水消失。自诉偶有头昏头胀，面部时有热感，步履轻松，可参加轻体力劳动。查：舌质尖红，苔白润，脉弦微滑。血压 150/95mmHg。继守原方再进 10 剂，服法同前。

按：此案例系肝阳上亢冲逆于脑，致脑水湿不化，水湿停蕴则脑内压增高，阳亢与水湿互相为患，病情加重。拟平肝潜阳清热之法可遏制阳亢上逆，佐以重用泽泻滋阴行水，共收降压、除脑积水之功。先后共服 70 剂，病情稳定。

16. 眩晕（高血压）

何某，女，61 岁，农民，住桓仁县参茸场，于 2012 年 3 月 1 日初诊。

主诉及病史：头顶晕热，唇麻 3 个月。既往有高血压病史。近 3 个月头顶晕热，口唇麻，伴口苦，烧心，腰背痛，手足心热，服降压药不见改善，遂求中医治疗。

查：舌质红干，苔白干，脉弦滑。血压：160/100mmHg。

诊断：眩晕（西医诊断：高血压）。

辨证：肝肾阴虚阳越。

治则：平肝潜阳，清热息风。

方药：天麻10g，钩藤15g（后下），生龙骨40g（先煎），生牡蛎40g（先煎），生石决明25g（先煎），白芍15g，龙胆草15g，菊花15g，白蒺藜15g，地龙15g，黄柏12g，泽泻15g，牛膝15g。6剂，水煎服，日2次，饭后服。

3月11日二诊：头晕，头顶发热，口唇麻，口苦均好转，仍手足心热，时胃脘痛。血压：155/95mmHg。继守原方加青蒿15g，神曲15g，6剂，服法同前。

3月22日三诊：头顶发热、口唇麻、口苦已减大半，仍手足心热，胃脘堵闷隐痛，血压155/95mmHg。查：舌红，苔白润，脉弦滑。继守首方去天麻，加代赭石50g（先煎），地骨皮15g，神曲15g，佛手10g，6剂。

药尽，诸症消失，血压150/80mmHg。嘱暂停药观察，未再来诊。

17. 脑鸣、耳鸣

闫某，女，56岁，家务，住桓仁县阳光家园，2011年1月4日就诊。

主诉及病史：脑鸣、耳鸣2个月。脑鸣、耳鸣伴胸闷心烦背痛，口苦，胃脘嘈杂，大便2~3天1行，睡眠不佳，时有心悸，已2个月，服多种中、西成药无效，遂来求治。既往有慢性胃炎史。

查：舌质红，苔白腻干，脉弦。

诊断：脑鸣、耳鸣。

辨证：胆热犯胃，虚火上浮。

治则：利胆和胃，清头明目。

方药：温胆汤加减：竹茹15g，半夏15g，茯苓15g，陈皮15g，黄芩12g，栀子12g，甘草5g，神曲15g，柴胡7.5g，远志15g，天竺黄15g，川芎12g，葛根15g，蔓荆子15g，泽泻

15g。7 剂，水煎服，日服 2 次。

1 月 15 日二诊：药后脑鸣、耳鸣缓解，心烦口苦，睡眠均改善。继守原方 7 剂，服法同前。

1 月 26 日三诊：胸闷、心烦、口苦进一步好转，偶有脑鸣，耳鸣，大便仍然不畅。继守原方加大黄 10g，再进 7 剂，以收全功。

按：胆热犯胃，故胸闷心烦、口苦嘈杂；胆热上浮，故脑鸣耳鸣；胆热扰神，故少寐心悸；热郁不行，故大便不畅。方选温胆汤加天竺黄、栀子、远志清热化痰安神；神曲、柴胡解郁；川芎、葛根、蔓荆子清火明目；泽泻、大黄引热下行、通便。

18. 头晕耳鸣（高血压、冠心病）

潘某，男，60 岁，退休工人，住桓仁县民族一条街，2011 年 1 月 12 日初诊。

主诉及病史：头晕耳鸣、失眠 3 个月。近 3 个月来头晕，耳鸣，失眠，每夜可睡 4～5 小时，并伴有心悸，夜尿频 4～5 次。去某医院检查：高血压、冠心病，服用西医治疗月余，未见明显改善，遂来求治。

查：舌质稍红，苔白微腻干，脉弦滑。血压：150/100mmHg。

诊断：头晕、不寐并病（西医诊断：高血压、冠心病）。

辨证：心肝阴虚阳亢，心失所养。

治则：平肝潜阳，养心安神。

方药：镇肝熄风汤加减：代赭石 50g（先煎），生龙骨 40g（先煎），生牡蛎 40g（先煎），生石决明 25g（先煎），赤芍 15g，葛根 15g，菊花 15g，黄柏 12g，泽泻 20g，牛膝 15g，夜交藤 30g，酸枣仁 20g，珍珠母 30g（先煎），川芎 10g。6 剂，水煎服，日服 2 次。

1月20日二诊：药后头昏耳鸣、心悸、少寐明显好转，夜尿2～3次。血压：146/95mmHg。继守原方6剂，服法同前。

1月28日三诊：头昏耳鸣、心悸、少寐进一步改善。血压：140/90mmHg。继守原方再进6剂，以固疗效。

按：心肝阴虚，阳不敛阴，其阳上亢致头昏耳鸣；心肝阴虚，心神失养，致不寐心悸；心肾失交则夜尿频数。方中代赭石、生龙骨、生牡蛎、生石决明、珍珠母平肝潜阳，镇逆安神；赤芍、葛根、川芎、菊花通络清头明目；夜交藤、酸枣仁养阴安神；牛膝、泽泻、黄柏滋阴，导热下行归元。

（二十九）中风

1. 中风（脑血栓）

于某，男，58岁，农民，住桓仁县八里甸子镇，2013年4月12日家属陪同就诊。

主诉及病史：于20天前突然感觉左半身麻木，手足不灵，并伴有头晕眼花，视物模糊，急到县医院做CT检查证实脑血栓，住院治疗已21天，滴注刺五加和消栓酶，症状未见明显改善，今日出院求中医治疗。

查：面色少华，精神呆滞，步态不稳，左手握力差。舌质淡红，苔薄白，脉弦无力，血压118/70mmHg。

诊断：中风（西医诊断：脑血栓）。

辨证：气虚挟瘀，经络阻滞。

治则：益气活血化瘀，祛风舒筋通络。

方药：补阳还五汤化裁：赤芍15g，川芎12g，桃仁10g，红花15g，当归15g，地龙15g，黄芪40g，水蛭6g，防风10g，桑枝20g，伸筋草15g，7剂，水煎服，日服2次。

4月21日二诊：家属代为取药告曰：左半身麻木感明显缓解，精神转佳。复与上方7剂，服法同前。

5月1日三诊：精神转佳，左半身麻木感大见减轻，左手握力及步态基本正常。舌淡红，苔薄润，脉弦，血压120/80mmHg。效不更方，再予原方7剂巩固。

按：气为血之帅，气虚则血不能相随上奉于脑，瘀阻经络，故致半身麻木。选王清任之补阳还五汤重用黄芪补气，加赤芍、川芎、桃仁、红花、当归、地龙、水蛭养血活血化瘀，辅以防风、桑枝、伸筋草祛风舒筋通络而获愈。

2. 中风后遗症（脑出血、脑梗塞）

黄某，男，79岁，住通化市大泉乡，2013年4月26日家人陪诊。

家人代述病史：春节前夕突发脑出血在通化某医院住院治疗，后在3月又因脑梗塞2次，先后住院。近半个月来右头阵发性刺痛，头昏目胀，言语謇涩，左腿足抬迈不灵，遂专程来余处求治。

查：言语笨拙不利，左手握力减弱，左腿活动受限；舌质红，苔白微黄，脉弦滑；血压170/90mmHg。

诊断：中风后遗症（西医诊断：脑出血、脑梗塞）。

辨证：肝阳上亢，热瘀生风，上扰空窍。

治则：平肝潜阳，清热化瘀，息风。

方药：镇肝熄风汤化裁：代赭石50g（先煎），白芍15g，赤芍15g，茵陈15g，夏枯草15g，川楝子15g，生龙骨40g（先煎），生牡蛎40g（先煎），钩藤15g，地龙15g，白僵蚕12g，天竺黄15g，牛膝15g，7剂，水煎服，日服2次。

5月9日二诊：药后，右头阵发性刺痛消失，语言较前流利，但仍有头晕目胀。查：舌质淡红，苔白微腻，脉弦微滑；血压160/90mmHg。继守上方去代赭石、川楝子、夏枯草、钩藤、白僵蚕，加黄芪30g，川芎10g，泽泻15g，菊花15g，7剂，水煎服，服法同前。

5月23日三诊：自从服中药后，头一直未痛，言语较前流利，左腿抬迈较前有力，仍时有头晕目胀感；血压160/85mmHg。继守二诊方再予7剂，服法同前。药尽未再来诊。

按：该患年迈，肝阳暴涨挟风热瘀上窜空窍，故致头阵发性刺痛，头昏目胀，言语謇涩，左腿活动受限，急以镇肝熄风汤化裁，平肝潜阳息风，清热化瘀，以治其标。方中代赭石、生龙骨、生牡蛎、白芍平肝潜阳；钩藤、地龙、白僵蚕、天竺黄息风止痉；茵陈、夏枯草、川楝子泻肝经之热；佐以赤芍、牛膝化瘀引血下行。药尽7剂，头痛已失，言语较利，风阳得抑，遂在二三诊方中减去赭石、夏枯草、川楝子、钩藤、僵蚕，意在老年气虚，恐伤伐正气，而用黄芪补气，川芎通络，菊花清头明目，泽泻清热利水，使病情稳定，功能进一步改善。

3. 中风后遗症（脑血栓、脑梗塞）

张某，男，50岁，农民，住通化市大泉乡。2013年5月9日家人陪诊。

主诉及病史：患脑血栓、脑梗塞已半年之久，右侧半身不遂，上肢肘腕弯曲僵硬，手不能握物，下肢腿足抬迈蹒跚，需人相扶，言语笨拙，吐字不清。自认为患病已半年多，治疗无望。近闻听乡邻黄某在余处治疗获效，随即前来求治。

查：病情如上述。舌质淡红暗，苔薄白干，舌下静脉青紫，脉弦；血压150/80mmHg。

诊断：中风后遗症（西医诊断：脑血栓、脑梗塞）。

辨证：气虚血瘀，经隧阻滞。

治则：益气活血化瘀，舒筋化痰开窍。

方药：补阳还五汤加味：黄芪40g，赤芍15g，川芎10g，桃仁10g，红花15g，当归15g，地龙15g，水蛭6g，桑枝20g，伸筋草15g，菖蒲12g，天竺黄15g，牛膝15g，7剂，水煎服，日服 2 次。

5月 23 日二诊：药尽，自感言语笨拙略改善，上肢肘弯僵硬，但以左手辅助压之可慢慢伸展，手指可自行做轻微屈握动作。舌脉同前。继守原方 14 剂，服法同前。药尽未再来诊。

按：脑中风不外虚实两端。头位最高，惟风可至，内涵脑髓，为元神之府，神之中枢，以统全体者也。本例患中风半年之久，半身不遂，右上肢肌张力高，手不能握物，腿足抬迈蹒跚，舌下静脉青紫，皆血瘀经遂之象。言语謇涩不清，乃痰阻经络舌窍；脉弦，血压不高，虚也。故选用补阳还五汤，重用黄芪补气；当归、赤芍、桃仁、红花养血活血化瘀；地龙息风通络，加水蛭以增强化瘀血之力；加桑枝、伸筋草舒筋通络；加菖蒲、天竺黄化痰通心窍；加牛膝益肝肾，引血下行。

4. 眩晕、中风并病（高血压、脑血栓后遗症、先兆性脑中风）

王某，男，59 岁，农民，住桓仁县西关村，2011 年 4 月 27 日家属陪诊。

主诉及病史：头昏眩，持续加重 2 个月。既往发现高血压病 5 年，3 年前患血栓，左半身轻微不遂，尚可做轻微劳动。自去年以来血压一直在 170～190/100mmHg，每天坚持服降血压药，服药 2 小时血压可降至 170/95mmHg，数小时后即反跳。近来头昏头眩，眼睛干涩发痒，左上肢麻及无力感加重，走路如踏棉絮，深恐旧疾复发，急来求治。

查：面色红，舌质红，苔白黄腻，脉弦硬滑。左手握力降低，走路不稳。血压 180/95mmHg（就诊前服过北京降压 0 号）。

诊断：眩晕、中风并病（西医诊断：高血压、脑血栓后遗症、先兆性脑中风）。

辨证：肝肾阴虚阳亢，脑络不畅。

治则：平肝潜阳，护脑通络。

方药：代赭石50g（先煎），生龙骨40g（先煎），生牡蛎40g（先煎），生石决明25g（先煎），钩藤15g（后下），龙胆草15g，黄柏12g，夜交藤30g，葛根15g，菊花15g，川芎10g，赤芍15g，地龙15g，泽泻20g，牛膝15g。6剂，水煎服，日服2次。

5月6日二诊：药后头晕眩，目干涩痒，左上肢麻明显缓解，双足行走有踏实感，血压160/90mmHg。舌质红，苔白腻，脉弦滑。继守原方6剂，服法同前。

5月16日三诊：头昏眩，目干涩，左上肢麻和无力感消失，行走步态正常。血压150/80mmHg，舌红，苔白，脉弦滑。继守原方6剂，服法同前。嘱：暂停服降压药。

5月29日四诊：病情稳定，无特殊不适感。血压150/80mmHg，舌红，苔白微腻，脉弦。继守原方6剂，以资巩固。

5. 肝风（高血压、脑血栓、面神经炎）

范某，女，63岁，农民，住桓仁县沙尖子镇闹枝沟村，2012年5月1日就诊。

主诉及病史：左侧上齿忱忱作痛，左面部肿胀抽掣1周，心中烦，大便稀溏不禁。服用消炎药罔效。既往有脑血栓5年，右上肢不灵，头CT示左侧有小肿块。

查：舌质红，苔黄黑，脉弦滑有力，血压150/100mmHg。

诊断：肝风（西医诊断：高血压、脑血栓、面神经炎）。

辨证：肝火挟瘀，化风上扰。

治则：平肝潜阳，息风止痉。

方药：代赭石50g（先煎），生龙骨40g（先煎），生牡蛎40g（先煎），白芍15g，钩藤15g（后下），黄芩12g，黄连7.5g，赤芍15g，地龙15g，全蝎5g，黄柏12g，泽泻15g，牛膝15g。7剂，水煎服，日2次，餐后服。

5月12日二诊：药尽。左上齿忱忱痛，左面肿胀抽掣均大见好转，大便微溏。舌质稍红，苔薄黄，脉弦，血压 150/92mmHg。继守原方加水蛭 6g，7 剂，服法同前。药尽未再复诊。

按：原有中风宿疾、头部 CT 示脑左侧有小肿块、血压升高均属肝阳上亢，瘀血着脑；出现牙齿怵怵作痛，面肿胀抽掣是风阳上犯之征；肝郁犯脾则大便稀溏不禁。故急以平肝潜阳，息风止痉之法。药尽 7 剂，诸症好转。二诊时加水蛭以增化瘀之力。

（三十）淋证、癃证

1. 淋证

陈某，女，41 岁，营业员，住桓仁县黎明街，于 2012 年 9 月 10 日就诊。

主诉及病史：小腹憋胀，尿频数、尿急、尿少，无尿痛，日排尿 15～20 次，已一周。大便正常。服"环丙沙星""三金片"效果不显，遂来中医治疗。末次月经 8 月 21 日。

查：舌质尖红，苔薄白微腻，脉弦微滑。

诊断：淋证。

辨证：膀胱湿热，气化不利。

治则：清热化湿通淋。

方药：八正散加减：川木通 15g，车前子 15g，萹蓄 20g，滑石 20g，生地黄 15g，土茯苓 25g，黄芩 12g，黄柏 12g，白芍 15g，石韦 15g，鱼腥草 25g，牛膝 15g。6 剂，水煎服，日服 1 剂。

9 月 16 日二诊：药后病情改善，小腹憋胀已轻，尿频数减为 5～6 次。再予原方 6 剂收功。

2. 淋证（慢性尿道炎）

袁某，女，36 岁，农民，住桓仁县拐磨子镇，2011 年 6 月 29 日就诊。

主诉及病史：尿频、尿急、尿痛反复发作近 1 年。无论遇劳或着急上火或着凉就出现小腹憋胀、尿频、尿急、尿痛，每月只有数日不发，已近 1 年。当地医院诊断为慢性尿道炎，长期服呋喃坦啶和三金片、环丙沙星等药，始终不得根除，并伴有便秘不畅，2～3 日 1 行。今来中医求治。末次月经 6 月 21 日。

查：舌质尖红，舌中及根部苔黄腻，脉弦细滑。

诊断：淋证（西医诊断：慢性尿道炎）。

辨证：湿热蕴结下焦。

治则：清热化湿通淋。

方药：八正散加减：栀子 12g，土茯苓 25g，黄芩 12g，黄柏 12g，甘草 7.5g，生地黄 15g，泽泻 15g，车前子 15g，滑石 20g，川木通 15g，萹蓄 20g，大黄 12g。10 剂，水煎服，日服 2 次。嘱：停服其他药物。

7 月 14 日二诊：自诉半月来未再出现尿频、尿急、尿痛，但小腹时有憋胀感，大便 1 日 1 行，仍有不畅感。查：舌质淡红，苔白腻，脉弦。继守原方再进 10 剂，以清余邪。

3. 淋证（急性尿路感染）

孔某，女，41 岁，家务，住桓仁县，2011 年 11 月 15 日就诊。

主诉及病史：尿急、尿痛、尿血 1 周。1 周前夜间突发尿频、尿急、尿痛，肉眼血尿，并伴有头晕口苦，小腹憋胀，腰冷痛。到附近诊所点滴抗生素 5 日，未见明显缓解，遂来中医处求治。既往有高血压病史。末次月经 10 月 20 日。

查：形体稍胖，舌质红，苔黄腻干，脉弦滑。血压 156/95mmHg。

诊断：淋证（西医诊断：急性尿路感染）。

辨证：下焦湿热蕴结。

治则：清热化湿通淋。

方药：五淋散加减：栀子12g，土茯苓25g，黄芩12g，白芍15g，甘草7.5g，生地黄15g，泽泻15g，车前子15g，滑石20g，川木通15g，龙胆草15g，萹蓄20g，石韦15g，白茅根30g，牛膝15g。6剂，水煎服，日服3次。

11月23日二诊：药后，尿频、尿急、尿痛症状明显减轻，头晕口苦、小腹憋胀亦好转，排尿时偶带血丝，考虑和月经有关（末次月经11月17日）。舌质偏红，苔黄白薄润，脉弦，血压150/90mmHg。继守原方6剂，改为日服2次可矣。

4. 淋证（急性尿道炎）

张某，女，39岁，家务，住桓仁县，2012年1月3日就诊。

主诉及病史：尿痛、尿血8天。小腹憋胀，尿频、尿急、尿痛，肉眼血尿，在当地医院打点滴5天，未见明显改善。伴有大便秘结，2~3天1行，便如羊屎；面部痤疮；时值月经来潮（12月25日~12月30日），心悸，多梦。

查：前额及口周散在痤疮，舌质红，苔黄腻，脉弦滑。

诊断：淋证（西医诊断：急性尿道炎）。

辨证：膀胱湿热互结所致痛淋、血淋。

治则：泻热通淋止血。

方药：八正散合小蓟饮子化裁：川木通15g，车前子15g，萹蓄20g，川大黄12g，滑石20g，小蓟20g，蒲黄炭12g，白茅根30g，龙胆草15g，黄芩12g，生地黄15g，泽泻15g，土茯苓25g，甘草5g。10剂，水煎服，日服1剂。

1月13日二诊：药尽。小腹憋胀及尿频、尿急、尿痛大为好转，但仍有不适感，尿后余痛，尿色深黄如茶；大便不畅，条形便；面部痤疮有加重之势，舌红，苔白腻，脉弦微数。调整方药如下：川木通15g，车前子15g，萹蓄20g，大黄

12g，滑石 20g，黄芩 12g，白茅根 30g，小蓟 20g，生地黄 15g，蒲公英 20g，地丁 15g，野菊花 20g，枇杷叶 15g，甘草 5g，金银花 20g。10 剂，水煎服，日服 1 剂。嘱忌食腥辣发物。

1 月 23 日三诊：尿频、尿急、尿痛症状消失，尿色黄，大便稍畅，面部痘毒呈消退收敛之势，再随证调方如下：金银花 20g，连翘 15g，枇杷叶 15g，黄芩 12g，栀子 12g，大黄 12g，蒲公英 20g，地丁 15g，野菊花 20g，川木通 15g，滑石 20g，白茅根 30g。5 剂，水煎服，日服 2 次，饭后服药。侧重清面部毒热。

5. 淋证（泌尿系感染）

谢某，女，57 岁，退休工人，住桓仁县，2012 年 1 月 19 日就诊。

主诉及病史：小腹热痛、尿血 4 个月。3 个月前因小腹疼痛并有烧灼感，尿频尿急，自购消炎药治疗 1 周不效，就去某医院做尿化验：白细胞 14000，尿潜血 +++。随即在医院点滴抗生素半个月，尿化验：白细胞 11800，尿潜血 ++。小腹仍有灼痛感，尿频。担心长期服用抗生素有副作用，遂来中医求治。

查：舌质紫暗红干，苔黄白相间，微腻，脉弦滑。

诊断：淋证（西医诊断：泌尿系感染）。

辨证：热结膀胱蓄血。

治则：清热利尿，凉血止血。

方药：八正散合小蓟饮子加减：川木通 15g，车前子 15g，萹蓄 20g，大黄 12g，滑石 20g，小蓟 20g，藕节 15g，蒲黄炭 15g，甘草 7.5g，黄柏 12g，玄参 20g，土茯苓 20g。7 剂，水煎服，日服 2 次。嘱：忌食腥辣发物，勿过劳。

1 月 30 日二诊：今晨尿化验：尿潜血 ±，余项正常。小腹仍然时有热感或隐痛，排尿正常。查：舌质红，苔白微腻，脉弦，继守原方去藕节，加白茅根 30g。5 剂，水煎服，服法同前，以善后。

6. 淋证（前列腺炎）

刘某，男，20 岁，农民，住桓仁县，2011 年 12 月 3 日就诊。

主诉及病史：患前列腺炎 20 余天。开始尿频、尿急、尿不净，继而小腹有憋胀感，腰酸痛，时尿白，会阴部位有酸胀感。在某医院检查诊断为前列腺炎，注射及口服抗生素半个月，未见明显效果，遂来中医治疗。未婚，有手淫史。

查：舌质红，苔白黄腻，脉滑。

诊断：淋证（西医诊断：前列腺炎）。

辨证：肝肾湿热下注。

治则：清热解毒，化湿通淋。

方药：五淋散方加减：栀子 15g，土茯苓 30g，黄芩 15g，赤芍 15g，甘草 7.5g，生地黄 15g，车前子 15g，泽泻 15g，滑石 20g，川木通 15g，黄柏 12g，炒王不留行 15g，牛膝 15g，败酱草 20g，白花蛇舌草 30g。10 剂，水煎服，日服 1 剂。嘱：禁食腥辣发物，勿过劳。

12 月 12 日二诊：小腹憋胀，腰酸痛好转，排尿仍有频急感，已 2 天未见尿白。舌质红，苔白黄相兼，脉弦滑。继守原方 10 剂，服法同前。

12 月 23 日三诊：小腹憋胀，腰酸痛，会阴酸胀，尿白诸症消失，仍感尿频，余沥不净。再守原方服 10 剂，以善后。

7. 尿血（慢性肾小球肾炎）

孙某，女，24 岁，无业，住桓仁县安居花园，于 2010 年 11 月 30 日初诊。

主诉及病史：既往患慢性肾小球肾炎史 2 年，近半年来病情基本稳定。1 个月来腰酸、尿频、头晕，今早去某医院尿化验：隐血 ++、蛋白 +、白细胞 ++，遂急来中医求治。

查：面部及腿部无水肿，舌质淡红，舌根苔白厚，脉弦缓。

诊断：尿血（西医诊断：慢性肾小球肾炎）。

辨证：肾阴虚，湿热下注络伤。

治则：益肾养阴，清热化湿止血。

方药：六味地黄汤加减：生地黄 15g，山药 15g，山茱萸 10g，茯苓 15g，丹皮 15g，泽泻 15g，黄柏 12g，蒲公英 20g，小蓟 20g，白茅根 30g，蒲黄炭 12g，牛膝 15g，车前子 15g，鱼腥草 25g。10 剂，水煎服，日服 2 次。

12 月 17 日复诊：今日尿化验：隐血消失、尿蛋白 ±、白细胞 +。自诉仍有腰酸，尿频，头晕感。查：舌尖红，苔白润，脉弦。继守上方去小蓟、蒲黄炭，加黄芪 30g，菊花 12g。10 剂，水煎服，服法同前。

2011 年 1 月 5 日三诊：今日尿化验正常。仍感腰酸、尿频。查：舌淡红，苔白润，脉弦。嘱：服知柏地黄丸，一次 1 丸，日 2 次，服 1 个月巩固。

8. 膏淋（前列腺炎）

徐某，男，24 岁，工人，住桓仁县清华苑，于 2011 年 11 月 14 日初诊。

主诉及病史：尿频数，尿急，日约 10 次以上，无尿痛，会阴部酸胀痛，排大便用力时尿道流白，大便不成形，黏滞不畅，已 1 个多月。在某医院做相关检查，诊断为前列腺炎，治疗 20 余天效果不显，遂来中医求治。既往有手淫史。

查：舌质红，苔白黄，脉弦滑。

诊断：膏淋（西医诊断：前列腺炎）。

辨证：脾肾虚，湿热下注，瘀热蕴结。

治则：清热化湿，化瘀通淋。

方药：五淋散化裁：栀子 12g，土茯苓 30g，当归 15g，白芍 15g，黄芩 15g，甘草 6g，生地黄 15g，泽泻 15g，车前子 15g，滑石 20g，川木通 15g，琥珀 15g，王不留行 15g，牛膝 15g，败酱草 25g。10 剂，水煎服，日服 1 剂。

11 月 26 日二诊：药后小便频数，日约 7 ~ 8 次；会阴部酸胀痛略减轻，仍有尿道流白，大便黏滞不快。查：舌质红，苔白黄，脉弦滑。予原方去栀子、当归、琥珀、王不留行，加黄柏 12g，没药 12g，大黄 10g，蒲公英 20g。10 剂，水煎服，服法同前。

12 月 7 日三诊：药后，小便日行 4 ~ 5 次，大便通畅，会阴部酸胀痛感基本缓解，尿道未见流白。继守二诊方再服 7 剂，务尽余毒。

9. 气淋

于某，女，70 岁，退休教师，住桓仁县丽水小区，2012 年 3 月 10 日初诊。

主诉及病史：尿频、尿急、尿痛、尿失禁半月。尿频急，尿痛，白天排尿 7 ~ 8 次，夜间排尿 5 ~ 6 次，不得安眠。某医院做尿常规检查：未见异常。只好根据症状按尿路感染治疗，给予口服"左氧氟沙星"治疗 5 天未见好转，反而出现尿失禁，常遗尿裤中，足背凹陷性水肿，左足跟痛。故急来中医求治。

查：舌质淡红，舌根部苔薄黄，脉弦无力。

诊断：气淋。

辨证：老年气虚挟湿热，肾气不固，膀胱气化失司。

治则：益气除湿，清热止淋。

方药：桑螵蛸散合八正散化裁：桑螵蛸 15g，党参 15g，茯苓 15g，煅龙骨 30g，炙龟甲 12g（先煎），菖蒲 12g，远志 15g，萹蓄 20g，川木通 12g，车前子 15g，黄柏 12g，牛膝

15g，甘草 6g。5 剂，水煎服，日服 2 次。

3 月 19 日二诊：药后，尿频、尿急、尿痛均大见好转，已无失禁现象。白天排尿 5 ~ 6 次，夜间排尿 3 ~ 4 次，足背微肿，仍左足跟痛，有气短感。查：舌脉同前。调整方药如下：原方去党参、煅龙骨、远志，加黄芪 30g，当归 15g，泽泻 15g，威灵仙 15g，5 剂，水煎服，服法同前。

4 月 8 日与友遛弯时，顺便登门致谢，告曰：诸症已痊。

10. 癃闭（前列腺增生）

丛某，男，57 岁，农民，住桓仁县普乐堡乡，2011 年 2 月 28 日就诊。

主诉及病史：小腹憋胀，排尿等待。小腹憋胀，排尿等待月余，到某医院检查诊断：前列腺增生。服用前列康、三金片等药 20 余天未见效果，并伴有便秘 2 ~ 3 天 1 行；头晕，血压 150 ~ 160/95 ~ 100mmHg 左右，遂来余处求治。

查：舌红，苔白腻，脉弦微滑。

诊断：癃闭（西医诊断：前列腺增生）。

辨证：肾与膀胱湿热瘀浊互结。

治则：清热化浊通瘀。

方药：八正散加减：川木通 15g，车前子 15g，萹蓄 20g，大黄 15g（后下），滑石 20g，土茯苓 25g，草薢 20g，王不留行 15g，莪术 15g，泽泻 15g，琥珀 15g，龙胆草 15g，菊花 15g，甘草 7.5g。10 剂，水煎服，日服 2 次。

4 月 8 日二诊：服完药后，尿等待、小腹憋胀基本解除，大便较畅 1 ~ 2 天 1 行，遂自动停药至今已 20 余天。近来又出现尿等待和小腹憋胀感，急来索取原方药 10 剂，服法同前。

5 月 12 日三诊：药服完已半月。近日偶有尿等待和小腹憋胀感，时感尿痛及睾丸隐痛。原方去大黄、莪术、龙胆草、琥珀，加橘核 15g，荔枝核 15g，川楝子 15g，白花蛇舌草

30g。6 剂，水煎服，日服 2 次。药尽未再来诊。

11. 癃闭

郭某，男，67 岁，农民，住桓仁县泡子沿村，于 2012 年 3 月 23 日就诊。

主诉及病史：2 年来排尿无力，近月余排尿困难，点滴而下，小腹憋胀，常需导尿。在县医院做彩超检查：排除前列腺疾病。大便不调，或溏，或滞下，或便如矢，头晕。既往患左半身不遂 6 年。

查：舌淡，脉弱无力，血压：140/80mmHg。

诊断：癃闭。

辨证：脾虚气陷挟瘀，膀胱气化不利。

治则：以益气化瘀升陷为主，佐以益肾利尿。

方药：补中益气汤化裁：黄芪 30g，白术 15g，党参 15g，当归 15g，升麻 7.5g，枳壳 12g，地龙 15g，通草 10g，肉苁蓉 15g，川木通 15g，冬葵子 15g，牛膝 15g。6 剂，水煎服，日服 2 次。

4 月 2 日二诊：药尽。排尿较前有力、通畅，且头晕乏力亦随之减轻。效不更方，再予原方 6 剂巩固。

按：该患素有中风宿疾 6 年，乃气虚挟瘀，经隧不通所致。2 年来排尿无力，近月余排尿困难，点滴而下，小腹憋胀，常需导尿，彩超检查排除前列腺疾病，又伴有头晕，大便不调，乃脾虚气陷挟瘀，肾虚膀胱气化不利也。故以黄芪、白术、党参、升麻、枳壳益气补脾升提；当归、地龙、通草活血通络；肉苁蓉、牛膝补肾；川木通、通草、冬葵子利尿。连服 12 剂而愈。

12. 癃闭（前列腺增生、肥大、尿潴留）

张某，男，83 岁，农民，住桓仁县沙尖子镇，于 2011 年 11 月 6 日由家属陪诊。

主诉及病史：小腹憋胀，排尿困难 10 余天。既往有肺心病史。胸闷，心悸，气短，微咳。1 年来排尿不畅，日渐加重，10 余日排尿困难，点滴不下，小腹憋胀难忍，当地医院曾予以置放导尿管 2 次。今来县某医院彩超检查：前列腺增生、肥大，尿潴留。遂求中医治疗。

查：形瘦，面色少华，言语无力。舌质淡红，苔白，脉弦无力。

诊断：癃闭（西医诊断：前列腺增生、肥大、尿潴留）。

辨证：老年气虚下陷，膀胱气化不利。

治则：益气升陷，化瘀通闭。

方药：黄芪 30g，党参 15g，升麻 7.5g，柴胡 7.5g，当归 15g，陈皮 12g，肉苁蓉 15g，通草 10g，炒王不留行 15g，冬葵子 15g，川木通 15g，滑石 20g，甘草 5g。3 剂，水煎服，日服 2 次。

11 月 11 日：家人来告曰：服药后排尿较前通畅，小腹憋闷亦除，体力见增。仍索取原方药 3 剂，服法同前。

13. 石淋（肾结石）

张某，男，28 岁，农民，住桓仁县川里村，2011 年 2 月 22 日就诊。

主诉及病史：双肾结石。腰酸月余，伴有阴囊潮湿。某医曰肾虚，口服六味地黄丸未见改善。近 1 周来腰部出现阵发性刺痛，日发作 2～3 次。今去某医院 B 超检查发现双肾均有泥砂样结石，最大约 0.3cm，遂来要求服中药排石。

查：形体壮实，舌质淡红，苔白微腻，脉弦微滑。

诊断：石淋（西医诊断：肾结石）。

辨证：湿热蕴结于肾成石。

治则：清热利尿排石。

方药：金钱草 30g，栀子 12g，黄芩 12g，鸡内金 15g，海金沙 20g，石韦 15g，瞿麦 15g，琥珀 15g，白芍 15g，滑石 20g，车前子 15g，川木通 15g，牛膝 15g，甘草 6g。7 剂，水煎服，日服 2 次。

3 月 7 日二诊：药尽。腰部仍感酸痛，但阵发性刺痛症状消失。继守原方 7 剂，服法同前。嘱：药尽可做 B 超复查。

3 月 20 日三诊：今日 B 超复查，双肾结石消失。腰酸及阴囊潮湿亦好转。嘱口服知柏地黄丸半月，日服 2 次。

14. 石淋（肾与输尿管结石）

马某，男，50 岁，河南省中铁十二局干部，2011 年 5 月 6 日就诊。

主诉及病史：左肾、输尿管结石。左腰肾区伴左腹阵发性疼痛 3 天。某医院 B 超检查：左肾多发结石，最大约 0.2mm；左输尿管中段有一约 0.5cm 强光点。急来余处求治。

诊断：石淋（西医诊断：肾与输尿管结石）。

辨证：湿热蕴结成石。

治则：清热通淋，排石化石。

方药：金钱草 30g，海金沙 20g，鸡内金 15g，琥珀 15g，石韦 15g，瞿麦 15g，滑石 20g，川木通 15g，车前子 15g，泽泻 15g，黄柏 12g，白芍 20g，牛膝 15g，生地黄 15g，甘草 7.5g。10 剂，水煎服，日服 1 剂。

5 月 17 日二诊：服药第 6 天的下午 2 点钟左右排尿时，尿液突然中断，尿道疼痛难忍，极力忍痛排尿，排出约黄豆粒大结石，尿道刺激尿血。近来未再出现左腰及左腹阵发性疼痛，但有腰酸感。今天上午 B 超复查：左肾有数个泥砂样强光点，输尿管未见结石。效不更方，继守原方再进 10 剂，以求根除。

（三十一）尿失禁

1. 尿失禁（尿路感染）

李某，女，87 岁，住桓仁县五里甸子双水洞村，2011 年

5 月 17 日家属陪诊。

主诉及病史：尿频、尿不禁 20 余天。一个月前患感冒，发热咳嗽，在当地医院打点滴 3 天，并口服感冒灵和阿奇霉素。愈后日渐口干口渴，喜冷饮，尿频数，日 10 余次，常失禁自遗，无尿痛，大便难。继续用抗生素无效，遂专车来余处求治。

查：舌质嫩红，苔白干，脉虚大。

诊断：尿失禁（西医诊断：尿路感染）。

辨证：气阴两伤，膀胱失约束。

治则：益气养阴，清热固肾。

方药：黄芪 30g，党参 15g，桔梗 10g，甘草 5g，知母 15g，生石膏 20g，当归 15g，火麻仁 20g，生地黄 15g，萹蓄 15g，滑石 20g，泽泻 15g，益智仁 15g，桑螵蛸 15g。7 剂，水煎服，日服 2 次。

6 月 1 日二诊：药后口干不渴，尿频，日 6～7 次，无尿失禁现象，大便较前顺畅，条形便。查：舌质嫩红，苔白润，脉弦。药已中的，续服原方 5 剂，以求全功。

按：年迈外感，耗气伤阴，阴虚内热，膀胱失约，故尿频数失禁。以黄芪、党参、桔梗、甘草益气；以桔梗、甘草、知母、生石膏清肺胃之热；以当归、麻仁、生地黄养阴通便；以萹蓄、滑石、泽泻、甘草清热化气；以益智仁、桑螵蛸固肾止遗。药证相符，效如桴鼓。

2. 尿频数、尿失禁

张某，女，76 岁，住桓仁镇，于 2011 年 10 月 23 日初诊。

主诉及病史：夜间尿频数一个月。一个月来夜间尿频数，多在 10 次以上，不能入睡，白天尿频稍差，但尿不禁，常遗尿裤中，伴下肢水肿，甚为痛苦。

查：形体肥胖，神色憔悴，舌淡红，苔白，脉弦。下肢水肿，按之指痕凹陷不起，血压 140～150/90mmHg。

诊断：尿频数、尿失禁。

辨证：心肾不交，膀胱失约。

治则：交通心肾，固肾缩尿。

方药：桑螵蛸 12g，生龙骨 40g，山药 15g，山萸肉 10g，茯苓 15g，远志 15g，党参 15g，当归 15g，石菖蒲 10g，制龟甲 10g，黄柏 12g，泽泻 15g。6 剂，水煎服，日服 2 次。

11 月 3 日二诊：药尽。夜尿次数减少，一夜 6～7 次，下肢水肿已消，有时耳鸣。继守原方服 6 剂，服法同前。

11 月 10 日三诊：尿频，一夜 6～7 次，耳鸣，血压 140～150/90mmHg。方药调整如下：原方去当归，加磁石 20g，黄芩 12g，菊花 15g。6 剂，水煎服，服法同前。

12 月 12 日四诊：上药服完后，尿频、尿不禁、耳鸣均已正常，寐已安宁，遂停药 20 余天。昨夜又突发尿频，1 小时 1 次，尿道时有隐痛感，口干，舌苔白剥，脉弦微数。证属心肾阴虚生热，膀胱失约。拟方药如下：桑螵蛸 15g，党参 12g，茯苓 15g，生龙骨 40g，制龟甲 7.5g，菖蒲 12g，远志 15g，萹蓄 20g，川木通 10g，滑石 15g，黄柏 10g，甘草 5g。6 剂，水煎服，日服 2 次。

2012 年 3 月 15 日追访，未再复发。

3. 尿频数

张某，女，78 岁，住桓仁县正阳街，2012 年 3 月 19 日就诊。

主诉及病史：既往有高血压病史，常服用降压药维持。近 20 天来夜间尿频，每夜尿 10 多次，伴口干热痛，耳鸣，少寐，右侧腰痛较重。口服三金片等药治疗 1 周不见好转，遂来中医求治。

查：舌红少苔，脉弦细滑。血压 160/95mmHg。

诊断：尿频数。

辨证：心肾阴虚内热，膀胱失约。

治则：潜阳育阴，清热安神。

方药：生龙骨40g（先煎），生牡蛎40g（先煎），石决明25g（先煎），白芍15g，黄芩12g，黄柏12g，酸枣仁30g，夜交藤30g，菊花15g，生地黄15g，川木通12g，竹叶12g，泽泻15g，牛膝15g。5剂，水煎服，日服2次。

4月5日二诊：药尽。夜尿减少至5~6次，口干热痛明显好转，睡眠较前安宁。仍有耳鸣，右腰痛减轻。查：舌红，已有薄白苔，脉弦，血压150/90mmHg。药已应证，继予原方5剂巩固。

按：老年夜尿频数或不禁，多以心肾气虚、阳虚、膀胱失约居多，常以桑螵蛸散、缩泉饮加减治之。此案乃心肝阴虚阳气亢上，心火不能下交于肾，肾阴虚则膀胱失约，故夜尿频数。高血压、口干热痛、耳鸣、少寐、腰痛、舌红少苔、脉弦细滑，皆阴虚阳亢之明证也。故以潜阳育阴，清热安神之法得以治愈。

（三十二）消渴

1. 消渴（糖尿病）

金某，女，60岁，农民，住桓仁县上古城子村，2011年3月23日就诊。

主诉及病史：糖尿病1年。既往因口干渴、口苦到某医院检查，确诊为糖尿病、肝内胆管结石，一直口服消渴丸、二甲双胍等降糖药，血糖控制在7.8~8.4。近一个月来症状加重，口干口渴口苦，时左心前区疼痛，舌尖溃疡，眼睑浮肿，大便黏滞不成形。今日在某医院检查：空腹血糖15，尿糖4＋，遂来余处求治。

查：形体尚壮，面红润，唇干，舌红，尖部有两处溃疡面，苔白黄腻干，脉弦数。

诊断：消渴（西医诊断：糖尿病）。

辨证：阴虚内热，湿热蕴结。

治则：清热养阴，化湿散瘀。

方药：生石膏 20g，知母 15g，天花粉 20g，北沙参 15g，苍术 15g，黄柏 15g，生地黄 15g，黄芩 12g，赤芍 15g，水蛭 6g，泽泻 15g，葛根 20g，牛膝 15g。6 剂，水煎服，日服 2 次。

3 月 31 日二诊：自诉服药后口干口渴口苦明显好转，舌已不痛。查：舌红，苔白干，脉弦微滑。继守原方 6 剂，服法同前。

4 月 16 日三诊：口干微渴，心前区无痛感。今日查空腹血糖 8，尿糖 +。查：舌偏红干，苔白干，脉弦。继守原方再进 6 剂，服法同前。嘱：药尽可改服消渴丸或西药二甲双胍类降糖药巩固。

2. 消渴（糖尿病、肾炎）

张某，男，44 岁，干部，住桓仁县凤鸣铁厂，于 2011 年 11 月 19 日就诊。

主诉及病史：糖尿病史 3 年。两个月来脘腹胀满，口干，腰酸，下肢水肿。平时一直口服"消渴丸""二甲双胍"等药。昨天化验尿：蛋白 ++、尿糖 ++++，尿酸盐 ++++。遂求中医治疗。

查：形体尚壮，舌质红，苔白腻，脉弦大，胫踝部浮肿，按之凹陷不起。

诊断：消渴（西医诊断：糖尿病、肾炎）。

辨证：脾肾气阴虚，湿热挟瘀。

治则：益气补肾，清热化湿，养阴化瘀。

方药：生地黄 15g，熟地黄 15g，山萸肉 10g，山药 15g，茯苓 15g，丹皮 15g，泽泻 15g，车前子 20g，牛膝 15g，蒲公英20g，黄柏15g，苍术15g，厚朴12g，黄芪30g，益母草30g，7剂，水煎服，日服1剂。

11月26日二诊：药后，脘腹胀满、口干、下肢水肿大见好转。续服原方药20剂，服法同前。

12月20日三诊：药尽，诸症基本改善，于12月18日化验尿：蛋白＋－，尿糖＋，尿酸盐＋＋。再予原方药去厚朴加陈皮15g，10剂，予以巩固。

3. 消谷、晕厥（低血糖、高血压）

任某，女，51岁，农民，住桓仁县黑沟乡大川村，于2012年2月7日就诊。

主诉及病史：善饥、晕厥6年。恶心，饥饿感，上午便溏3～4次，半夜饥饿，常晕厥，饮食后好转。2006年春曾先后去通化206医院、本钢总院、沈阳医大多处检查：血压170/90mmHg，血糖0.2，无甲亢。未予最后确诊。只好对症治疗，罔效，今特来中医求治。

查：形倦，舌淡红，舌中苔黄，脉弦无力。血压170/90mmHg。

诊断：消谷、晕厥（西医诊断：低血糖、高血压）。

辨证：脾胃气阴虚，不能散精。

治则：补脾益胃，养阴清热。

方药：党参15g，白术15g，黄芪30g，黄连5g，半夏15g，陈皮15g，甘草5g，茯苓15g，泽泻12g，升麻7.5g，苍术15g，石斛15g，当归15g，枸杞15g。7剂，水煎服，日服2次。

2月17日二诊：药后，上午排大便2～3次，饥饿感略减，有尿频感，余症同前。血压165/90mmHg，舌淡红，舌中苔黄微腻，脉弦无力。继守原方再进7剂，服法如前。

3月15日三诊：自动停药半月。自诉药后恶心、饥饿感明显好转，夜半饥饿亦减，未再发生晕厥；上午排大便 2 ～ 3 次，但尿频，白天排尿 5 ～ 6 次。查：舌脉如前，血压 160/ 90mmHg。今晨空腹血糖 2.6。继守原方去泽泻、枸杞，加黄柏 15g，益智仁 15g，鸡内金 12g。7 剂，水煎服，服法同前。

3 月 26 日四诊：诸症进一步好转，虽然善饥，但夜间已无晕厥，上午排大便 2 次，日排尿 4 次左右。查：舌中苔转黄润，脉弦无力。血压 160/86mmHg。继守三诊方续进 7 剂。

4 月 6 日五诊：诸症基本消失。今日空腹血糖 3.9。查：舌淡红，舌中苔薄黄，脉虚弦。血压 155/85mmHg，继守三诊方 7 剂，予以巩固。

按：经曰："饮食入胃，游溢精气，上输于脾，脾气散精，上输于肺，肺朝百脉，水精四布，下输膀胱。"又："饮食入胃，淫精于肝。"脾胃同居中焦如沤，脾主升，胃主降，脾主湿，胃主燥。胃燥太过则阴伤消谷；脾虚不能为胃行其津液，精微不能布散。人卧血归于肝，脾肺气虚百脉皆虚，夜半肝血失养故晕厥，乃虚风也，其病之源，当在脾胃。方中党参、白术、黄芪、半夏、陈皮、茯苓、甘草、苍术、升麻升提脾肺之气；黄连、石斛清胃养阴；当归养阴血；泽泻、枸杞益肾。后因白天尿频数，去泽泻、枸杞，加黄柏、益智仁、鸡内金清热，鸡内金且有化瘀之功。

（三十三）阳痿

1. 马某，男，41 岁，工人，住桓仁县正阳街，2011 年 1 月 19 日就诊。

主诉及病史：阳痿半年。近半年来性欲淡漠，阳痿不举，偶有举时交之即萎软，伴有心情郁闷，脱发。一直购买海马多鞭丸等补肾壮阳药服用，效果不显，遂来求治。

查：前头部发稀疏，舌质淡红，苔白腻，脉弦。

诊断：阳痿（西医诊断：性神经衰弱）。

辨证：肝郁血虚，肾阳不足。

治则：疏肝解郁，补肾壮阳。

方药：当归 15g，白芍 15g，柴胡 10g，茯苓 15g，远志 15g，菖蒲 12g，蒺藜 15g，大蜈蚣 2 条，韭菜子 15g，仙茅 15g，巴戟天 15g，牛膝 15g，甘草 6g。14 剂，水煎服，日服 2 次。

3 月 30 日二诊：已服完药 1 个半月。自诉病情较前改善，胸闷好转，每于早晨 3～4 点钟阴茎自然勃起，勉强入房，早泄。继守原方再进 14 剂，服法同前。

4 月 30 日三诊：约 7～10 天可正常过 1 次性生活，原脱发部渐生稀疏细发。继守原方再进 7 剂，服法同前。

2. 董某，男，34 岁，农民，住桓仁县普乐堡镇，于 2012 年 2 月 24 日初诊。

主诉及病史：阳痿、早泄 2 个月。近 2 个月来性淡漠，阴茎不易勃起，勉强勃起后绵软不坚，交媾即泄，无快感。平时常有尿频尿痛。自购多种补肾药服用无效，遂来求治。

查：舌质尖红，舌根苔黄厚腻，脉弦微滑。

诊断：阳痿。

辨证：肝肾湿热下注，宗筋不举。

治则：泻肝清热化湿。

方药：龙胆泻肝汤加减：龙胆草 15g，栀子 12g，黄芩 12g，柴胡 12g，当归 15g，生地黄 15g，车前子 15g，泽泻 15g，黄柏 12g，川木通 15g，土茯苓 25g，白芍 15g，牛膝 15g，甘草 6g。7 剂，水煎服，日服 2 次。

3 月 7 日二诊：药后尿频尿痛好转，近 2 天每于早晨 4～5 点钟有阴茎勃起，稍挺即逝。查：舌质尖红，舌根苔黄，脉弦。继守原方 7 剂。

3 月 17 日三诊：自诉尿频尿痛消失，近 1 周曾有 2 次性生活，尚觉满意。再索原方7剂予以巩固。

按：肝主筋，阴茎乃属宗筋，湿热下注，则宗筋软短不举；尿频、尿痛、舌红、苔黄腻、脉弦滑，此皆湿热下注之明证也；故以龙胆泻肝汤加减取效。阳痿虽属于肾，与肝尤为密切，肝肾同源，子盗母气故也。本案泻肝以保母而收效。自服补肾类药，徒劳也。余曾于10年前治疗一崔姓患者，年40左右，是余同事连襟，于求诊3年前右手被电锯锯掉，愈后出现阳痿，夫妻不能过性生活，甚为苦恼，其连襟多给予各类补肾壮阳药治疗1年，耗资近万元，罔效。无奈找余会诊，吾诊后予以龙胆泻肝丸，服用1个月而痊愈，甚为叹服。

3. 刘某，男，59岁，工人，住桓仁镇民族街，2012年12月13日就诊。

主诉及病史：两年来性欲淡漠，日渐加重。近1年来阳痿不举，夫妻不能行房事，甚为苦恼，想求医治疗又羞于启齿，今在友人劝说下来诊。

查：形体尚壮，舌淡，苔薄白润，脉弦无力。

诊断：阳痿。

辨证：肾阴阳两虚，肝失疏泄。

治则：益肾填精壮阳，佐以疏肝。

方药：熟地黄15g，山茱萸10g，泽泻15g，仙灵脾20g，仙茅15g，巴戟天15g，韭菜子15g，枸杞15g，当归15g，白芍15g，甘草5g，柴胡10g，大蜈蚣2条，牛膝15g，6剂，水煎服，日服2次。

12月23日二诊：药进5剂时，早晨天明前出现阴茎勃起，持续3~5分钟，药尽6剂，每于晨皆有阴茎勃起。甚喜，对治疗充满信心，复取原方药6剂，服法同前。

2013年3月30日在街上相遇，询及病情，告曰：药后病愈，7~10天可过一次性生活，余皆正常，并深表谢意。

按：男近六十，肝气衰，肾气已虚。此证治疗，当以益肾填精壮阳为主，以培育肾之元气，佐以补肝养血，疏肝通络。阳无阴不升，阴无阳不化，阴阳互根，故用熟地黄、山茱萸、泽泻、枸杞养阴；仙灵脾、仙茅、巴戟天、韭菜子益肾养阳；当归、白芍、甘草养肝血；柴胡疏肝；蜈蚣入肝通络；牛膝益肝肾引药下行；诸药相伍，疗效满意。

4. 邱某，男，50 岁，农民，住桓仁县五里甸子镇，2013 年 5 月 14 日就诊。

主诉及病史：阳痿，已半年多不能过性生活，平时腰酸痛，膝软，记忆力减退。

查：舌淡红，苔薄白润，脉弦细无力。

诊断：阳痿。

辨证：肝肾阴阳两虚，宗筋不举。

治则：益肝肾，通阳疏筋。

方药：熟地黄 15g，山萸肉 10g，泽泻 15g，牡丹皮 15g，当归 15g，白芍 15g，柴胡 7.5g，大蜈蚣 1 条，仙茅 15g，巴戟天 15g，枸杞 15g，韭菜子 15g，怀牛膝 15g，杜仲 12g，10 剂，水煎服，日服 2 次。

6 月 17 日二诊：药尽已半月余，自诉服药 7 剂即早晨时出现阴茎勃起，药尽至今曾发生 2 次性生活，但不理想，腰酸痛消失。遂来取原方药 10 剂，予以巩固。药尽未再来诊。

按：本例阳痿半年有余，平时腰酸痛，膝软，记忆力减退，又舌淡红，脉弦细无力，乃肾阴阳两虚精气不足，是为阳痿之本；肝主筋，阴茎萎软属宗筋不举，是为标。故用熟地黄、山萸肉、牡丹皮、泽泻益肾之阴，仙茅、巴戟天、枸杞、韭菜子、怀牛膝、杜仲益肾之阳，阴阳双补，再以当归、白芍补肝血养筋；柴胡、蜈蚣疏筋通阳，而获良效。

（三十四）早泄

1. 董某，男，34 岁，农民，住桓仁县普乐堡乡，2012 年 2 月 14 日就诊。

主诉及病史：早泄，阴茎举而不坚，已半年多。他医曾给用"锁阳固精丸""六味地黄丸"等药治疗数月，效果不显，时伴有腰酸，时感尿道痛，尿黄。

查：舌尖红，苔薄白，脉沉弦。

诊断：早泄。

辨证：肝肾湿热下注，宗筋弛软。

治则：泻肝清热利湿。

方药：龙胆泻肝汤主之：龙胆草 15g，栀子 12g，黄芩 12g，柴胡 7.5g，当归 15g，生地黄 15g，车前子 15g，泽泻 15g，黄柏 12g，白芍 15g，土茯苓 25g，牛膝 15g，鱼腥草 25g。7 剂，水煎服，日服 2 次。

3 月 7 日二诊：药后病情改善，继守原方 7 剂。

7 月 13 日三诊：经治疗后，病已基本好转，遂停药。近来因农活劳累，病又复重，病情如前。继守原方续服 14 剂。

8 月 6 日四诊：诸症基本好转，再予 7 剂巩固。

2. 王某，男，33 岁，农民，住桓仁县下甸子村，于 2012 年 2 月 17 日初诊。

主诉及病史：早泄、阴茎举而不坚两个月余。既往性生活每周 3～4 次，近两个月每周可发生性生活 1 次，且阴茎举而不坚，可勉强插入阴道，不足 1 分钟即泄精，甚感沮丧。平时排尿余沥不净。自购补肾类中药治疗未见效，遂来求治。

查：舌质淡红，苔薄白，脉沉弦。

诊断：早泄。

辨证：房劳伤肾，肾气不固。

治则：补肾固精。

方药：金锁固精丸化裁：锁阳 15g，芡实 15g，莲须 15g，煅龙骨 40g，煅牡蛎 40g，刺蒺藜 15g，金樱子 15g，仙茅 15g，巴戟天 15g，枸杞 15g，大蜈蚣 1 条，白芍 15g，当归 15g，牛膝 15g。7 剂，水煎服，日服 2 次。嘱：节制房事。

3 月 8 日二诊：药尽。症状改善，阴茎勃起较前坚挺，性生活可持续 2 分钟，射精、排尿正常。继守原方 7 剂予以巩固。

（三十五）阳强

1. 阳强（性机能亢进）

马某，男，44 岁，农民，住桓仁县拐磨子，2011 年 3 月 11 日就诊。

主诉及病史：夜间阴茎坚硬不倒 5 个月。5 个月来每晚入睡后，阴茎即坚挺硬胀，且有痛感，醒后即逐渐绵软，性生活不足 1 分钟即泄精。甚为苦恼，因羞于启齿，故拖至今日求治。

查：舌质暗红，苔薄干，脉弦微滑。

诊断：阳强（西医诊断：性机能亢进）。

辨证：肝肾阴虚，龙雷火动，阳不敛阴。

治则：滋阴降火。

方药：知柏地黄丸加减：生地黄 15g，山茱萸 10g，茯苓 15g，丹皮 15g，泽泻 15g，知母 15g，黄柏 20g，白芍 20g，龙胆草 15g，黄芩 12g，菖蒲 12g，路路通 15g。10 剂，水煎服，日服 2 次。

3 月 26 日二诊：药后症状明显改善，入睡后阴茎坚举不倒现象仍有，但持续时间较短，无胀痛感，睡眠安宁。药症相应，再予 10 剂以收功。

2. 阳强（阴茎异常勃起、脊椎炎、前列腺炎）

石某，男，33 岁，农民，住桓仁县黑沟乡，于 2010 年 11

月 28 日初诊。

主诉及病史：1 个月来脊背疼痛，尤以夜间为甚，日渐加重。特别是近 10 天来，尿频数，日行 7～8 次，尿黄，尿后余沥不净，常不自主出现阴茎勃起，坚挺不倒，有胀痛感，并伴有少寐多梦，胃脘嘈杂不适。曾服壮腰健肾丸、前列康胶囊等药无效，遂来求治。

查：舌质红，苔白黄相兼，脉弦滑。

诊断：阳强（西医诊断：阴茎异常勃起、脊椎炎、前列腺炎）。

辨证：肝肾湿热，蕴结不行。

治则：泻肝清热，化湿散结。

方药：龙胆泻肝汤加减：龙胆草 15g，栀子 12g，黄芩 12g，黄柏 15g，当归 15g，生地黄 15g，泽泻 15g，车前子 15g，川木通 15g，萆薢 20g，牛膝 15g，滑石 20g，土茯苓 25g，菖蒲 12g，远志 15g，甘草 5g。7 剂，水煎服，日服 2 次。

12 月 7 日二诊：药后，夜间脊背疼痛大见缓解；尿频次数减少，尿色仍黄；阳强亦好转，偶有勃起。继守原方再进 7 剂，服法同前。

按：肾主骨，脊背乃肾督之脉；肝主筋，阴茎乃宗筋也。肝肾湿热蕴结，经脉不畅，湿热不行，故致脊背疼痛，夜重乃热盛不敛阴也；尿频数、余沥不净亦湿热也；阳强者，热聚宗筋也。纵观全局，乃肝肾湿热所致，故以龙胆泻肝汤加减获效。

（三十六）血精

姜某，男，36 岁，工人，住桓仁镇安居小区，2013 年 6 月 3 日就诊。

主诉及病史：近来心烦易怒，夫妻性生活时射精如血已 3 日，甚为恐惧，无腰腹痛等不适感。数年前曾患此疾在本处治愈，今遂急来求治。

查：舌质尖红，苔略黄腻，脉弦滑。

诊断：血精。

辨证：肝肾湿热下注，精室络伤。

治则：清肝泻热，凉血止血。

方药：龙胆泻肝汤合小蓟饮子化裁：龙胆草 15g，栀子 12g，黄芩 12g，生地黄 15g，白芍 15g，泽泻 15g，小蓟 20g，藕节 15g，蒲黄 12g，川木通 15g，滑石 20g，黄柏 12g，土茯苓 30g，甘草 5g，7 剂，水煎服，日服 2 次。嘱：忌食辛辣酒类发物，节房事。

6 月 13 日二诊：药尽，无何不适。继守原方 7 剂。

6 月 25 日三诊：药尽，夫妻过性生活 2 次，精液淡粉色，心烦易怒好转。继守原方 7 剂，服法同前。药尽未再来诊。

按：血精，似西医诊断精囊炎，本例始于心烦易怒，乃肝郁化火，纵欲无度，湿热相火困扰精室，精室络伤血溢。治宜清肝泻热，凉血止血为法，故以龙胆泻肝汤合小蓟饮子二方化裁治之。

（三十七）疝痛

1. 腰痛、疝痛合病

赵某，男，32 岁，农民，住桓仁县鸡冠砬子村，于 2012 年 3 月 9 日初诊。

主诉及病史：左腰和左侧睾丸痛 1 年。每于早晨起床时左腰疼痛加重，并伴有左侧睾丸痛，尿黄，已 1 年。彩超：肾、输尿管未见异常。口服西药"氧氟沙星"等治疗未见效果，遂求中医治疗。

查：左睾丸略大于右，容积约 30mL，压痛。舌淡红，苔薄白黄，脉弦。

诊断：腰痛、疝痛合病。

辨证：肝肾湿热挟瘀。

治则：疏肝清热，燥湿化瘀。

方药：三妙散合橘核丸加减：苍术 15g，黄柏 15g，牛膝 15g，土茯苓 25g，川楝子 15g，橘核 15g，荔枝核 15g，延胡索 15g，没药 10g，续断 15g，白芍 15g，白花蛇舌草 30g。7 剂，水煎服，日服 2 次。

3 月 21 日二诊：药尽。左腰及睾丸疼痛大见好转，偶感隐痛。查：舌脉同前。效不更方，再予原方药 7 剂，服法同前。

2. 筋疝（精索炎、精索静脉炎、睾丸炎）

王某，男，36 岁，经商，住桓仁县，2011 年 10 月 10 日就诊。

主诉及病史：右侧精索炎半年。阴囊内右侧有一条索状筋脉，粗如蚯蚓，痛引右睾丸并向小腹放射性疼痛，小腹亦胀痛，尿黄。曾去沈阳某医院检查，诊断为右侧精索炎、精索静脉炎、睾丸炎。长期点滴抗生素类药或口服消炎药，时轻时重，重时不敢快步行走，已半年，甚为痛苦，转求中医治疗。

查：阴囊内右睾丸容积大约 35mL，左睾丸容积约 30mL，右睾丸侧上方有一条索状肿物，触压疼痛。舌质红，苔白腻，脉弦微滑。

诊断：筋疝（西医诊断：精索炎、精索静脉炎、睾丸炎）。

辨证：肝经湿热下注挟瘀。

治则：疏肝理气，解毒化瘀。

方药：橘核丸加减：川楝子 15g，橘核 15g，荔枝核 15g，枳实 15g，延胡索 15g，柴胡 10g，白花蛇舌草 30g，土茯苓 30g，蒲公英 20g，败酱草 20g，黄芩 12g，黄柏 12g，没药 10g，炒王不留行 15g，牛膝 15g。10 剂，水煎服，日服 1 剂。

嘱：忌食腥辣发物、饮酒，勿过多行走，节制房事。

10月22日二诊：告曰：自觉疼痛有所缓解，仍然尿深黄。继守原方去枳实，加川木通15g，10剂，水煎服，日服1剂。

11月3日三诊：自觉疼痛减轻，继守二诊方取药10剂，服法同前。

11月14日、11月26日、12月7日、12月18日分别来取药10剂，共40剂，告知疼痛感基本消失，但以手压之仍感疼痛。继守二诊方连服20剂。

2012年1月10日八诊：告知已基本治愈，以手指压之方感觉疼痛。唯恐停药后复发，要求再服10剂以巩固。嘱注意饮食起居，勿过劳。

3. 疝痛（睾丸炎、前列腺炎）

晏某，男，35岁，农民，住桓仁县雅河乡董船营村，于2012年8月3日就诊。

主诉及病史：双侧睾丸隐痛胀，会阴部酸胀热痛，腰腹酸胀不适，尿频，余沥不净已两个多月。曾在县医院检查诊断为睾丸炎、前列腺炎，口服消炎药治疗近1个月，未见效果，遂求中医治疗。

查：舌质淡红，舌根苔白黄，脉弦滑。双睾抚之未见肿大，有压痛。

诊断：疝痛（西医诊断：睾丸炎、前列腺炎）。

辨证：肝肾湿热下注，瘀热不行。

治则：清热化湿，化瘀通淋。

方药：五淋散加减：栀子12g，土茯苓30g，当归15g，白芍15g，黄芩12g，甘草6g，生地黄15g，泽泻15g，车前子15g，滑石20g，川木通15g，川楝子15g，炒王不留行15g，白花蛇舌草30g，草薢20g，牛膝15g。15剂，水煎服，日服1

剂。嘱：忌食腥辣发物，勿过劳。

8 月 27 日二诊：药尽。睾丸痛及会阴胀热痛明显好转，排尿亦畅。继守原方 10 剂，服法同前。

9 月 6 日三诊：睾丸已不痛，会阴胀热痛消失，排尿基本正常，仍时有腰及小腹酸胀，乃余毒未尽也。再守原方 7 剂以善后。

（三十八）痹证

1. 风湿痹

（1）李某，女，朝鲜族，农民，住桓仁县六河公社，1967 年 7 月 24 日初诊。

主诉及病史：1 年前产后失血过多，半个月即下床料理家务，外感风寒，右侧髋骨酸痛，不能任重，恶风畏凉。

查：舌淡，脉弦细。

诊断：风湿痹证。

病机分析：产后失血，肝肾已虚，复感风寒湿邪痹阻经络。

治则：祛风除湿通络，益肝肾。

方药：独活寄生汤化裁：独活 7.5g，桑寄生 15g，秦艽 7.5g，防风 15g，细辛 3g，川芎 7.5g，熟地黄 15g，赤芍 10g，桂枝 10g，没药 10g，牛膝 15g，续断 15g，狗脊 10g。6 剂，水煎服，日服 2 次。

追访，药尽 3 剂病愈过半，6 剂痊愈。

（2）韩某，女，53 岁，工人，住桓仁县天泰花园，于 2010 年 11 月 15 日初诊。

主诉及病史：周身肌肉及四肢关节疼痛，怕风，畏凉，已 10 余天。

查：四肢关节无红肿。舌质红，苔黄腻，脉浮弦。

诊断：风湿痹证。

辨证：风寒湿邪痹着肌肉、关节，郁而化热。

治则：疏风清热，除湿通络。

方药：大秦艽汤加减：秦艽 15g，羌活 10g，独活 15g，防风 12g，川芎 10g，白芷 12g，细辛 5g，黄芩 12g，生地黄 15g，生石膏 20g，苍术 15g，黄柏 12g，白芍 15g，桂枝 10g，甘草 5g。6 剂，水煎服，日服 1 剂，饭后服。

11 月 21 日二诊：药后肌肉及关节痛大见好转。查：舌质略红，苔转白腻，脉弦。再予原方 6 剂，服法同前。药尽告愈。

（3）王某，女，46 岁，服务员，住桓仁县荣丰社区，于 2011 年 2 月 25 日就诊。

主诉及病史：四肢关节痛月余。四肢关节疼痛，恶风。某医院医生给服西药布洛芬，服后疼痛缓解，停药即痛，且日渐加重，伴有大便黏滞不爽，经期面部和腿虚肿，遂停用西药，来余处求治。末次月经 2 月 3 日。

查：舌质淡，尖红，苔白腻干，脉弦缓。

诊断：风湿痹证（西医诊断：风湿）。

辨证：风湿化热，痹着四肢关节。

治则：祛风除湿，清热通络。

方药：桂枝汤合三妙散加减：桂枝 10g，白芍 15g，甘草 7.5g，黄柏 12g，苍术 15g，薏苡仁 25g，防风 12g，黄芩 12g，桑枝 20g，伸筋草 15g，豨莶草 20g，车前子 15g。6 剂，水煎服，日 2 次，餐后服。

3 月 10 日二诊：药尽，四肢关节痛、恶风已减大半，大便较畅。守原方续服 6 剂以收功。

（4）崔某，女，52 岁，农民，住新宾县四平乡，于 2011 年 3 月 4 日就诊。

主诉及病史：四肢关节痛，肌肉痛 3 个月余。起因于白天劳累，夜晚火炕过热，出汗，早晨起来即感腰腿四肢关节痛、肌肉痛，活动后加重，伴有自汗。当地医院给予大活络丹、布洛芬口服，病情时轻时重，未能得愈，遂来求治。

查：舌质淡红，苔白腻，脉弦缓。

诊断：风湿痹证（西医诊断：风湿）。

辨证：气虚挟湿，瘀阻经络。

治则：调和营卫，祛湿通络。

方药：黄芪桂枝五物汤合三妙散加减：黄芪 30g，桂枝 12g，白芍 15g，甘草 7.5g，苍术 15g，黄柏 12g，牛膝 15g，桑寄生 15g，防己 15g，乳香 10g，没药 10g，大蜈蚣 1 条，桑枝 20g，豨莶草 20g。10 剂，水煎服，日服 1 次。

3 月 16 日二诊：药后腰痛、四肢关节痛、肌肉痛减轻，自汗亦减。效不更方，继守原方 10 剂，水煎服，改为日服 2 次。

4 月 2 日三诊：腰及四肢关节、肌肉稍有痛感，活动自如，自汗已止。继守原方续服 10 剂，日服 2 次以善后。

（5）申某，女，33 岁，农民，住桓仁镇，于 2011 年 12 月 8 日初诊。

主诉及病史：患肩周炎及四肢关节痛 3～4 年。因忙于农活，感受寒凉风湿，双肩疼痛，抬举不利多年，持续加重，并累及四肢、肘、腕、膝、踝、指关节疼痛，夜重。伴有腹泻，便溏。长年服西药治疗，效果不显。末次月潮 12 月 7 日。

查：双上肢抬举不便，四肢关节无明显肿胀，未做类风湿生化检查。舌淡红，苔白，脉弦缓。

诊断：风湿痹证。

辨证：风寒湿邪痹着关节，经络不通。

治则：祛风除湿通络。

方药：当归 15g，白芍 20g，川芎 10g，桂枝 12g，桑枝

20g，苍术 15g，伸筋草 15g，羌活 7.5g，葛根 30g，黄芩 12g，大蜈蚣 1 条，乳香 10g，没药 10g，陈皮 15g，焦三仙各 10g。7 剂，水煎服，日服 2 次，饭后服。

12 月 29 日二诊：药后双肩及四肢关节疼痛明显缓解，已不需每天服用止痛药。因忙于农活，未能坚持来诊，今日来诊要求再按原方取药 14 剂。服法同前，并嘱注意休息。

（6）刘某，女，42 岁，工人，住桓仁县铜锌矿，2012 年 3 月 5 日就诊。

主诉及病史：双手指关节疼痛，不肿，早晨有僵硬感，已 5 个月余。近来渐至双肩关节、肘关节疼痛，遇冷凉加重，二便尚可。在县医院血化验类风湿因子（－）。要求中医治疗。末次月经 2 月 14 日。

查：双手指关节无明显肿胀，屈伸不利。舌质淡红，苔薄白，脉弦。

诊断：风湿痹证。

辨证：风寒湿邪痹着关节，久则化热。

治则：祛风除湿，清热通络。

方药：桂枝知母芍药汤合二妙散加减：桂枝 12g，白芍 15g，甘草 5g，知母 15g，苍术 15g，黄柏 12g，桑枝 20g，伸筋草 15g，防己 15g，雷公藤 15g，生地黄 15g，陈皮 12g。7 剂，水煎服，日 2 次，餐后服。

3 月 16 日二诊：近日感冒 3 天，鼻干热，咽痛，口干，改用辛凉解表法：金银花 20g，连翘 15g，牛蒡子 15g，桔梗 10g，甘草 5g，黄芩 12g，知母 15g，生石膏 20g（先煎），薄荷 5g，鱼腥草 20g。5 剂，日服 1 次。

3 月 26 日三诊：感冒已痊。继按首诊方 7 剂，服法同前。

4 月 7 日四诊：四肢关节疼痛缓解，继守原方服用。

4 月 18 日五诊：指关节僵硬疼痛好转，屈伸灵活，肩、肘关节已基本不痛，再予初诊方 7 剂以巩固。嘱：勿受风受凉及过劳。

（7）付某，女，40 岁，个体户，住桓仁县西关，于 2011 年 1 月 9 日来诊。

主诉及病史：四肢关节痛，自汗恶风寒 10 余年。10 年前产后感受风寒即出现四肢关节痛，腰痛，且汗出恶风寒，多处治疗未能得愈，并有日渐加重之势。曾去通化和沈阳等处诊断为风湿病，排除类风湿。本人对治疗已无信心，在亲属劝说下来余处一试。末次月经 1 月 2 日。

查：舌质淡红，苔薄白，脉弦缓。

诊断：风湿痹证（西医诊断：风湿性关节炎）。

辨证：气虚营卫失调，风湿痹阻。

治则：祛风除湿，益气和营。

方药：黄芪桂枝五物汤加减：黄芪 25g，桂枝 12g，白芍 15g，甘草 7.5g，防风 12g，苍术 15g，黄柏 12g，防己 15g，乳香 10g，没药 10g，桑枝 20g，陈皮 12g。6 剂，水煎服，日 2 次，餐后服。

1 月 18 日二诊：自诉药后四肢关节痛、汗出恶风寒均见减轻，遂取原方药 12 剂，服法同前。

2 月 14 日三诊：病情进一步改善，又取原方药 12 剂，服法同前。

3 月 7 日四诊：四肢关节和腰时有酸痛，自汗恶风寒症状消失。原方去防风加当归 15g，牛膝 15g，续进 12 剂，以求全效。

2. 颈筋痹

（1）贾某，女，65 岁，农民，住桓仁县杨家街村，于 1986 年 5 月 28 日初诊。

主诉及病史：颈部酸痛两个月余，转侧不便，伴头晕眩，右肩酸隐痛，右上、下肢麻木。经县医院 X 线拍颈椎片诊断：颈椎增生。服用西药和中成药（颈复康）治疗半月无明显改变，遂来中医求治。

查：形瘦，舌质淡红紫，苔薄白，脉寸弦、关尺弱。

诊断：颈筋痹（西医诊断：颈椎病）。

辨证：风湿热瘀痹着颈筋，阴虚化风，血不荣筋。

治则：息风清热，化瘀通络。

方药：天麻 10g，钩藤 12g（后下），防风 15g，羌活 6g，葛根 20g，赤芍 15g，红花 15g，当归 15g，地龙 15g，何首乌 15g，没药 10g，陈皮 15g。4 剂，水煎服，日 2 次，餐后服。

6 月 8 日二诊：药尽。颈肩酸痛大见好转，肢麻时现。自觉口干、头晕。舌淡，脉虚弦。继守原方加生地黄 15g，4 剂，服法同前。7 月 30 日追访：诸症悉除，告愈。

（2）曲某，男，56 岁，农民，住辽宁省新宾县，于 2010 年 12 月 28 日就诊。

主诉及病史：双肩、肘、腕关节疼痛数月。既往有颈椎病史。自秋收以来，过于劳累，双肩关节疼痛，继而双肘、腕疼痛，右肘、腕已不能伸直，在当地治疗月余，效果不显，经别人介绍专程来诊。

查：双肩胛缝压痛，双肘、腕未见红肿，右肘前臂不能伸直，约呈 135 度角。舌质淡红，苔白微腻，脉弦。

诊断：颈筋痹（西医诊断：颈椎病）。

辨证：营卫失和，寒湿痹阻，日久化热，筋脉挛缩。

治则：益气和营，清热化湿，舒筋通络。

方药：黄芪 30g，当归 15g，白芍 20g，桂枝 12g，甘草 6g，桑枝 20g，伸筋草 15g，苍术 15g，黄柏 12g，葛根 30g，乳香 10g，没药 10g，大蜈蚣 2 条，陈皮 15g。10 剂，水煎服，日服 2 次，餐后服。

2011 年元月 13 日二诊：药后，双肩关节及双肘、腕疼痛已减大半，右肘前臂可伸至约 150 度角。继守原方 10 剂以求全功，服法同前。

按：方中黄芪、当归、白芍、桂枝、甘草益气养血和营；桑枝、伸筋草、葛根舒筋解肌；苍术、黄柏清热化湿；乳香、没药活血通络；蜈蚣搜风舒筋通络；陈皮护胃以助药行。

（3）徐某，男，50 岁，农民，住桓仁县三道河村，于 2012 年 2 月 8 日初诊。

主诉及病史：颈酸、后头常晕痛 2 年。近 3 个月来出现双手无名指、小指麻，夜间尤重，右手中指、食指关节酸胀，并且伴有闻流水声则尿频。在某医院服西药治疗（药名不详）无效，遂求中医治疗。既往有颈椎病史。

查：舌质淡红，苔白，脉弦。

诊断：颈筋痹（西医诊断：颈椎病）。

辨证：风湿瘀阻颈督，营卫失和，筋失濡养。

治则：调营养卫，祛风除湿，化瘀通络。

方药：桂枝汤合二妙散加减：桂枝 12g，白芍 15g，甘草 5g，桑枝 20g，伸筋草 15g，羌活 7.5g，葛根 30g，川芎 12g，苍术 15g，黄柏 12g，细辛 5g，乳香 10g，没药 10g，土鳖虫 6g，大蜈蚣 1 条，陈皮 15g。10 剂，水煎服，日 2 次，饭后服。

3 月 4 日二诊：药尽，诸症已去过半。查：舌脉如前。效不更方，再予原方 10 剂，以取全效。

3. 肩痹

（1）宋某，女，55 岁，农民，住新宾县大四平，2011 年 2 月 9 日就诊。

主诉及病史：右肩关节疼痛半年。因过于劳累，右肩关节疼痛半年，抬举时疼痛加重，不能提举物品。

查：右肩关节前缝压痛，不肿，上肢抬举不能齐胸。舌质淡红，苔白，脉弦缓。

诊断：肩痹（西医诊断：肩周炎）。

辨证：劳伤关节，湿热挟瘀，经络痹阻。

治则：祛风除湿，活血化瘀。

方药：当归 15g，白芍 20g，川芎 10g，桂枝 15g，桑枝 20g，伸筋草 15g，大蜈蚣 2 条，乳香 10g，没药 10g，苍术 15g，黄柏 12g，陈皮 15g，甘草 7.5g。10 剂，水煎服，日 2 次，餐后服。

2 月 25 日二诊：药尽。肩痛大见缓解，上肢可抬举过头，隐痛。近来睡眠欠佳。继守原方，大蜈蚣减为 1 条，加夜交藤 30g。10 剂，水煎服，服法同前。

按：当归、白芍、川芎、甘草养血活血柔筋；桂枝、桑枝、伸筋草舒筋通络；蜈蚣搜风通络；乳香、没药活血化瘀；苍术、黄柏清热化湿；陈皮健胃以助药行。

（2）徐某，男，48 岁，厨师，住桓仁县沙尖子镇下甸子村，2012 年 12 月 3 日就诊。

主诉及病史：左肩疼痛牵引上肢至肘痛已 20 余天，抬举困难，入夜尤重，影响睡眠。曾针灸 1 周不见好转，遂来求治。

查：舌质淡红，苔薄白干，脉浮弦。

诊断：肩痹。

辨证：风湿化热，筋脉痹阻。

治则：祛风除湿，清热通络。

方药：当归 15g，白芍 15g，川芎 12g，桂枝 12g，桑枝 20g，伸筋草 15g，葛根 25g，苍术 15g，黄柏 12g，乳香 10g，没药 10g，大蜈蚣 1 条，羌活 7.5g，甘草 5g，4 剂，水煎服，日 2 次饭后服。

12月10日二诊：药后左肩肘疼痛已去过半，抬举尚可，夜寐安宁。甚喜，再予原方3剂巩固。

按：方中当归、川芎、白芍、甘草养血柔筋；桂枝、桑枝、伸筋草舒筋通络；葛根、羌活走太阳经祛风解肌；苍术、黄柏为二妙，除湿清热尤妙；乳香、没药化瘀；蜈蚣搜风通络。

4. 腰肌痹

（1）窦某，男，21岁，工人，住桓仁县天后街，于2010年12月21日来诊。

主诉及病史：腰痛2个月。因在外施工，感受风寒，睡觉醒来感到腰痛，未予理会。近2个月日渐加重，夜卧不能翻身，早晨起床不敢直腰，须慢慢活动后方能行走，曾针灸、拔火罐、服用大活络丹均无明显好转。去某医院拍腰椎CT片，腰椎未见明显改变，诊断为腰肌纤维组织炎，遂来求治。

查：腰脊部两侧肌肉痛，拍打后稍舒。舌质淡红，苔白，脉弦微滑。

诊断：腰肌痹（西医诊断：腰肌纤维炎）。

辨证：风寒湿邪痹着腰肌，日久化热，经络不通。

治则：舒筋除湿，清热化瘀。

方药：独活15g，川断15g，牛膝15g，狗脊15g，地风藤15g，千年健15g，苍术15g，黄柏15g，威灵仙15g，乳香10g，没药10g，乌梢蛇10g，陈皮15g，神曲15g。6剂，水煎服，日2次，餐后服。

12月29日二诊：腰痛明显好转，继守原方6剂，服法同前。

以后分别于2011年1月7日、1月18日各取药6剂，告愈。

按：腰痛夜重，或早晨起床时痛重，均属湿热阳不敛阴之象。吾每逢腰椎病、腰肌病，配方中必加用二妙（苍术、黄柏），取效甚捷。本案中加用陈皮、神曲，意在固护胃气，且可助药运化。

（2）董某，女，27岁，住沈阳市，2011年10月5日初诊。

主诉及病史：腰酸痛，不耐劳4个月。在沈阳某医院检查，诊断为腰肌纤维炎，治疗效果不佳，来桓求治。腰背酸痛，不耐久坐久立，遇劳尤重，或早晨起床时痛甚，叩打按摩后减轻。病起于产后过劳。

查体：营养中等，舌淡红，苔白微腻，脉弦缓。

诊断：腰肌痹（西医诊断：腰肌纤维炎）。

辨证：肝肾阴虚，湿热血瘀。

治则：补肝肾，祛湿通络。

方药：当归15g，白芍15g，独活15g，狗脊15g，川断15g，桑寄生15g，杜仲12g，威灵仙20g，苍术15g，黄柏12g，甘草5g，陈皮15g，神曲15g。10剂，水煎服，日服2次。

10月27日二诊：药尽，腰痛已大见好转，要求再服10剂，以巩固疗效，服法同前。

按：加陈皮、神曲以防有碍胃气，且可助药力运行。

（3）朴某，男，38岁，工人，住桓仁县泡子沿，2011年7月15日就诊。

主诉及病史：腰痛、腹痛、腹泻1个月。既往腰酸痛，胃肠消化功能不良。近1个月来，腰痛加重，尤以夜间或早晨起床痛重，活动后痛减，并每日腹痛时作，痛则肠鸣，痛泻粥样便，手心燥热。曾服腰腿痛丸、肠炎灵10余天，未见好转，遂来中医诊治。

查：舌质红，苔白腻，脉弦微滑。

诊断：腰肌痹、痛泻合病（西医诊断：腰肌劳损、肠炎）。

辨证：肝脾肾湿热蕴结腰部与肠道。

治则：疏肝健脾，清热化湿。

方药：痛泻要方合三妙散、香连丸加减：陈皮15g，白芍15g，防风12g，苍术15g，黄柏12g，黄连7.5g，木香6g，败酱草20g，鱼腥草20g，牛膝15g，川续断15g，白扁豆15g，地骨皮15g。6剂，水煎服，口服2次。嘱注意饮食，勿睡电褥子。

7月19日二诊：腰痛，腹痛，腹泻均大为好转，效不更方，继守原方再服6剂，服法同前。

按：方中陈皮、白芍、防风、苍术为痛泻要方，改白术为苍术取其燥湿之力，并配黄柏、牛膝为三妙，是疗湿痹之要药；加以续断益肾通络；黄连、木香合为香连丸，治痢之方；加败酱草、鱼腥草增加清热之力；配白扁豆、地骨皮益脾肾而退虚热。

（4）刘某，男，40岁，农民，住辽宁新宾县平顶山乡，于2010年11月14日初诊。

主诉及病史：近因劳累，突发左侧髋骨部位疼痛，并牵扯至腿足掣痛，时轻时重，尤以夜间痛甚，不能翻身和屈伸下肢，近3天来加重，急来求治。

查：舌质淡红，苔薄白，脉弦缓。

诊断：腰肌痹（西医诊断：左坐骨神经痛）。

辨证：风湿热瘀痹阻筋脉。

治则：祛风除湿，舒筋通络。

方药：独活15g，地风藤15g，千年健15g，续断15g，牛膝15g，威灵仙15g，苍术15g，黄柏12g，乳香10g，没药10g，土鳖虫7.5g，鸡血藤25g，白芍15g，陈皮15g。7剂，水煎服，日服 1 剂，饭后服。

11 月 22 日复诊：左髀骨及腿已基本不痛，恐再复发，今专程来取原方药 3 剂，予以巩固。

5. 腰椎骨痹

（1）黄某，女，45 岁，水电三局住桓仁引水工程处会计，于 2012 年 7 月 28 日就诊。

主诉及病史：近 3 个月来左侧坐骨疼痛并向下放射至腿痛，日渐加重。曾到多处医院拍片及做 CT 检查，排除"股骨头坏死"，腰椎 3～5 节轻度增生。诊断为：腰椎病、坐骨神经痛。平时月经量极少，大便稍干。末次月潮 7 月 18 日。

查：舌淡红，苔薄白，脉弦。

诊断：腰椎骨痹、筋痹（西医诊断：腰椎病、左侧坐骨神经痛）。

辨证：肝肾虚，湿热瘀阻经络。

治则：壮筋骨，除湿清热通络。

方药：当归 15g，白芍 15g，独活 15g，狗脊 15g，续断 15g，牛膝 15g，苍术 15g，黄柏 12g，乳香 10g，没药 10g，千年健 15g，防己 15g，穿龙骨 15g，鸡血藤 25g，陈皮 15g。10 剂，水煎服，日服 2 次，餐后服。

9 月 7 日来诊告曰：左侧坐骨神经痛服上药 10 剂后已痊愈。近因睡眠不佳、多梦给予归脾丸 2 盒，1 次 1 丸，日服 2 次。

（2）邵某，女，60 岁，农民，住新宾县大四平乡，2011 年 2 月 21 日就诊。

主诉及病史：腰腿疼痛 1 年半。因过于劳累经常腰腿疼痛，遇劳尤甚，日渐加重。近 1 年半腰痛时向腿放射痛，并感觉双腿麻凉，在当地医院做腰椎 CT 检查，诊断为腰椎间盘脱出，服用壮骨关节丸、钙片等药无明显效果。近因乡邻告知患此疾在余处治愈，遂来求治。

查：形体尚壮，舌淡红，苔白，脉弦。

诊断：腰椎骨痹（西医诊断：腰椎间盘脱出）。

辨证：劳伤椎骨，经络痹阻。

治则：祛风除湿，补肾通瘀。

方药：独活 15g，狗脊 15g，续断 15g，牛膝 15g，杜仲 12g，乳香 10g，没药 10g，土鳖虫 7.5g，苍术 15g，黄柏 12g，威灵仙 20g，千年健 15g，鸡血藤 25g，陈皮 15g，神曲 15g。10 剂，水煎服，日服 2 次，餐后 1 小时服。

3 月 9 日二诊：药后腰痛明显好转，已无向腿放射痛，腿麻凉感消失。效不更方，继守原方续服 10 剂，服法同前。

（3）季某，男，62 岁，农民，住新宾县，2011 年 2 月 21 日就诊。

主诉及病史：腰椎间盘脱出 8 年。8 年前劳动抻腰致腰痛，行动困难，到省某医院 CT 诊断腰椎间盘脱出，卧床休息和治疗 3 个月，方能行走和做轻体力劳动，现在仍然腰痛不耐劳，伴双腿冷凉麻木，并有胃病史，大便稀溏。

查：形体瘦，舌质红，苔薄白腻，脉弦缓。

诊断：腰椎骨痹（西医诊断：腰椎间盘脱出）。

辨证：肝肾虚，湿热挟瘀。

治则：强筋壮骨，祛风除湿，化瘀通络。

方药：当归 15g，白芍 15g，狗脊 15g，续断 15g，牛膝 15g，杜仲 12g，苍术 15g，黄柏 12g，威灵仙 20g，乳香 10g，没药 10g，土鳖虫 7.5g，独活 15g，千年健 15g，豨莶草 20g，木瓜 15g，陈皮 15g，焦三仙各 10g。10 剂，水煎服，日服 2 次，餐后半小时服。

11 月 17 日二诊：自诉今年 2 月份来诊用药后腰痛、双腿冷麻感基本消除，1 年农活全靠自己忙碌也没加重病情，甚为高兴。自入秋冬以来天凉活忙，又觉腰痛，双腿出现凉麻感，但也较2月份来诊时病轻，恐再复发加重，遂来诊，寻求原方。效不更方，继守原方10剂，服法同前。

12月12日三诊：服药尽，腰痛及双腿凉麻感消失，为进一步巩固疗效，再索原方药10剂，服法同前。

按：肝主筋，肾主骨，腰乃肾之府，腰扭伤日久，湿邪血瘀化热，经络不通，而致腰痛、双腿冷凉麻木。方中当归、白芍养血柔肝，缓急止痛；狗脊、续断、牛膝、杜仲、千年健、木瓜强筋壮骨；苍术、黄柏、豨莶草、独活清热除湿；威灵仙消顽痰通络；乳香、没药、土鳖虫化瘀通络；苍术、木瓜既有除湿之功，又可健脾，配以陈皮、焦三仙可固护胃气，又可助诸药运行，以收全功。

（4）宁某，男，62岁，农民，住桓仁县刘家沟，2011年2月27日就诊。

主诉及病史：腰脊疼痛，弯曲不能伸3年。因长期过度劳累，腰痛，日渐加重。近两个月来腰弯曲后，挺伸疼痛，须慢慢扶物直立，伴双足麻木感。某医院CT检查：腰椎3、4、5骨质增生，椎间隙脱出。诊断：腰椎间盘脱出、骨质增生、强直性脊柱炎。服壮骨关节丸、三七片效果不显，遂来求治。

查：脊柱明显弯曲，舌淡红，苔白腻，脉弦。

诊断：腰椎骨痹（西医诊断：腰椎间盘脱出、腰椎骨质增生、强直性脊柱炎）。

辨证：劳伤肝肾，湿热瘀阻椎骨。

治则：壮腰、化瘀、除湿、通痹。

方药：当归15g，白芍15g，狗脊15g，续断15g，杜仲12g，牛膝15g，乳香10g，没药10g，土鳖虫7.5g，威灵仙20g，苍术15g，黄柏15g，豨莶草20g，独活15g，千年健15g，陈皮15g。7剂，水煎服，日服2次，餐后1小时服。

4月9日二诊：服完上药后，腰脊疼痛减轻。因忙于果园修剪，没时间来诊，故取原方药21剂，服法同前。

5月14日三诊：服药1个月，虽然每日劳作，腰脊疼痛大为好转，弯腰和挺伸动作顺利，双足已无麻木感。仍取原方药21剂，服法同前。

按：肝主筋，肾主骨，脊为督脉。劳伤筋骨，损及督脉，湿热血瘀，经络不通而致痹。方中当归、白芍、狗脊、续断、牛膝、杜仲补肝肾，壮腰脊筋骨；乳香、没药、土鳖虫活血化瘀通络；威灵仙、豨莶草、独活、千年健祛风除湿；苍术、黄柏燥湿清热；陈皮健胃以助药力运行。

（5）胡某，女，49岁，家务，住桓仁县兰家沟，2010年11月30日就诊。

主诉及病史：左大腿股部肌肉内筋脉呈阵发性疼痛，如同电击，日发作3~5次，每次持续约10~30分钟不等。疼痛难忍，叩击亦不能缓解，已有月余。曾自服祛风舒筋丸和止痛药等，未见好转，遂来求治。

查：左腿股部肌肉未见异常。舌质淡红，苔白微腻，脉弦缓。

诊断：痛痹（西医诊断：左股部神经痛）。

辨证：风寒湿热蕴聚，血瘀不畅。

治则：疏风化湿，活血通络。

方药：独活15g，苍术15g，黄柏12g，白芍15g，鸡血藤25g，续断15g，牛膝15g，千年健15g，地风藤15g，乳香10g，没药10g，土鳖虫7.5g，陈皮15g，神曲15g。3剂，水煎服，日服2次。

12月4日复诊：药后仅发作1次，持续约2~3分钟即逝。再予原方3剂巩固。

按：此证系风寒湿热混杂，日久气滞血瘀经络阻滞作痛，西医谓之神经痛。方中独活、千年健、地风藤祛风；苍术、黄柏除湿清热；白芍、鸡血藤、续断、牛膝养血柔筋缓急；乳香、没药、土鳖虫活血化瘀，通络止痛；陈皮、神曲固护胃气以助药行。药证相应，获效堪捷。

6. 膝骨痹

（1）李某，女，53 岁，农民，住桓仁县八里甸子镇，2012 年 3 月 21 日就诊。

主诉及病史：双膝关节疼痛 3～4 年，遇劳或受凉加重。近 1 个月来疼痛加重，行走困难，因长时间服用"风络痛""大活络丹""布洛芬"等药，导致胃脘隐痛，嘈杂，大便不调。在县医院拍片示：双膝关节炎、骨质增生。要求中医治疗。

查：舌质淡红，苔白，脉弦。双膝关节未见明显肿胀。

诊断：膝骨痹（西医诊断：双膝增生性关节炎）。

辨证：肝肾虚，风湿痰热瘀着膝关节。

治则：益肝肾，祛风除湿，化瘀散结。

方药：当归 15g，白芍 15g，续断 15g，牛膝 15g，杜仲 12g，独活 15g，苍术 15g，黄柏 12g，生薏苡仁 30g，乳香 10g，没药 10g，土鳖虫 7.5g，千年健 15g，豨莶草 20g，陈皮 15g，神曲 15g。7 剂，水煎服，日 2 次，饭后服。

4 月 4 日二诊：药尽，双膝关节疼痛明显好转，可步行 1 公里路，遇劳仍疼痛，蹲屈不利，胃纳尚可。继守原方 7 剂，服法同前。

4 月 16 日三诊：双膝关节已基本不痛，可从事轻体力劳动，但遇劳累后仍疼痛。继守原方再服 7 剂巩固。嘱：切勿劳累和受寒凉。

按：肝主筋，肾主骨，无虚不受邪。长期劳累，筋骨已伤，感受寒凉风湿，郁而化热，痰浊血瘀痹着骨骼。方以当归、白芍、续断、牛膝、杜仲补肝肾强筋壮骨；独活、千年健祛风；苍术、黄柏、生薏苡仁、豨莶草清热除湿消痰；乳香、没药、土鳖虫化瘀散结；陈皮、神曲护胃消食。诸药为伍，方证相应，故获良效。

（2）魏某，女，69 岁，农民，住桓仁县董船营村，2012年 4 月 22 日就诊。

主诉及病史：双膝关节疼痛 10 余年。曾在县医院拍 X 光片诊断为膝关节增生性关节炎，长期服用"风络痛""安乃近""壮骨关节丸"等药治疗。近来劳累加重，双膝疼痛不能蹲屈，伴目痒流泪、腰痛、面部轻微肿，下肢水肿加重，遂来中医治疗。

查：眼睑及面部轻微水肿，双膝关节无明显肿大，右膝外眼处肿胀如乒乓球大，按之软，内有积液，下肢水肿，按之凹陷不起。舌质淡红，苔白微腻，脉浮弦。

诊断：膝骨痹（西医诊断：膝增生性关节炎、滑膜炎）。

辨证：湿热瘀阻，痹着关节，复感风邪。

治则：清热化湿除痹，佐以疏风。

方药：四妙散加味：苍术 15g，黄柏 15g，牛膝 15g，生薏苡仁 30g，土茯苓 25g，独活 15g，威灵仙 15g，续断 15g，桑寄生 15g，防己 15g，车前子 15g，金银花 25g，蒲公英 20g，菊花 15g。7 剂，水煎服，日服 2 次。

5 月 3 日二诊：药尽。双膝痛、腰痛减轻，目痒流泪、面水肿已去，下肢水肿减轻，但胃有嘈杂感，时呃逆。继守上方去土茯苓、金银花、蒲公英，加黄芪 30g，陈皮 15g，炒三仙各 10g，制乳香、没药各 10g，7 剂，服法同前。

5 月 14 日三诊：腰腿疼痛进一步减轻，可以慢慢蹲屈，右膝外眼囊肿消失，足胫微肿，按之有指痕，胃脘嘈杂呃逆消失。继守二诊方 7 剂。

5月27日四诊：双膝已可蹲屈，可步行2华里，下肢水肿消失。再予二诊方加当归15g，白芍15g，7剂巩固。

按：肝主筋，肾主骨，肝肾两虚是本，加之常年劳作，感受风寒湿邪痹着关节，经络不通，日久化热，湿热挟瘀。外膝眼处囊肿，内有积液，乃今西医之滑膜炎渗出所致。四妙散重用生薏苡仁，加强除湿通络之品，效果最佳。二诊时出现胃嘈杂、呃逆，乃因大队除湿清热通络之品伤胃，故酌减清热药物，加陈皮、三仙助胃运化。四诊时诸症已退，加当归、白芍养血柔筋以扶正。

7. 痹证兼证

（1）徐某，男，30岁，工人，住桓仁县清华苑，2011年3月6日就诊。

主诉及病史：左腰腿疼痛1年多，面部痤疮2个月。左腰及坐骨疼痛，并向下放射痛至足，已1年多，多在早晨起床后痛重，活动一段时间后减轻。某医院诊断：腰椎病、坐骨神经痛。排除股骨头疾病，服用壮骨关节丸、钙片等药效果不显，近两个月来面部起火疙瘩加重，服用血毒丸亦未见好转，遂来求治。

查：面部两颊、下颌遍布痤疮。舌质红，苔白微腻，脉弦微滑。

诊断：腰椎痹、筋痹、痤疮合病（西医诊断：腰椎病、坐骨神经痛、囊肿型痤疮）。

辨证：肝肾湿热瘀阻，热毒上蒸于面。

治则：壮腰化瘀，清热解毒。

方药：当归15g，白芍15g，独活15g，续断15g，牛膝15g，乳香10g，没药10g，土鳖虫7.5g，苍术15g，黄柏15g，薏苡仁30g，蒲公英20g，地丁15g，白花蛇舌草30g，枇杷叶15g。7剂，水煎服，日服2次。

3月20日二诊：药尽，左腰及坐骨神经痛明显缓解，面部痤疮脓点消退，但囊肿未见明显改善。继守原方7剂，水煎服，服法同前。

4月5日三诊：左腰及坐骨神经痛基本消失，面部痤疮亦见消退。继守原方再进7剂，服法同前。嘱：勿过劳，忌腥辣发物1个月。

按： 此例腰腿痹痛1年，乃肝肾湿热痰瘀阻滞经络；痤疮乃热毒上蒸蕴结于面部，为新发之病。常规治则当先治新发之病，后治宿疾。但思之二病病机均有湿热瘀结，有相通之处，故二病并而治之。方中当归、白芍、独活、续断、牛膝、乳香、没药、土鳖虫、苍术、黄柏、薏苡仁为腰腿痹痛而设；其中乳香、没药、土鳖虫、苍术、黄柏、薏苡仁配蒲公英、地丁、白花蛇舌草、枇杷叶化瘀散结，清热解毒，为痤毒囊肿而立，二病并治取得双效。

（2）王某，男，47岁，工人，住桓仁县安居小区，于2011年12月27日初诊。

主诉及病史： 腰椎间盘脱出病史1年多，近半个月加重。既往腰痛，时轻时重，逐渐右腰痛时牵引下肢痛至足。某医院CT诊断：腰椎间盘脱出（L3、L5）。经常服用壮骨关节丸和止痛药，近半个月来加重，睡卧不敢翻身，尤以早晨起床时疼痛加重，不能行走，需慢慢活动后方能缓解，并伴有口干，时脐腹痛，肠鸣，大便微溏，尿黄，尿余沥不净。服用多种中西药不效，遂来求治。

查： 坐立不便，需人搀扶后方可慢行。舌质红干，苔黄腻，脉弦滑。

诊断： 腰椎骨痹、腹痛合病（西医诊断：腰椎间盘脱出）。

辨证： 脾肾虚，湿热挟瘀，经隧不通。

治则：壮腰通络散结，佐以清热化湿护肠。

方药：独活 15g，狗脊 15g，续断 15g，牛膝 15g，威灵仙 20g，苍术 15g，黄柏 12g，土茯苓 20g，乳香 10g，没药 10g，土鳖虫 7.5g，白芍 20g，黄连 6g，木香 6g，败酱草 20g，鱼腥草 20g，神曲 15g，7 剂，水煎服，日 2 次，饭后服。

2012 年 1 月 7 日复诊：药后，腰腿疼痛已减半，坐或起立自如，并且脐腹痛、肠鸣亦大见好转。药已中的，再守原方续服 7 剂，服法同前。

按：患腰痹已年余，当属顽疾。湿热挟瘀，经隧不通，则日渐加重。且长期服用祛风湿、活血化瘀及止痛类药，伤脾败胃，必致腹痛肠鸣之新病。所以在治疗腰痹同时，又要兼顾新病，方能有助药力运行，又不致再伤胃肠。

8. 湿热痹证

（1）赵某，女，51 岁，家务，住本溪市明山区，2012 年 11 月 21 日就诊。

主诉及病史：周身关节疼痛，特别于夜间和早晨痛重，手指关节晨僵，已 3 年。在市某医院多次检查类风湿因子（-），平时手足心夜热，因长期服用祛风湿药，导致胃脘嘈杂反酸。今经他人推荐来诊。

查：形瘦，舌质淡红，苔薄白，脉弦缓。

诊断：湿热痹证。

辨证：肝脾虚，湿热痹阻。

治则：清热除湿通络，佐以护胃。

方药：当归 15g，白芍 20g，川芎 10g，桂枝 12g，桑枝 20g，知母 15g，甘草 5g，苍术 15g，黄柏 12g，大蜈蚣 1 条，葛根 25g，防己 15g，地骨皮 15g，神曲 15g，煅瓦楞子 20g，10 剂，水煎服，日服 2 次。

12 月 11 日二诊：药尽。周身关节痛，指关节晨僵及手足心夜热均大见好转，服药未出现嘈杂反酸现象。再取原方药 10 剂，服法同前。药尽未再来诊。

（2）付某，男，15 岁，学生，住桓仁县，于 1964 年 1 月 24 日由家人陪同就诊。

主诉及病史：腰腿疼痛 10 余天。10 天前突发两腿疼痛，时痛至膝，或至足踝，游走窜痛。在当地医院诊断为风湿，给服参桂再造丸、大活络丹之类药，并配以针灸疗法，非但无效，且日渐加重，自己不能起床，腰痛不能转侧，腿痛不能屈伸，出入或上厕所皆需人背扶，惶恐之余急求诊于愚。询问发病经过，无发热恶寒，口干，不欲饮，大便正常，小便赤黄。

查：精神困倦，面色不华，舌质红，苔白干，脉象沉伏有力。

诊断：湿热痹证（西医诊断：急性风湿热）。

病机分析：风寒湿邪痹阻经络，瘀久化热，虽有风邪，但非寒也，乃阳证似阴，误用辛热祛寒之品，导致抱薪救火之弊。

治则：疏风清热，化湿通络。

方药：三妙散加味：薏苡仁 50g，苍术 10g，黄柏 20g，茯苓 10g，羌活 5g，秦艽 7.5g，白芍 10g，当归 10g，续断 10g，牛膝 10g。3 剂，水煎服，日服 1 剂。

1 月 27 日二诊：家人代诉，服药 1 剂疼痛就减轻，药尽 3 剂，虽仍有疼痛，但可以自行出入登厕。药已奏效，继守原方再进 3 剂，服法同前。

2 个月后追访，服药 6 剂已痊愈，至今未有复发。

（3）宋某，女，27 岁，农民，住桓仁县二户来大恩堡村，1989 年 5 月 20 日初诊。

主诉及病史：全身关节疼痛，不能自主活动半个月。半个月前因冒雨感受寒凉，第二天早晨醒来全身疼痛，发热，体温

39.8℃。当地医疗站按感冒治疗，身热虽退，但关节疼痛加重，直至不能站立行走，夜间不能躺卧，痛苦不堪。遂来县医院检查，诊断为急性风湿热，收住院治疗。因经济原因拒绝住院，暂住黎明旅店，邀余往诊。

查：其丈夫从床上扶持下地，双腿站立则疼痛流泪，四肢关节无明显肿大，自诉胀痛。舌质淡红，苔白微腻，脉弦微滑。

诊断：湿热痹证（西医诊断：急性风湿热）。

辨证：风寒化热，湿热痹着关节。

治则：清热化湿，搜风通络。

方药：金银花30g，苍术20g，黄柏15g，牛膝15g，薏苡仁50g，白芍20g，桂枝12g，防己15g，防风15g，没药10g，大蜈蚣1条，全蝎3g。10剂，日1剂，饭后服。

6月2日其丈夫来诉：全身关节疼痛略减，双足可落地行走数步。继守上方10剂。

6月18日其丈夫来诉：疼痛明显缓解，可自己下地活动，如上厕所等。继守上方10剂。

7月6日：病情进一步好转，可操持家务，但关节仍感疼痛，下肢酸软无力，胃脘嘈杂。继守原方去金银花、防己、防风，黄柏改用12g，加鸡血藤20g，木瓜15g，独活12g，焦三仙各10g。又连服30剂。

9月17日其丈夫来诉：自感无何不适，仅有乏力感，曾背着孩子上山拣蘑菇，被丈夫怒斥。为防复发，再取药10剂（上方去全蝎，加当归15g）。

（4）林某，男，38岁，个体户，住辽宁丹东市，于2010年6月25日初诊。

主诉及病史：右手腕及指关节肿胀酸痛1年半。病之初酸胀疼痛，继而关节肿大，有热胀感，右手不能握物、写字、拿

草庐医录

筷子，严重影响生活和工作。先后在丹东、沈阳医大、北京天坛等医院检查，均诊断为痛风。按痛风病服用西药治疗已半年多，耗资7万余元，未见明显好转，今经他人介绍专程来桓求治。

查：右腕内侧关节肿大如半个乒乓球，右拇指、食指、中指掌指关节肿大如牛眼，压之硬痛，色不红，抚之不热。舌质红，苔白微腻，脉弦微滑。

诊断：湿热痹证（西医诊断：痛风）。

辨证：劳伤筋脉，感受寒湿，瘀久化热，湿热痰浊瘀血痹着关节。

治则：祛风除湿，清热化瘀通络。

方药：桂枝汤合二妙散加减：桂枝15g，白芍20g，甘草6g，当归15g，桑枝20g，伸筋草15g，苍术15g，黄柏15g，黄芩12g，薏苡仁30g，乳香10g，没药10g，乌梢蛇10g，防己15g，防风12g，白芷12g，雷公藤15g，豨莶草20g。30剂，水煎服，日2次，餐后服。

9月16日二诊：右手腕、指关节肿胀消退近半，疼痛亦缓解。复取原方药30剂，服法同前。

2011年4月1日三诊：告曰：去年先后服药60剂，右腕及指关节肿胀痛完全消失，功能正常。自春节以后，右腕及掌指关节有酸胀疼感，但未见关节肿大，恐旧疾复发，遂来取原方药20剂。

按："痛风"属痹证中湿热痹范畴，古医籍中有历节风、白虎历节风、痛风等病名，而对"痛风"的描述更近似于西医学的痛风。除临床表现为关节肿胀、硬、热痛、功能受限外，还以化验尿酸增高为主要依据。吾认为本病病机主要是饮食不节，湿热痰瘀阻滞经络，痹着关节所致，治宜清热除湿，化瘀消痰散结为法，故以三妙散加化瘀散结之品，每获良效。

（5）杨某，女，36 岁，个体户，住山东省威海市，于
2012 年 3 月 15 日初诊。

主诉及病史：患痛风月余。左肘关节及左膝疼痛月余，在
山东当地医院检查血尿酸 391.7，诊断为痛风，给予口服"秋
水仙碱"治疗，因产生副作用停服。近来小腹有憋胀感，尿
频。末次月经 3 月 8 日。

查：左肘关节、左膝关节未见红肿，压痛。舌质偏红，苔
白微腻，脉弦滑。

诊断：湿热痹证（西医诊断：痛风）。

辨证：湿热蕴聚，痹着关节。

治则：清热化瘀通络。

方药：桂枝芍药知母汤合三妙散加减：桂枝 10g，白芍
20g，知母 15g，苍术 15g，黄柏 15g，薏苡仁 40g，牛膝 15g，
桑枝 20g，土茯苓 20g，车前子 30g，乳香 10g，没药 10g，土
鳖虫 7.5g，雷公藤 15g，川木通 15g。10 剂，水煎服，日 2
次，饭后服。

3 月 20 日二诊：上药服用不足 4 剂，疼痛明显减轻。因
忙于业务急返威海，无暇再服此药，要求再携带原方药 10 剂
返鲁。

4 月 28 日电话追访：左肘、膝关节疼痛消失。已停药 10
天，在当地复查：血尿酸值在正常范围，顺致感谢。

（6）王某，男，41 岁，个体商户，住桓仁县民族街，
2013 年 2 月 8 日就诊。

主诉及病史：10 天前酒后睡热炕，睡眠沉实，醒后右上
肢前臂至肘部肌肉肿胀硬热痛。某医院诊断：筋膜间隔室综合
征，西医治疗 1 周（用药不详）不见好转，遂求治于中医。

查：右上肢前臂至肘部红肿，抚之热，按之硬疼；舌质
红，苔白干，脉弦滑。

诊断：热痹挟瘀（西医诊断：肌筋膜间隔室综合征）。

病机分析：瘀热痹阻。

治则：清热解毒，化瘀通络。

方药：三妙散加味：金银花 40g，苍术 15g，黄柏 15g，生薏苡仁 50g，赤芍 15g，白芍 15g，桑枝 20g，乳香 10g，没药 10g，土鳖虫 7.5g，蒲公英 20g，地丁 15g，天花粉 15g，10剂，水煎服，日服 1 剂。

2 月 19 日二诊：肿胀已消过半，热痛大见缓解，右手指端色紫，有麻疼凉感。继守原方再予 10 剂，服法同前。药尽告愈。

9. 尪痹

（1）李某，男，41 岁，司机，住辽宁省本溪市歪头山乡松树堡，于 1994 年 4 月 11 日初诊。

主诉及病史：颈椎及四肢关节肿痛 3 个月。因冒寒感受潮湿后全身肌肉及关节疼痛，继而出现颈椎及四肢关节肿大疼痛，生活不能自理。在市中心医院检查诊断为类风湿性关节炎，治疗月余效果不佳。近来又出现尿血、恶心、食欲大减，时发热恶寒，且有病情加重趋势。经他人介绍专程来桓找余诊治。

查：双手指关节肿胀如珠，痛胀不能握物；双足踝、趾关节肿胀压痛，站立困难；颈椎压痛，活动不利。舌质稍红，苔白腻，脉弦滑无力。

诊断：尪痹（西医诊断：类风湿性关节炎）。

辨证：湿热蕴结，痹着关节。

治则：清热化湿通络。

方药：四妙汤加味：黄柏 15g，苍术 20g，牛膝 15g，薏苡仁 30g，金银花 20g，羌活 10g，独活 15g，防己 20g，制川乌 5g，细辛 5g，乌梢蛇 15g，大蜈蚣 1 条，土鳖虫 6g，地风藤

15g，千年健 15g，半夏 15g，陈皮 15g。15 剂，水煎服，日服 1 剂，饭后服。

4 月 28 日二诊：药尽，其兄来桓代为取药。述曰：关节肿胀明显消退，疼痛缓解，已能自行活动，尿转正常。继守原方服 15 剂。

5 月 16 日：药尽，其兄前来代为取药。告曰：关节肿痛基本消失，时有酸痛感。继守原方再进 15 剂，以固疗效。嘱：注意饮食起居，谨避风寒潮湿，勿过劳。

（2）刘某，男，21 岁，农民，住辽宁省本溪市歪头山松树堡村，于 1994 年 5 月 12 日初诊。

主诉及病史：患风湿性关节炎 5 年。因感受寒凉潮湿，腰腿及膝、踝、足趾关节疼痛，在市某医院诊断为风湿性关节炎，长年服中西成药效果不显。今年春节后上肢肩、肘、腕关节亦开始疼痛，时出现肿胀，遇阴雨天气加重，恶风寒，不能干重活。近因听同村患者李某在余处治愈，遂专程来桓求治。

查：形瘦，舌质淡红，苔白润，脉弦缓。

诊断：尪痹（西医诊断：风湿性关节炎）。

辨证：风寒湿邪痹着关节。

治则：祛风除湿，通络止痛。

方药：大秦艽汤加减：秦艽 15g，羌活 7.5g，独活 15g，川芎 12g，细辛 5g，生地黄 15g，熟地黄 15g，鸡血藤 20g，乌梢蛇 15g，伸筋草 15g，续断 15g，牛膝 15g，杜仲 15g，制川乌 5g，防己 15g，穿山龙 15g，土鳖虫 6g，陈皮 15g，神曲 15g。15 剂，水煎服，餐后服。

6 月 1 日二诊：药后疼痛大为缓解，关节未再出现肿胀。继守原方 15 剂，服法同前。

7 月 7 日三诊：药尽 10 天，四肢关节已基本不痛，唯遇阴雨天有酸痛感。继守原方再进 15 剂，以固后效。

（3）徐某，男，14岁，学生，住桓仁县八里甸子镇川头村，于 1994 年 10 月 4 日其母背来初诊。

主诉及病史：2 年前患下肢关节疼痛，遇寒加重，在当地医院按风湿性关节炎治疗，口服风湿类药和激素类药维持。入秋以来加重，双手指关节及膝、踝关节肿痛，不能自行活动，因而辍学在家。到县医院检查，确诊为类风湿、肌肉萎缩。经他人推荐找余诊治。

查：形体瘦削，面色无华；指、腕关节略肿大，压痛；下肢膝关节肿甚且痛，踝关节微肿；小腿及大腿肌肉瘦削萎缩，外观双腿瘦细、关节大，形若仙鹤之腿。舌质淡红，苔薄白，脉弦细数。

诊断：尪痹（西医诊断：类风湿）。

辨证：肝肾阴虚，湿热互酿，痹着关节骨骼。

治则：清热化湿，透骨化瘀。

方药：苍术 15g，黄柏 12g，金银花 15g，生地黄 15g，桑枝 15g，独活 15g，乌梢蛇 15g，威灵仙 10g，制川乌 7.5g，大蜈蚣 1 条，制没药 10g，土鳖虫 6g，薏苡仁 25g，牛膝 15g，陈皮 15g，神曲 15g。水煎，日服 1 剂。

11 月 24 日：上方药连服 50 剂，关节疼痛基本消失，但遇冷凉或活动量大，仍可出现关节疼痛，时有肿胀感。继守原方去苍术、黄柏，加桑寄生 15g，续断 15g，再连服 30 剂。

1995 年 1 月 23 日：关节已不痛，肿胀消失，可自行在家附近行走玩耍，病情稳定，已和学校商妥，拟于新学期继续上学。为防后患，再取上方药 10 剂。

（4）王某，女，40 岁，工人，住桓仁县泡子沿，于 1995 年 10 月 29 日初诊。

主诉及病史：双手指、腕关节胀痛 1 个多月。开始因感受寒凉后发觉双手指及腕关节疼痛且胀，继而双肘、肩及颈部亦有窜痛，时麻木不舒，日渐加重。经县医院化验：抗"O" ＜ 400 单位，类风湿因子（＋），诊断为；类风湿。因担心西药副作用，遂来中医求治。

查：舌质淡红，苔白，脉弦滑。

诊断：尪痹（西医诊断：类风湿性关节炎）。

辨证：风寒湿邪痹着关节，郁久化热。

治则：清热化湿，疏风通络。

方药：四妙勇安汤加减：苍术 20g，黄柏 12g，金银花 20g，生地黄 15g，桂枝 12g，桑枝 20g，羌活 7.5g，乌梢蛇 15g，大蜈蚣 1 条，防己 15g，雷公藤 15g，制川乌 7.5g，甘草 6g。4 剂，水煎，日服 1 剂。

11 月 3 日二诊：药后疼痛缓解，但指、腕关节仍有肿胀感。继守原方 10 剂。

11 月 16 日三诊：双手指、腕关节疼痛及肿胀感消失，仅感颈部不舒，饮食减少。继守原方加陈皮 15g，麦芽 15g，10 剂，水煎服。

11 月 27 日四诊：诸症基本消失，11 月 24 日化验：类风湿因子（－）。继守上方加黄芪 20g，10 剂予以巩固。

（5）高某，女，54 岁，农民，住桓仁县虎泉村，于 2012 年 8 月 21 日就诊。

主诉及病史：2009 年因患关节痛在县内两家医院化验检查，类风湿因子阳性。常服"尪痹冲剂"和"双氯灭痛"维持。近因劳累加重，双手指关节痛麻胀，早晨僵硬，握物不灵，腰痛，足跟痛。遂来中医治疗。

查：双手指关节略肿大，不红。舌质尖红，苔白，脉弦缓。

诊断：尪痹（西医诊断：类风湿性关节炎）。

辨证：风寒湿邪痹着关节，瘀热蕴结。

治则：疏风清热，化湿通络。

方药：桂枝芍药知母汤加味：桂枝 12g，知母 15g，白芍 20g，甘草 6g，桑枝 20g，雷公藤 15g，没药 10g，苍术 15g，黄柏 12g，穿龙骨 15g，乌梢蛇 10g，土鳖虫 6g，独活 15g，威灵仙 15g，制川乌 6g，陈皮 15g，神曲 15g。7 剂，水煎服，日 2 次，餐后服。

9 月 2 日二诊：药尽。指、腰、足关节痛略减，继守原方 7 剂。

9 月 13 日三诊：又取原方药 7 剂。

9 月 25 日四诊：指关节痛胀麻大见好转，早晨僵硬感消失，腰痛及足跟痛均好转。再予原方 7 剂，服法同前。药尽未再来诊。

10. 风湿血痹

（1）风湿血痹（静脉血栓）

岳某，男，36 岁，农民，住桓仁县五里甸子公社。

主诉及病史：9 月 3 日入住县医院外科病房，入院诊断胃穿孔。9 月 4 日做胃次全切除术，术后良好。术后半个月出现左下肢疼痛，不能持重，小腿及足背显见肿胀、压痛、局部灼热。西医诊断为"静脉血栓"，转请中医治疗。

查：病人呈痛苦面容，左下肢小腿及足背肿胀，兼见青紫色，局部灼热，痛不可近，按之无指痕。舌质淡红，无苔，脉细滑数。

诊断：风湿血痹（西医诊断：静脉血栓）。

病机分析：肿胀属湿，灼热为火，痛者血瘀也。

治则：清热化湿，活血祛瘀。

方药：四妙散加味：生薏苡仁 50g，苍术 15g，黄柏 15g，牛膝 15g，防己 10g，川木通 10g，桂枝 10g，丹参 15g，红花 10g。2 剂，水煎服。

9月23日二诊：病人诉说服药后约3小时即有热退痛减之感，随之可以屈伸抬放，但站立步行仍微感酸痛。继守原方续服4剂，告愈。

（2）湿热血痹（足背静脉炎）

高某，女，48岁，住桓仁县天后街，于2010年7月16日初诊。

主诉及病史：左足背热痛胀近2年，时轻时重，遇劳尤甚，不敢行走。曾在某医院检查诊断为静脉炎，滴注抗生素半个月和口服三七片数月，效果不佳。近来出现左小腿肿胀感，并伴有右上肢无力，遂来余处求治。

查：右手握力无明显差异；左足背略显肿胀，压痛，抚之热；左足二掌趾关节后有一筋瘤，左小腿微肿，压之有指痕。舌质淡红，苔白微腻，脉弦缓。

诊断：湿热血痹（西医诊断：足背静脉炎）。

辨证：劳伤筋脉，湿热血瘀，痹阻经脉。

治则：清热化湿，化瘀解毒。

方药：苍术15g，黄柏15g，牛膝15g，薏苡仁30g，乳香10g，没药10g，土鳖虫7.5g，当归15g，白芍15g，防己15g，蒲公英20g，地丁15g，桂枝12g，土茯苓20g，甘草6g。水煎，日3次。

8月9日二诊：上药连服24剂，左足背热痛胀缓解，右上肢无力感消失；左小腿仍有肿胀感，微浮肿。继守原方去桂枝，加豨莶草20g，水煎，服法同前。

9月8日：又服药30剂，症状消失，左足二掌趾关节后瘤亦消失。告愈。

（3）湿热血痹（末梢神经炎）

肖某，女，61岁，农民，住雅河乡米仓沟村，2011年10月24日初诊。

主诉及病史：手足指趾小关节疼痛四个月余。或热胀或痛凉，手足掌干燥，提物或行走不便，夜重。某医院诊断：末梢神经炎。治疗无效求中医治疗。

查：手足指趾无明显肿胀，色不红，触之不热。

诊断：湿热血痹（西医诊断：末梢神经炎）。

辨证：湿热挟瘀，痹阻经络。

治则：清热化湿，舒筋通络。

方药：当归15g，白芍20g，桂枝12g，桑枝20g，伸筋草15g，大蜈蚣1条，细辛3g，甘草7.5g，川木通15g，通草10g，川芎12g，生地黄15g，牛膝15g，乳香10g，没药10g，黄柏12g，豨莶草20g，陈皮15g。10剂，每剂煎3次，日服2次，餐后服。

11月6日二诊：家人代为取药，述及服上药后，手足指趾关节痛明显减轻。继守上方再进10剂，服法同前。

11月22日三诊：家人代为取药，告知手足指趾关节已基本不痛，热胀或痛凉感消失，手足掌已不干燥。因畏以前病痛之苦，要求再取上方药10剂，以巩固疗效。

（4）湿热血痹（末梢神经炎、脉管炎）

王某，女，61岁，农民，住桓仁县，2011年9月20日初诊。

主诉及病史：左足前掌至大趾、次趾、中趾疼痛、凉、麻、热胀半月，足背浮肿，行走疼痛。

查：左足背轻度浮肿，不红，触之不热，掌部及足趾未见明显异常。舌淡红，苔白，脉弦。

诊断：湿热血痹（西医诊断：末梢神经炎、脉管炎）。

辨证：时值秋收忙于农活劳累，感受寒凉湿邪，致使络脉不通，郁而化热，寒湿瘀热痹阻筋脉。

治则：清热化湿通络。

方药：苍术 15g，黄柏 12g，金银花 25g，怀牛膝 15g，独活 15g，乳香 10g，没药 10g，土鳖虫 7.5g，三七 10g，川木通 15g，威灵仙 15g，土茯苓 20g，甘草 7.5g。7 剂，水煎 3 次，日服 2 次。嘱：注意休息，避免劳累。

10 月 9 日二诊：左足背浮肿已消，足掌及趾部疼痛略减。停药 1 周后疼痛、凉、麻、热胀感加重如从前。继守上方去苍术、黄柏，加当归 15g，白芍 15g，桂枝 12g，7 剂，服法同前。

10 月 26 日三诊：左足掌及趾疼痛、麻、凉、热胀感大见好转，继守二诊方再进 7 剂。

2012 年 1 月 6 日四诊：原服药 21 剂，已基本好转，因忙于农活和家务，自以为可自行恢复，遂停药 2 个月，旧疾复发加重。左足掌前至足大趾、二趾、中趾疼痛如刀割，热胀，冷麻，不能行走，夜间疼痛不能入睡。查：足大趾、二趾、中趾色紫暗，触之痛不可忍。此乃脉络痹阻，急应清热解毒，化瘀通络，以防瘀热蚀骨。方药：金银花 30g，苍术 15g，黄柏 12g，土茯苓 25g，蒲公英 20g，地丁 15g，赤芍 15g，乳香 10g，没药 10g，土鳖虫 7.5g，牛膝 15g，泽泻 15g。10 剂，水煎服，服法同前。

1 月 14 日五诊：疼痛加剧，影响睡眠，不能行走。继守四诊方取 10 剂。

1 月 19 日六诊：疼痛缓解，掌趾肤色由紫暗转淡，夜间可入睡。继守前方取药 10 剂，服法同前。

2 月 11 日七诊：足掌趾疼痛、热胀、麻、凉感进一步缓解，掌趾部皮肤色由紫暗转红润，压之褪色，敢于触压。继守前方 10 剂，服法同前。

（5）湿热血痹（下肢动脉炎）

孙某，男，45 岁，农民，住新宾县，于 2011 年 2 月 27 日家属陪诊。

主诉及病史：左腿及足肿胀痛 1 个半月。起因于白天上山劳作过累，晚上饮酒，并睡于热炕，早晨起来即感左腿疼痛酸胀发热，自以为风湿，服用大活络丹 3 天即病情加重，并且左腿股部内侧至腘部有一条索状硬结，压痛，左足肿胀热痛，行走困难。在当地医院诊断为动脉炎，给予抗炎和激素疗法，效果不佳，并出现胃嘈杂烧灼、吐酸。遂专车送来余处求治。

查：左腿股内侧至膝弯处仍可触及一条索状硬结，压痛，左足背红肿热胀，压痛，无指痕。舌红，苔白腻干，脉弦滑。

诊断：湿热血痹（西医诊断：下肢动脉炎）。

辨证：湿热挟瘀，痹阻经络。

治则：清热化湿解毒，活血化瘀通络。

方药：金银花 30g，苍术 15g，黄柏 15g，薏苡仁 40g，牛膝 15g，土茯苓 30g，乳香 10g，没药 10g，土鳖虫 7.5g，独活 15g，蒲公英 20g，鱼腥草 30g，泽泻 15g，煅瓦楞子 20g，黄连 5g，甘草 7.5g。20 剂，水煎服，日服 1 剂，餐后服。

3 月 17 日二诊：药后疼痛大见好转，腿内侧条状硬索消失，但按之仍有隐痛，左足背肿胀热痛也明显缓解，行走仍有痛感。效不更方，续服原方药 10 剂，以求痊愈。

按：方中以苍术、黄柏、牛膝（三妙丸）、金银花、薏苡仁、土茯苓、独活、蒲公英、鱼腥草、泽泻清热化湿解毒；乳香、没药、土鳖虫活血化瘀；煅瓦楞子、黄连、甘草为胃炎而设，又可解毒散结助药力运化。

（三十九）夜热、自主神经紊乱

孙某，女，43 岁，农民，住桓仁县雅河乡，于 2011 年 11 月 25 日初诊。

主诉及病史：夜间发热 3 个月。3 个月来每于夜间发热，手足心热，或潮热汗出，体温不高，伴有少寐、口干、大便秘

2～3 天 1 行。西医诊断为自主神经紊乱,服西药谷维素、维生素等药不见效果而来诊。

查体:面色正常,精神略带焦虑,舌质红,苔白,脉弦。

诊断:夜热(西医诊断:自主神经紊乱)。

辨证:阴虚发热。

治则:养阴清热安神。

方药:当归 15g,白芍 15g,川芎 10g,茯苓 15g,甘草 5g,丹皮 15g,栀子 12g,酸枣仁 20g,远志 15g,知母 15g,生地黄 15g,青蒿 15g,地骨皮 20g,生石膏 20g(先煎),玄参 20g。7 剂,水煎服,日服 2 次。

11 月 25 日二诊:夜热、手足心热、少寐、便秘均明显好转。末次月经 12 月 11 日。继守前方再进 7 剂,服法同前。

12 月 19 日三诊:病证基本消退。患者恐停药后复发,要求再服原方 7 剂,以巩固疗效。

按:本证始于肝郁化热,心肝阴伤,神志不宁,久则波及肺胃肾,阴液暗耗。以养阴清热安神之法收功。

(四十) 虚风内动 (神经官能症)

张某,女,56 岁,家务,住桓仁县正阳街,于 1979 年 2 月 23 日初诊。

主诉及病史:自诉 34 岁时患高血压,曾发生子痫,以后血压时而偏高。于 2 年前突患齿酸、手足酸胀、四肢活动不利,继而意识模糊不清。清醒后回忆发病经过,每次皆始自齿酸难忍,如食酸物之感,继而手足酸胀,胸闷如堵,说话困难,神志不清。每次发作约 1～2 分钟即止,开始数天一发,近来每日发作 3～5 次。经某医院中西医多人诊断为神经官能症,服用中西药治疗一年余,未见效果,遂来找余诊治。

查:形体肥胖,面色红润,口角左斜,言语谈吐尚可,舌质暗红无苔,脉象弦大,血压 136/94mmHg。

诊断：虚风内动（西医诊断：神经官能症）。

辨证：肝肾阴虚，火不归元，虚风内动。

治则：滋肝补肾，引火归元。

方药：制何首乌15g，生地黄15g，玄参15g，白芍15g，木瓜15g，沙苑子15g，钩藤15g（后下），地龙15g，菖蒲10g，牛膝15g，黄柏15g。4剂，水煎服，日服1剂。

2月28日二诊：患者精神愉快，自诉药后病情大为好转，每日仅发作1~2次，且手足活动较往常轻便，握物有力。自谓两年来初有此感，如释绳缚，恳求能予治愈。药既奏效，无须更方，续投原方再服。

此方先后共服15剂，诸症悉退如常人。5月12日追访：病已痊愈，患者精神饱满。

按：肝主筋，肾主骨，齿为骨之余，手足筋骨之用也。肝肾阴虚则筋骨失却濡溉之源，反为阴火熏灼，故酸胀而不用；心不安则由乎肾，肾水不足，水火不济，火气逆于心胸，故胸闷如堵；心失所主，故神志昏昧。所以滋肝补肾，阴滋风自息，引火归原，则下宅得安，上宅得明，心胸畅快。

（四十一）乏力

1. 乏力

孙某，男，16岁，学生，住桓仁县雅河乡董船营村，于1993年7月14日初诊。

主诉及病史：四肢麻木无力月余。近1个月来，每日乏力嗜卧，或蒙蒙欲睡，四肢麻木无力，持续加重，手端饭碗也感吃力，遂家长陪同前来求治。

查：发育尚可，面色少华懒言，舌质淡，脉弱无力。

诊断：乏力。

辨证：气虚，血不荣筋。

治则：益气养血，和营通络。

方药：补中益气汤合桂枝汤加减：黄芪25g，白术15g，陈皮12g，升麻10g，甘草7.5g，当归15g，白芍15g，桂枝12g，细辛5g，伸筋草15g。5剂，水煎服，日服2次。

7月26日二诊：药尽。乏力、少气懒言及四肢麻感明显改善，唯近日动则自汗。继守原方去细辛，加桑枝15g，5剂，服法同前。

1994年2月3日：今因患它疾来诊，告曰：仅服前药10剂后即病愈如常人。

2. 乏力（低血压）

隋某，女，62岁，家务，住桓仁县，2011年11月6日就诊。

主诉及病史：头昏乏力数年。多年来经常头晕困倦，打不起精神，自感四肢无力、气短、喜卧，胃常嘈杂不适，少寐多梦，近来加重。

查：面色不华，精神萎靡，言语有气无力，舌淡红，苔白，脉细弱无力，血压90/60mmHg。

诊断：乏力（西医诊断：低血压）。

辨证：心脾气虚，血不荣脑。

治则：补益心脾，升提中气。

方药：补中益气汤加味：黄芪30g，白术15g，陈皮12g，升麻7.5g，柴胡6g，党参15g，当归15g，甘草5g，川芎12g，葛根20g，芥穗10g，远志15g，茯苓15g，海螵蛸15g。6剂，水煎服，日服2次。

11月17日二诊：精神转佳，自感体力倍增，头晕乏力气短、嘈杂好转，血压115/70mmHg，舌淡红，苔白润，脉虚弱。继守原方服6剂，服法同前。

11月28日三诊：病情进一步改善，体力恢复，唯感口干。舌淡红，苔白，脉虚大，血压118/75mmHg。口干何意？

必是气升阴虚不相随也，继守原方去柴胡、芥穗，加石斛15g，北沙参15g，6剂，以善后。

3. 乏力（更年期综合征）

徐某，女，52岁，家务，住桓仁县新屯，2011年7月23日就诊。

主诉及病史：头晕，乏力，寐不宁数月。每天头晕，后头麻木感，伴气短、夜间睡眠不良，并出现双腿足轻度水肿，自购成药补血颗粒等服用月余，未见好转，遂来求治。

查：面色少华，言语无力，让其闭目则双眼睑震颤，舌淡红，苔白润，脉细无力。

诊断：乏力（西医诊断：更年期综合征）。

辨证：心脾气虚，血不荣脑。

治则：益气养血安神。

方药：人参归脾汤加减：黄芪30g，党参15g，白术15g，当归15g，甘草5g，茯苓15g，远志15g，酸枣仁20g，五味子5g，升麻6g，葛根25g，川芎10g，泽泻15g。6剂，水煎服，日服2次。

8月6日二诊：药已服完1周，病证明显好转，乏力头晕减轻，后头部已无麻木感，精神转佳，少寐多梦改善，足肿消失。继守原方6剂，服法同前。

8月26日三诊：原头晕、后头麻、气短、乏力、足肿均痊愈，惟仍然睡眠不良，一宿可睡5～6小时左右，且觉心中发热。原方去升麻、葛根、泽泻，加青蒿15g、夜交藤30g、竹叶10g。6剂，水煎服，服法同前。先后间歇服药18剂，告愈。

按：方中党参、白术、黄芪、甘草、升麻益气补脾，升提中气；当归、茯苓、远志、酸枣仁、五味子养血安神；川芎、葛根上行头部改善供血；泽泻配茯苓养阴利尿消肿。三诊因诸症已瘥，无须再用升麻、葛根、泽泻，改加青蒿、夜交藤、竹叶，以增加安神退虚热之功。

4. 乏力（疲劳综合征）

金某，男，34 岁，鲜族，农民，住新宾县，2011 年 11 月 7 日就诊。

主诉及病史：乏力，腰痛 1 年余。因去外国劳务 3 年，过于劳累，经常为多挣工资而加班，前两年体力尚可支持，后一年渐不可支，劳务合同期满，刚刚归来 1 个月。自感疲劳困倦，四肢无力，气短，腰酸痛，不耐劳，夜间腰腿盗汗。

查：面色少华，舌质淡，舌根苔白腻，脉虚弦无力。

诊断：乏力（西医诊断：疲劳综合征）。

辨证：脾肾两虚。

治则：益气补肾。

方药：补中益气汤合六味地黄汤化裁：黄芪 30g，白术 15g，党参 15g，陈皮 15g，当归 15g，升麻 7.5g，山药 15g，茯苓 15g，川芎 10g，山茱萸 12g，牛膝 15g，熟地黄 15g，黄柏 12g，神曲 15g。20 剂，水煎服，日服 2 次。

12 月 28 日二诊：服药 1 个月，乏力、腰痛、盗汗均明显改善，遂停药半个月，想自行调养康复。但因农活劳动数日，病情出现反复，要求取原方药 10 剂，服法同前。

2012 年 2 月 19 日三诊：乏力、气短、腰痛、盗汗症状均消失。因考虑春耕劳累恐再反复，取原方药 10 剂以巩固，服法同前。

5. 乏力（免疫性贫血）

袁某，女，40 岁，住桓仁县顺城街，于 2012 年 3 月 4 日就诊。

主诉及病史：头晕乏力 1 年多。去沈阳盛京医院检查诊断为免疫性贫血，嘱服氢化可的松 6 个月，现已停服 10 余天。

近日外感咳嗽少痰，咽干紧，困倦乏力，急来求治。

查：面色不华，咽红，舌淡红，苔薄白，脉浮弦无力。

诊断：乏力（西医诊断：免疫性贫血）。

辨证：脾肺气虚，外感风邪犯肺。

治则：益气解表，宣肺清热。

方药：人参败毒散化裁：党参15g，茯苓15g，甘草5g，桔梗10g，前胡15g，杏仁15g，黄芩12g，北沙参15g，牛蒡子15g，葛根15g，川芎10g，菊花15g。6剂，水煎服，饭后服，日服1剂。

3月14日二诊：药后咽干紧、咳嗽已愈，但困倦乏力，四肢酸痛，头晕时有轰鸣。证属气血两虚，邪未净也。拟补中益气汤加减：黄芪25g，白术15g，陈皮12g，党参15g，当归15g，甘草5g，升麻7.5g，柴胡7.5g，黄芩12g，桔梗10g，葛根20g，菊花12g，黄柏12g。6剂，水煎服，日服2次。

3月22日三诊：困倦乏力、四肢酸痛已大为好转。夜间脑鸣，腰痛。证属脾肾虚，精不足也。继守二诊方去桔梗加续断15g，枸杞15g，6剂，服法同前。

4月5日四诊：头晕脑鸣、困倦乏力、四肢酸痛、腰痛诸症已去，精神体力均佳。唯恐再犯，要求再服三诊方药6剂巩固。

6. 乏力、心悸合病（疲劳综合征）

刁某，女，33岁，公务员，住桓仁县裕名福邸，2011年7月9日就诊。

主诉及病史：心悸气短，乏力半个月。因工作劳累，休息不好，出现疲劳无力，心悸气短，少纳，睡眠不宁，已有半个月之久。末次月经6月20日。

查：舌质淡红，苔白润，脉虚无力。

诊断：乏力、心悸合病（西医诊断：疲劳综合征）。

辨证：心脾气虚。

治则：益气养血安神。

方药：养心汤加减：甘草7.5g，黄芪30g，党参15g，茯苓15g，川芎12g，当归15g，柏子仁15g，半夏15g，神曲15g，远志15g，五味子5g，酸枣仁20g，菖蒲12g，白术15g。6剂，水煎服，日服2次。

7月21日二诊：药后心悸、气短明显好转，疲劳感减轻，睡眠安宁。索取原方再进6剂以收功。

7. 乏力、嗜睡

张某，男，39岁，农民，住桓仁县二棚甸子镇，2012年11月29日就诊。

主诉及病史：乏力嗜睡两个月余。终日精神不振，多睡，餐后即卧，时感耳鸣口干，当地医院诊断为脑缺血，给予静脉点滴西药10天，口服消炎类药，不见好转，遂来余处求治。

查：精神萎靡，舌淡红，苔白，脉大无力。

诊断：乏力、嗜睡。

辨证：心脾气虚，湿邪困阳。

治则：益气健脾，化湿升阳。

方药：清暑益气汤加减：党参15g，甘草5g，黄芪25g，当归15g，陈皮12g，神曲15g，黄柏12g，葛根30g，苍术15g，白术15g，升麻7.5g，泽泻15g，川芎12g，菊花15g，7剂，水煎服，日服2次。

12月18日二诊：药尽，精神转佳，乏力嗜睡已去大半，偶有耳鸣、口干、口有异味。继守原方加茯苓15g，再服7剂，服法同前。药尽未再来诊。

按：该患来诊时已入冬季，乃收藏之节。今因夏秋过劳，湿邪内伏，影响气机不能上奉于脑，导致困倦嗜睡。虽已入冬，仍选用清暑益气汤益气健脾，化湿升阳，方药相应，诸症得除。

二、妇科

（一）月经病

1. 月经先期

（1）朴某，女，24 岁，朝鲜族，农民，住桓仁县六河公社，1967 年 7 月 19 日就诊。

主诉及病史：月经连续 3 个月超前，18 ~ 20 天 1 潮，经血鲜红，时夹血丝。伴心烦，头痛鼻干，手足心热，腰膝酸软无力。

查：舌红少苔，脉细数。

诊断：月经先期。

辨证：阴虚血热，血海不宁。

治则：养血清热滋阴。

方药：当归 15g，川芎 7.5g，白芍 15g，生地黄 20g，丹参 10g，牡丹皮 10g，薄荷 5g，茯苓 15g，知母 15g，地骨皮 15g，制鳖甲 15g，甘草 5g。4 剂，水煎服，日服 2 次。

8 月 3 日陪同他人来诊时告曰：月经周期正常，诸症已去。

（2）徐某，女，45 岁，家住本溪市，2012 年 4 月 3 日就诊。

主诉及病史：半年来，月经超前 7 ~ 10 天，经前 1 周乳房胀痛，心烦易怒，来潮时腰腹痛，经量极少，色暗红，2 ~ 3 天净，大便干。末次月经第 1 天。

查：舌质稍红，苔薄白干，脉弦微滑。

诊断：月经先期。

辨证：肝肾阴虚血热，冲任挟瘀。

治则：疏肝解郁，清热化瘀。

方药：丹栀逍遥散加减：当归15g，白芍15g，柴胡7.5g，茯苓15g，白术15g，甘草5g，牡丹皮15g，栀子12g，香附15g，延胡索15g，牛膝15g，五灵脂12g，蒲黄12g，女贞子20g。10剂，水煎服，日服2次。

5月12日复诊：药尽。末次月经5月5日来潮，经期正常。经前乳胀痛、心烦易怒已大为缓解，经行腰腹痛亦减，经量略增，4天净，大便正常。继守原方10剂巩固。

2. 月经后期

（1）月经后期（稀发月经、宫颈囊肿）

闫某，女，40岁，农民，住桓仁县，2011年11月3日初诊。

主诉及病史：月经延后，量极少，宫颈囊肿。3年来月经一直错后，开始错后7~10天，渐至半月到1个月，近1年来多错后，2~3个月1潮，且经量极少，伴有腰酸痛，小腹胀，隐痛，白带量多时黄，有异味。在县某医院彩超提示：宫颈囊肿。平时心烦易怒，二便正常。末次月经10月16日。

查：舌淡红，苔白微腻，脉弦。

诊断：月经后期（西医诊断：稀发月经、宫颈囊肿）。

辨证：肝肾湿热挟瘀。

治则：调肝肾，化瘀清热。

方药：加味逍遥散合少腹逐瘀汤化裁：柴胡7.5g，当归15g，白芍15g，茯苓15g，白术15g，五灵脂12g，蒲黄12g，没药10g，延胡索15g，香附15g，牡丹皮15g，栀子12g，牛膝15g，续断15g，鸡血藤25g，土茯苓20g，败酱草20g。7剂，水煎服，日服2次。

11月14日二诊：服药后，腰酸、小腹隐痛、带下黄秽有异味、心烦易怒均有好转。继守原方去败酱草，加莪术 15g，官桂 6g。7 剂，水煎服，日服 2 次。

11 月 25 日三诊：月经错后 1 周来潮（11 月 23 日），腰腹痛缓解，经量改善，至今未净。于 11 月 20 日彩超复查：宫颈囊肿消失。方药调整如下：当归 15g，熟地黄 15g，赤芍 15g，川芎 7.5g，白术 15g，茯苓 15g，五灵脂 12g，蒲黄 12g，延胡索 15g，丹皮 15g，栀子 12g，牛膝 15g，鸡血藤 25g，官桂 6g。7 剂，水煎服，日服 2 次。药尽未再来诊。

（2）月经后期、痤疮并病

侯某，女，30 岁，个体户，住本溪市明山区，2012 年 1 月 30 日就诊。

主诉及病史：月经不调半年多。40～50 天 1 潮，量少，色黯。经行前乳房胀，经行腰酸。平时颜面生痤疮，经期略重，大便不成形，性欲淡漠。既往眼科检查：双眼玻璃体混浊。末次月经 1 月 20 日。

查：前额及下颏部痤疮。舌淡红，苔白微腻，脉弦。

诊断：月经后期、痤疮并病。

辨证：肝郁脾虚，湿热蕴聚。

治则：疏肝清热，健脾化湿。

方药：加味逍遥散加减：当归 15g，白芍 15g，柴胡 7.5g，茯苓 15g，白术 15g，甘草 5g，牡丹皮 15g，栀子 12g，黄芩 12g，白鲜皮 15g，野菊花 20g，白花蛇舌草 30g。20 剂，水煎服，日 3 次，餐后服。

2 月 21 日二诊：面部痤疮消失，乳房微胀，有月潮将至之兆，性欲淡漠好转。继守原方去白鲜皮、野菊花，加五灵脂 12g，蒲黄 12g。20 剂，水煎服，改日服 2 次。

6 月 19 日三诊：服药两个月，颜面痤疮已痊，月经 29～32 天 1 潮，性欲已正常。但近 20 天来面部又发痤疮，末次月经 5 月 26 日。改用金银花 20g，连翘 15g，枇杷叶 15g，黄芩 12g，栀子 12g，牡丹皮 15g，白鲜皮 15g，野菊花 15g，蒺藜 15g，白僵蚕 15g，蒲公英 20g，白花蛇舌草 30g。20 剂，水煎服，日服 1 剂。嘱：忌食腥辣发物，勿熬夜。

3. 月经先后无定期

关某，女，37 岁，农民，住桓仁县西关村，2011 年 2 月 26 日就诊。

主诉及病史：月经失调。近半年来月经超前或错后，多在 25 天至 2 个月来潮，伴有胸闷心烦，乳胀，经行时腰痛，小腹痛，色暗或挟血块，3～6 天经净。末次月经 2 月 18 日。

查：舌质略红，苔薄白干，脉弦。

诊断：月经先后无定期（西医诊断：内分泌紊乱）。

辨证：肝郁肾虚，冲任失调。

治则：疏肝解郁调经。

方药：丹栀逍遥散加减：当归 15g，白芍 15g，柴胡 10g，茯苓 15g，白术 15g，甘草 6g，薄荷 3g，牡丹皮 15g，栀子 12g，五灵脂 12g，蒲黄 12g，没药 10g，延胡索 15g，续断 15g，牛膝 15g。6 剂，水煎服，日服 2 次。

3 月 9 日二诊：继守原方 6 剂，服法同前。

3 月 25 日三诊：末次月经 3 月 19 日来潮，经行前胸闷乳胀、心烦易怒明显好转，经行时腰痛和小腹痛亦减轻，量中等，5 天经净。继守原方再进 6 剂以观后效。药尽未再来诊。

4. 月经不调

王某，女，43 岁，个体户，住桓仁县荣丰小区，于 2012 年 1 月 4 日初诊。

主诉及病史：近 1 年来月经不调，或经行淋漓不净，或月经 2～3 个月 1 潮，腰酸，足心夜热。曾在某医院妇科做相关检查：子宫内膜增厚、子宫肌瘤。目前已停经将近 4～5 个月，于半月前月经来潮，量少淋漓，近5天量多，有大血块，并伴有头晕。遂急来求治。

查：形胖，面色少华。舌质稍红，苔白干，脉弦滑。

诊断：月经不调（西医诊断：子宫内膜增厚、子宫肌瘤）。

辨证：肝肾阴虚挟瘀，冲任不固。

治则：固冲任，凉血化瘀。

方药：煅龙骨40g，煅牡蛎40g，乌贼骨15g，茜草15g，生地黄15g，白芍15g，地榆15g，柏叶炭15g，蒲黄炭12g，三七10g，黄柏12g，地骨皮15g。6剂，水煎服，日服2次。

1月13日二诊：自诉服药4天阴道流血已止，腰酸、足心夜热、腿部汗出均好转。继守原方6剂，服法同前。

1月31日三诊：末次月经于1月23日来潮，仍然量多，有血块，1周完全干净，无腰腹痛。继守原方加鹿角霜15g，6剂，水煎服，服法同前。

2月9日四诊：近来感觉胃堵闷，少纳，余无何不适。调整方药如下：煅龙骨40g，煅牡蛎40g，乌贼骨15g，茜草15g，三七10g，地骨皮15g，旱莲草15g，鹿角霜15g，陈皮15g，焦三仙各10g，黄柏12g。连进12剂，服法同前。

3月1日五诊：月经延后10天来潮，乳房有胀感，脘闷。查：舌淡红，苔薄白，脉弦。调方用逍遥散加减：当归15g，白芍15g，柴胡10g，茯苓15g，丹皮15g，五灵脂12g，蒲黄12g，熟地黄15g，红花15g，三棱10g，莪术15g，三七10g，牛膝15g，白术15g，陈皮15g，神曲15g。6剂，水煎服，日服2次。

3月12日六诊：月经于3月4日来潮，量中等，夹有黯紫小血块，6天净，无腰腹痛。予加味逍遥丸调理1个月收功。

5. 月经过少

陈某，女，33 岁，个体户，住本溪市，2011 年 4 月 27 日就诊。

主诉及病史：人流术后 1 年半，腰痛，带下，经少。1 年半前怀孕近两个月行人工流产，术后即出现经行前乳房胀痛，腰酸痛，经量极少，1～2 天即净。平素白带过多，如涕。当地医院诊断为盆腔炎，治疗半年余效果不显，遂来余处求治。末次月经 4 月 26 日，今天已净。

查：舌质淡红，舌尖有瘀点，苔白微腻，脉弦缓。

诊断：月经过少（西医诊断：盆腔炎）。

辨证：人流术后损伤冲任，胞宫挟瘀。

治则：疏肝益肾，活血化瘀。

方药：加味逍遥丸加减：当归 15g，赤芍 15g，柴胡 12g，茯苓 15g，白术 15g，甘草 5g，牡丹皮 15g，栀子 12g，五灵脂 12g，蒲黄 12g，没药 10g，益母草 20g，牛膝 15g，续断 15g，败酱草 20g，土茯苓 20g。20 剂，水煎服，日服 2 次。

5 月 30 日二诊：末次月经 5 月 25 日来潮，3 天净，经行前乳房胀痛、腰痛、带下均大为好转。查：舌质淡红，舌尖有瘀点，苔白，脉弦。继守原方续服 20 剂，服法同前。

7 月 3 日来电话告知：末次月经 6 月 23 日，5 天净，量中等，原来乳胀痛、腰痛、带下诸症恢复正常。

6. 经行淋漓不净

陈某，女，24 岁，农民，住桓仁县拐磨子镇，2011 年 5 月 3 日就诊。

主诉及病史：月经来潮半个月淋漓不断。结婚 1 年，月经 4～5/26～28 天，末次月经 4 月 18 日，至今淋漓不断，色红，无明显腰腹痛，伴有尿频、尿急、尿痛，大便干秘，2～3 天 1 行。既往有胃炎史，彩超示盆腔炎。

查：舌质尖红，苔白腻干，脉弦微滑。

诊断：经行淋漓不净（西医诊断：盆腔炎、尿道炎）。

辨证：胞宫阴虚血热，迫血妄行。

治则：清热养阴，凉血止血。

方药：乌贼骨 15g，茜草 15g，侧柏炭 15g，旱莲草 15g，蒲黄 12g，三七粉 7.5g（分 3 次吞服）、生地黄 15g，黄柏 12g，玄参 15g，土茯苓 25g，泽泻 15g，甘草 7.5g。7 剂，水煎服，日服 2 次。

5 月 13 日二诊：阴道偶有见红，已无尿急、尿痛，大便 1~2 天 1 行，较畅。查：舌质略红，苔白干，脉弦。继守原方续服 7 剂以巩固。

按：乌贼骨、茜草、侧柏炭、旱莲草、蒲黄、三七化瘀止血，而无留瘀之弊；生地黄、玄参、黄柏清热养阴凉血通便；土茯苓、泽泻、蒲黄、甘草清热利尿通淋；乌贼骨、三七、甘草且有护胃消炎之能。

7. 痛经

（1）经行腹痛

唐某，女，24 岁，农民，住桓仁县杨家街，2011 年 4 月 22 日就诊。

主诉及病史：经行小腹痛数年。14 岁初潮，月经 4/32~35 天，经行前乳房微胀，小腹隐痛。自去年秋后适逢月经来潮，在田里劳作受凉，每逢月潮小腹疼痛难忍，冒虚汗，伴头晕恶心，手足冰冷，经少，色暗。末次月经 3 月 31 日。未婚。

查：舌淡，苔白，脉弦。

诊断：经行腹痛。

辨证：胞宫阳虚，寒凝血瘀。

治则：暖宫散寒，活血化瘀。

方药：四物汤合少腹逐瘀汤加减：熟地黄 15g，白芍 15g，当归 15g，川芎 10g，小茴香 10g，炮姜 3g，五灵脂 12g，香附 15g，没药 10g，吴茱萸 5g，黑附子 7.5g，延胡索 20g，白术 15g，茯苓 15g，甘草 5g。6 剂，水煎服，日服 2 次。

5 月 15 日二诊：末次月经于 5 月 2 日来潮，小腹疼痛及手足冷明显好转，经量略增。查：舌淡红，苔白，脉弦细。继守原方再续 6 剂，服法同前。

（2）痛经

乔某，女，41 岁，店员，住桓仁县森茂公寓，2012 年 4 月 9 日就诊。

主诉及病史：做人流术后，右侧小腹隐痛，口服消炎药 10 余天。至今已术后 40 天，昨日月经来潮，右侧小腹痛胀难忍，经量少，色黯，遂来求治。

查：舌淡红，苔白，脉弦微滑。

诊断：痛经。

辨证：人流术后冲任损伤，胞宫蕴热夹瘀。

治则：清热化瘀。

方药：当归 15g，白芍 15g，赤芍 15g，香附 15g，五灵脂 10g，蒲黄 12g，没药 10g，牡丹皮 15g，延胡索 15g，土茯苓 25g，败酱草 20g，泽泻 15g，甘草 5g。6 剂，水煎服，日服 2 次。

4 月 17 日二诊：药后，右下腹痛胀缓解，经量略增，淋漓未净，色暗红。继守原方去蒲黄，加蒲公英 20g，白花蛇舌草 30g。6 剂，水煎服。

4 月 28 日三诊：经净 4 天。右下腹仍有隐痛，微胀。仍属瘀热未清，再予二诊方 6 剂以清余邪。

按：人流术损伤冲任，气滞血瘀，日久蕴热，致气滞、血瘀、湿热互结，经脉不畅致痛。

8. 经间期出血

（1）经间期出血、带下合病

许某，女，22岁，服务员，住桓仁镇，2011年10月1日初诊。

主诉及病史：经间期出血，子宫内膜炎2年。未婚，15岁初潮，月经周期尚可。近1年来每于经净1周阴道流血，量少，持续3~5天方止。平时腰酸痛，小腹胀，带下黄秽或夹血丝，阴痒，恶心，脘胀，大便溏薄。经某医院彩超检查诊为子宫内膜炎，末次月经9月16日。

查：舌淡红，苔黄白相间，脉弦滑。

诊断：经间期出血、带下合病（西医诊断：子宫内膜炎）。

辨证：肝脾肾湿热下注。

治则：清热化湿凉血。

方药：丹栀逍遥散合三妙散加减：当归15g，白芍15g，柴胡10g，白术15g，甘草5g，丹皮15g，栀子12g，土茯苓25g，车前子15g，半夏15g，苦参20g，蛇床子15g，败酱草20g，苍术15g，黄柏12g，陈皮15g，牛膝15g。7剂，水煎服，日服3次。嘱：忌食腥辣发物，勿过劳。

10月10日二诊：药后，脘胀、恶心、便溏好转。继守原方再进7剂，水煎服，改为日服2次。

10月21日三诊：末次月经10月17日，腰痛、小腹胀、带下黄秽、恶心便溏等症状明显减轻，仍然阴痒。继守原方去白术，加黄芩12g。7剂，水煎服，日服2次。

11月1日四诊：正值经间期，未见阴道流血，无腰痛，小腹胀，带黄无夹血现象，仍感阴痒。继守前方（三诊方）7剂，水煎服，服法同前。

11月22日五诊：末次月经11月20日，无腰痛腹胀感，带略黄，经后有阴痒感。继守三诊方服 7 剂，服法同前。

12 月 2 日六诊：正值经间期，未见阴道流血，无腰酸及小腹胀感，带下量少略黄，时有阴痒。继守三诊方去半夏、栀子，加鱼腥草 20g，泽泻 15g，以增清热解毒之力。7 剂，水煎服，服法同前，以固疗效。

（2）经间期出血（子宫腺肌症、附件炎、输卵管积水）

于某，女，44 岁，个体户，住大连市金州区，2012 年 4 月 7 日就诊。

主诉及病史：自 2010 年 11 月份开始经间期出血（月经后 7~10 天），出血量大，每次均需服用止血药。曾在大连、沈阳多家医院检查，诊断为子宫腺肌症、附件炎、输卵管积水。今已治疗 1 年余未见效果，经他人介绍专程来诊。末次月经 3 月 17 日，23 日经净，今又来潮 3 天。

查：舌质淡红，舌尖有紫暗瘀点，苔白腻，脉弦滑。血压 130/100mmHg。

诊断：经间期出血（西医诊断：子宫腺肌症、附件炎、输卵管积水）。

辨证：肝肾阴虚，相火妄动，血海热瘀，血不循经。

治则：滋养肝肾，清热化瘀。

方药：生龙骨 40g（先煎），生牡蛎 40g（先煎），白芍 15g，生地黄 15g，黄柏 15g，土茯苓 25g，地榆 15g，柏叶炭 15g，海螵蛸 15g，茜草 15g，三七 10g，川断 15g，泽泻 15g，白花蛇舌草 30g，牡丹皮 15g，夏枯草 15g。20 剂，水煎服，日服 1 剂。

4 月 29 日二诊：末潮 4 月 10 日经净，未再服止血药。经净后半月阴道见红（4 月 24 日），量尚可，无明显腰腹不适感。查：舌淡红，舌尖有瘀点，苔白，脉弦滑。继守原方 20 剂，服法同前。

7月7日三诊：药后，月经分别22天、26天1次，量尚可，末次月经18天后复至，故急来索原方药20剂。药尽未再来诊。

9. 经闭

（1）王某，女，25岁，营业员，住本溪市，2011年12月24日就诊。

主诉及病史：已婚1年。近3年来月经数月1潮，量极少。婚后一直无月经，曾服西药黄体酮无效，因身体肥胖，恐副作用大，未敢再服西药。平时腰痛，小腹痛微胀，少寐，二便尚可。

查：形体肥胖，胡须较重。舌淡红，苔白，脉沉弦。

诊断：经闭。

辨证：肝肾虚，胞阳不足。

治则：益肝肾，温阳通经。

方药：当归15g，白芍15g，熟地黄15g，川芎10g，白术15g，茯苓15g，香附15g，莪术15g，红花15g，益母草20g，牛膝15g，鸡血藤30g，酸枣仁25g，小茴香10g，官桂7.5g。20剂，水煎服，日服2次。

2012年2月17日二诊：药后，腰痛、小腹痛好转，小腹微胀。继守原方20剂，服法同前。

3月22日三诊：药尽。腰腹已不痛，时小腹微胀，乳房胀，饮食量增。再守原方服20剂。

4月24日四诊：乳胀、腰腹痛胀、少寐均好转，4月21日来潮，量少，色黑。继守原方加五灵脂12g，蒲黄12g。10剂，予以巩固。

按：此例闭经与肝肾关系至为密切。肝为血海，肾主月经，任通冲盛天癸至，月经应时而下。肝肾两虚，胞宫血海不足，阳气不振，加之肥胖痰湿不化，致痰湿夹瘀，胞脉阻滞，经闭不行。平时腰痛、小腹痛、微胀、少寐、多胡须、脉沉弦，此乃肝肾虚，痰湿挟瘀，胞阳不足之证也。故治以益肝肾，健脾化湿，温阳通经之法。方中当归、白芍、熟地黄、川芎、酸枣仁养肝补血；白术、茯苓健脾化湿；香附、莪术、南红花、益母草活血化瘀通经；怀牛膝、鸡血藤益肾活血，引血下行；小茴香、官桂暖宫散寒，助阳化湿行经。共服药 60 剂（3 个月）月经来潮，量虽少，但腰腹已不痛，乳房有胀感，纳食量增。四诊时在原方基础上加五灵脂 12g，蒲黄 12g，再予 10 剂收功。此例虽未做血睾酮、孕酮化验及妇科彩超检查，吾即诊为现代医学的雄雌激素分泌失调、多囊卵巢综合征之属。

（2）经闭（内分泌紊乱、雌激素水平低下）

何某，女，25 岁，护士，住桓仁县黎明街，2011 年 4 月 20 日就诊。

主诉及病史：经闭 3 个月。17 岁初潮，月经一直无规律，或 2~3 个月 1 潮，或 3~4 个月 1 潮。近 2 年来竟多至半年，常需服黄体酮 1 周方可来潮，量少。某医院诊断：内分泌紊乱、雌激素水平低下。平时工作紧张，精神压力较大。末次月经是口服黄体酮后于 1 月 15 日来潮，量少，3 天净，至今已 3 个月无月经。恐常服黄体酮产生副作用，遂来余处诊治。

查：舌质淡红，苔白，脉沉弦。

诊断：经闭（西医诊断：内分泌紊乱、雌激素水平低下）。

辨证：肝肾两虚，冲任夹瘀。

治则：益肝补肾，活血化瘀。

方药：当归 15g，赤芍 15g，熟地黄 15g，川芎 10g，柴胡 10g，白术 15g，香附 15g，五灵脂 12g，没药 10g，覆盆子 15g，仙灵脾 20g，紫石英 30g，鸡血藤 25g，官桂 6g，莪术

15g，甘草 5g。水煎，日服 2 次。

5 月 22 日：上药连服 21 剂（一个月），于本月 18 日月经来潮，量少，3 天净，无腰酸痛。继守上方去莪术、没药，加仙茅 15g，女贞子 15g。10 剂，水煎服，日服 2 次。

6 月 7 日：改服首诊方（经前方）10 剂，日服 2 次。

6 月 23 日：月经来潮，但乳房有胀感，再予首诊方（经前方）5 剂。

7 月 2 日：告知：月经于 6 月 27 日来潮（周期 39 天）。改用 5 月 22 日方（经后方）连服 10 剂。服完再改用经前方，如此交替治疗。直至 9 月份，月经周期 4/32～35 天，遂中止服药。

（3）血滞经闭（内分泌紊乱、雌二醇低下）

秦某，女，43 岁，农民，住桓仁县六河乡，2011 年 6 月 1 日就诊。

主诉及病史：经闭 3 个半月。自去年入冬以来月经愆期，35～50 天 1 潮，量少，末次月经至今已 3 个半月未潮，伴有胸闷心烦，手足凉。某医院妇检及 B 超检查未见异常；血检：雌二醇低下。给予口服黄体酮 1 周，不见月经来潮，遂来中医诊治。

查：舌质淡红，苔白微腻，脉弦。

诊断：血滞经闭（西医诊断：内分泌紊乱、雌二醇低下）。

辨证：肝肾虚，冲任失调。

治则：补肝肾，活血化瘀。

方药：加味逍遥散加减：当归 15g，赤芍 15g，柴胡 7.5g，茯苓 15g，白术 15g，甘草 5g，丹皮 15g，栀子 10g，熟地黄 15g，五灵脂 12g，红花 15g，紫石英 30g，香附 15g，莪术 15g，牛膝 15g，官桂 6g。6 剂，水煎服，日服 2 次。

6月8日二诊：月经仍未来潮，继守原方服6剂。

6月18日三诊：昨天月经来潮，量少，色紫暗，无腰腹痛，今天已净。调整方药如下：当归15g，白芍15g，熟地黄15g，川芎7.5g，菟丝子15g，覆盆子15g，淫羊藿15g，紫石英30g，鸡血藤25g，牛膝15g，丹皮15g，栀子10g，白术15g，茯苓15g，甘草5g。6剂，水煎服，日服2次。嘱：服药尽，暂停药，待7月5日来诊。

7月5日四诊：调整处方如下：当归15g，赤芍15g，柴胡7.5g，茯苓15g，白术15g，甘草5g，蒲黄12g，五灵脂12g，香附15g，红花15g，桃仁10g，牛膝15g，官桂6g。6剂，水煎服，日服2次。嘱：7月20日后来诊。

7月25日五诊：自诉7月19日月经来潮，3天净，量中等，色暗，经前乳胀，经行小腹微胀。按三诊方续服6剂。嘱：下次月经前约8月1日改服益母草膏可矣。

按：此例按月经周期疗法调整。月经来潮后即重点补肝肾，养精血，促进黄体生成，采用三诊方。月经前采用四诊方，活血化瘀通经脉。

（4）经闭（内分泌紊乱、雌二醇低下）

赵某，女，33岁，个体营业员，住桓仁县东关村，2011年7月22日就诊。

主诉及病史：月经3～4个月1潮。近2年来月经3～4个月1潮，常服用黄体酮方能来潮，量少，伴胸闷心烦，小腹冷凉，身体日渐发胖，体重1年增加11斤，未敢再继续服用黄体酮。末次月经至今已近50天未潮。

查：形体肥胖，舌淡，苔白腻，脉弦缓。

诊断：经闭（西医诊断：内分泌紊乱、雌二醇低下）。

辨证：肝脾虚，痰湿过盛，胞脉阻滞。

治则：疏肝健脾，化痰通脉。

方药：柴胡 7.5g，茯苓 15g，苍术 15g，白术 15g，桂枝 10g，三棱 10g，莪术 15g，五灵脂 12g，白芥子 15g，小茴香 10g，紫石英 30g，鸡血藤 25g，当归 15g，赤芍 15g。12 剂，水煎服，日服 2 次。

8 月 9 日二诊：告知药尚未尽，于 8 月 6 日来潮，量较前略多，今天已净，无腰腹痛，小腹冷凉好转。查：舌淡红，苔白润，脉弦缓。继守原方 12 剂，服法同前。

8 月 28 日三诊：继守原方 12 剂，服法同前。

9 月 17 日四诊：月经 9 月 11 日来潮，周期为 36 天。胸闷心烦，小腹冷凉均基本好转。调整方药如下：当归 15g，赤芍 15g，茯苓 15g，白术 15g，甘草 5g，柴胡 7.5g，五灵脂 12g，蒲黄 12g，官桂 7.5g，白芥子 15g，紫石英 30g，鸡血藤 25g，牛膝 15g。12 剂，水煎服，服法同前。

10 月 13 日五诊：月经如期来潮（10 月 10 日），无腰腹痛，量中等，改服乌鸡白凤丸，日服 2 次，服一个月。

（5）经闭（多囊卵巢综合征）

潘某，女，34 岁，店员，住本溪市，2011 年 10 月 20 日就诊。

主诉及病史：停经 8 个月。既往 1 年前经量少，经行延后，35～50 天来潮，渐至无月经，至今已 8 个月。近半个月来腰部疼痛，尤以夜间疼痛加重，伴有大便秘结，3～4 天 1 行。在当地医院彩超检查：多囊卵巢综合征；化验：血睾酮水平增高。

查：形体稍胖，舌质偏红，苔白，脉弦。

诊断：经闭（西医诊断：多囊卵巢综合征）。

辨证：肝肾阴虚挟湿，胞脉瘀阻。

治则：调补肝肾，通冲任。

方药：四物汤加味：当归 15g，赤芍 15g，生地黄 15g，川芎 7.5g，鸡血藤 20g，续断 15g，牛膝 15g，杜仲 12g，独活 15g，苍术 15g，黄柏 12g，威灵仙 15g，没药 10g，女贞子 15g。7 剂，水煎服，日服 2 次。

10 月 29 日二诊：药物即将服完，夜间腰痛大为改善，大便较前顺畅，月经未潮。继守原方改生地黄为熟地黄 15g，加紫石英 30g。10 剂，水煎服，服法同前。

11 月 18 日三诊：药尽。腰微酸痛（夜间已不痛），大便 2 天 1 行，较畅，月经仍未潮，时小腹有隐痛感。方药调整如下：当归 15g，赤芍 15g，熟地黄 15g，川芎 7.5g，鸡血藤 25g，牛膝 15g，杜仲 12g，五灵脂 12g，女贞子 15g，莪术 15g，桃仁 10g，小茴香 10g。10 剂，水煎服，服法同前。

12 月 5 日四诊：服药至 11 月 27 日月经来潮，经量少，4 天净，腰及小腹有不适感。继守三诊方 10 剂，水煎服，服法同前。

12 月 22 日五诊：亲友代为取药，继守三诊方药 10 剂，服法同前。

2012 年 1 月 10 日六诊：12 月 29 日月经来潮，量中等，色暗，5 天经净，腰及小腹有不适感，大便 1 日 1 行。继守三诊方 10 剂，服法同前，以收功。

10. 崩漏

（1）刘某，女，43 岁，农民，住桓仁县六河公社，1968 年 1 月 22 日初诊。

主诉及病史：自诉以往月经周期正常，近 3 个月来月经超前 3～5 天。末次月经 1 月 12 日来潮，淋漓不净，量忽多忽少，色淡红，无血块，今已 10 天不净，伴头晕，心悸失眠，腰膝酸痛无力。

查：面色少华，舌淡红，苔薄白滑，脉芤无力。

诊断：崩漏。

辨证：心脾气虚，脾不统血。

治则：调养心脾，固涩止血。

方药：人参归脾汤加减：干浆人参 10g，黄芪 15g，白术 15g，当归 15g，茯苓 15g，酸枣仁 15g，煅龙骨 30g，熟地黄 15g，生地黄 15g，续断 15g，棕榈炭 15g，侧柏炭 15g，三七粉 5g（分 2 次冲服）。3 剂，水煎服。

二诊：血止，心悸少寐好转，再予原方 2 剂续服。药尽，服人参归脾丸 20 丸调理巩固，未再复发。

（2）孙某，女，49 岁，社员，住桓仁县四河公社，1977 年 12 月 3 日初诊。

主诉及病史：自今春以来，月经先期，10～20 天 1 潮。近 3 个月月经淋漓不断，量时多时少，色紫暗，有腥臭味，小腹胀痛，伴头昏，心悸，腰腿酸痛。

查：面色晦暗不泽，令其闭目则眼睑震颤，小腹拒按。舌质红，舌边有紫暗瘀斑，无苔，脉弦细数。

诊断：崩漏。

辨证：阴虚血热夹瘀，血不循经。

治则：养血清热，化瘀止血。

方药：当归 15g，生地黄 15g，白芍 15g，丹参 15g，地榆 15g，蒲黄炭 12g，三棱 7.5g，莪术 7.5g，牡丹皮 15g，茜草 15g，黄柏 12g，三七 7.5g。3 剂，水煎服，日服 1 剂。

12 月 7 日二诊：小腹痛缓解，余症同前，脉细数。守原方 3 剂。

12 月 12 日三诊：小腹已不痛，流血已少，色淡，时红白相兼，无臭味。查：舌红无苔，脉弦细。今瘀已去，当以补血止血为法。处方：当归 15g，白芍 15g，生地黄 15g，熟地黄 15g，海螵蛸 15g，茜草 15g，山药 15g，地榆 15g，白茅根 20g，三七 7.5g，黄芪 20g，6 剂，水煎服，日服 2 次。

12月21日四诊：流血已止，唯头晕乏力，心悸气短，睡眠多梦；舌淡红，脉弱无力。乃气血不足，心脾两虚，予以人参归脾丸30丸调理，每次1丸，日服2次。

（3）张某，女，36岁，住辽阳市，于2011年12月14日初诊。

主诉及病史：阴道流血夹血块2个月余不止。今年7月份月经来潮，月经忽多忽少，淋漓不净，或夹血块，伴有腰痛、小腹痛1个月，经当地某医院妇科B超检查，未见占位性病变，行刮宫术治疗后血止，月经正常。9月24日月经来潮，月经量时多时少，夹血块，淋漓不净至今已两个月余，腰痛，小腹痛，大便3~5天1行，便秘滞下，心烦少眠。

查：发育中等，舌瘦红，苔薄白干，脉弦微数。

诊断：崩漏（西医诊断：子宫功能性出血）。

辨证：阴虚血热，血海不宁。

治则：凉血止血，固冲安神。

方药：煅龙骨40g，煅牡蛎40g，白芍15g，生地黄15g，海螵蛸15g，茜草15g，三七10g，地榆炭15g，柏叶炭15g，旱莲草15g，蒲黄炭12g，杜仲炭10g，川军10g，泽泻15g，酸枣仁25g。10剂，水煎服，日服2次。

12月29日二诊：流血已止，大便稍畅，睡眠改善。仍有腰酸痛，小腹隐痛，带下黄有异味。继守原方去地榆炭、柏叶炭、杜仲炭，加牡丹皮15g，川续断15g，白花蛇舌草30g。6剂，服法同前。

2012年1月7日三诊：仍感腰腹酸痛，便秘，少寐。继守首诊方去杜仲炭，加黄柏12g，川断15g，丹皮15g，20剂，水煎服，服法同前。

2012年2月9日四诊：崩漏已痊，腰腹痛、便秘、心烦少寐均基本消失。末次月经1月18日，无腰腹痛，经量中等，

7 天净，余无异常。拟澄源复旧之法，方药：煅龙骨 40g，煅牡蛎 40g，海螵蛸 15g，茜草 15g，白芍 15g，生地黄 15g，黄柏 12g，旱莲草 15g，泽泻 15g，牡丹皮 15g，栀子 12g，牛膝 15g，杜仲 12g，女贞子 15g，川军 10g，三七 10g，酸枣仁 30g。20 剂，服法同前。

（4）李某，女，51 岁，住辽宁大连市，于 2012 年 3 月 22 日初诊。

主诉及病史：月经淋漓不净 2 个月，近日加重，量多不止。自 2010 年开始月经淋漓不净 1 年，在当地医院妇科诊断为子宫功能性出血，建议做子宫全剔手术，未予应允。平时靠服止血药和消炎药维持。月经或前或后，时多时少，末次月经来潮已 2 个月，淋漓不净，时夹血块。近日来桓探亲劳累，流血量多不止，无腰腹痛，急来求治。既往有高血压病史。

查：舌质尖红，苔白干，脉虚弦无力，血压 160/100mmHg。

诊断：崩漏（西医诊断：子宫功能性出血）。

辨证：肝肾阴虚，血热挟瘀，冲任不固。

治则：补肝肾，凉血止血，化瘀固冲。

方药：生龙骨 40g（先煎），生牡蛎 40g（先煎），海螵蛸 15g，茜草 15g，白芍 15g，地榆 15g，柏叶炭 15g，旱莲草 15g，蒲黄炭 12g，生地黄 15g，黄柏 12g，三七粉 7.5g（分 3 次吞服），鹿角霜 15g。5 剂，水煎服，日服 2 次。嘱：勿劳累。

3 月 26 日二诊：因患者治疗心切，擅自改为昼夜 6 小时服药 1 次，服药 3 天血止，无何不良反应。因急于返回大连，索取原方药 10 剂带回。嘱：日服 2 次。血压 150/100mmHg。

4 月 20 日来电告知：未再出现流血，血压维持在 150/95mmHg。嘱：再服原方药 10 剂予以巩固。

（5）王某，女，50岁，住辽宁本溪市，2012年4月3日就诊。

主诉及病史：阴道流血两个多月，量时多时少，时夹血块，腰酸痛重，困倦乏力，大便秘，2～3天1行。在当地医院妇科诊断为子宫功能性出血，服西药治疗10余天未见显效，遂来桓求治于余。

查：舌质淡红，苔白，脉弦大无力。

诊断：崩漏（西医诊断：子宫功能性出血）。

辨证：肝肾阴虚，冲任不固。

治则：塞流澄源并举，固冲任止血。

方药：煅龙骨40g，煅牡蛎40g，海螵蛸15g，茜草15g，白芍15g，侧柏炭15g，旱莲草15g，蒲黄炭12g，生地黄15g，女贞子20g，杜仲12g，续断15g，黄芪30g，三七粉7.5g（分3次冲服）。10剂，水煎服，日服2次。

5月12日复诊：告曰服药1周血止，继续服至药尽。腰痛、便秘、困倦乏力均大见好转，于5月7日月经再次来潮，至今未净，腰酸，乏力，大便干。恐再复发，急来诊治。查：舌淡红，苔白，脉弦。再予原方续服。因路途遥远，来诊不便，患者要求取药20剂，服法同前。药尽未再来诊。

按：妇人年逾50岁，天癸将竭，今经水虽未断，但肝肾已虚，阴阳失衡，阴虚血热，冲任不固，故经行淋漓不净，腰酸痛。时有血块乃瘀也；便秘者，肾阴虚也；困倦乏力者，乃流血日久，气血两虚也。治以塞流、澄源并举之法。方中煅龙骨、煅牡蛎、海螵蛸、茜草、侧柏炭、蒲黄炭、三七粉止血化瘀，使离经之血不致留滞以塞流；白芍、生地黄、旱莲草、女贞子养肝肾之阴，清热凉血通便以澄其源；续断、杜仲壮腰补冲任；黄芪补气，以复其旧。

（6）崩漏（更年期综合征）

沈某，女，50岁，农民，住桓仁县六河公社，1977年11月30日初诊。

主诉及病史：阴道流血半个月，量时多时少，淋漓不断，色红，兼有头昏心悸，睡眠多梦，腰膝酸痛无力，入夜尤甚，心烦易怒，手足心热。

查：形体稍胖，面红，舌质红，苔薄白，脉沉细数。

诊断：崩漏（西医诊断：更年期综合征）。

辨证：肝肾阴虚，热扰血室，冲任不固。

治则：塞流、澄源并举，止血与养阴清热并行。

方药：固冲汤化裁：生地黄20g，熟地黄20g，白芍15g，北沙参15g，海螵蛸20g，茜草15g，煅牡蛎40g，乌梅炭15g，续断10g，仙鹤草20g，盐炒黄柏15g，水煎服。

12月8日二诊：上药连服6剂。服完4剂时阴道流血全止，现在唯觉腰膝酸软，手足心热，夜寐多梦，心悸。脉沉细弦。改用知柏地黄汤合酸枣仁汤化裁：生地黄15g，山药15g，山茱萸12g，牡丹皮15g，泽泻12g，茯苓15g，盐黄柏10g，知母10g，酸枣仁20g，甘草5g，五味子5g，女贞子15g，乌梅炭15g，续断15g。6剂，水煎服。

12月15日三诊：睡眠稍安，手足心热缓解，体力转佳，仍时有心烦、心悸。查：舌正常，脉弦细。改用补心丹20丸，每次1丸，日服2次以善后。

（7）崩漏（高血压、子宫功能性出血、子宫肌瘤）

栾某，女，47岁，农民，住桓仁县，2011年12月13日就诊。

主诉及病史：高血压，月经量过多。既往有高血压史，近3年来常服降压药，月经周期赶前7～10天，经行量多，时夹血块，至今已半个月未净（11月17日来月经），腰酸痛，带下色黄有异味。6年前患乳腺癌手术，去年妇检有子宫多发肌瘤。

查：面红，舌质红，苔白腻，脉弦滑。血压160/90mmHg（服降压药后）。

诊断：崩漏（西医诊断：高血压、子宫功能性出血、子宫肌瘤）。

辨证：肝肾阴虚阳亢，血海不宁，冲任不固。

治则：平肝潜阳，凉血固冲。

方药：生龙骨40g（先煎），生牡蛎40g（先煎），白芍15g，生决明25g，生地黄15g，熟地黄15g，地榆15g，侧柏炭15g，杜仲炭12g，三七10g，泽泻15g，土茯苓25g，黄柏15g。7剂，水煎服，日服2次。嘱：忌食腥辣油腻，避免过劳。

12月23日二诊：服药3天经净，于12月19日月经复来潮，经量多，腰酸，血压140～150/90mmHg；舌质红，苔白腻，脉弦滑。继守原方7剂，服法同前。

2012年1月9日三诊：服药后8天经净（12月31日），已无腰酸痛，血压稳定在140～150/90mmHg。舌质偏红，苔白干，脉弦。继守原方去熟地黄，加蒲黄炭12g，服法同前。

1月18日四诊：月经来潮，腰无酸痛，带下微黄，惟大便有黏滞不下感，血压稳定在140～150/90mmHg。已停服降压药1周。舌质瘦红，苔薄黄，脉弦。调整方药如下：生龙骨40g（先煎），生牡蛎40g（先煎），白芍15g，石决明25g，生地黄15g，地榆15g，女贞子15g，旱莲草15g，杜仲12g，泽泻15g，三七10g，黄柏15g，土茯苓25g，大黄10g，白花蛇舌草30g。7剂，服法同前，以收功。药尽未再来诊。

（8）崩漏（子宫肌瘤、子宫功能性出血）

周某，女，47岁，农民，住桓仁县横道川村，于2012年

3月5日初诊。

主诉及病史：连续3个月月经量多，月余不净。近3个月月经量多，夹血块，必须服用黄体酮和止血药，否则月余不净。血止经净后，腰酸痛，阴道炽热如火。某医院妇科做相关检查：子宫肌瘤。末次月经2月22日来潮，至今量多，腰酸痛。

查：舌质瘦红，苔薄白干，脉弦细滑。

诊断：崩漏（西医诊断：子宫肌瘤、子宫功能性出血）。

辨证：肝肾阴虚，血热夹瘀，冲任不固。

治则：益肝肾，凉血化瘀，止血固冲。

方药：乌贼骨15g，茜草15g，白芍15g，生地黄15g，黄柏12g，地榆15g，柏叶炭15g，旱莲草15g，蒲黄炭12g，续断15g，鹿角霜15g，三七粉7.5g（分3次冲服），败酱草20g。7剂，水煎服，日服2次。

3月15日二诊：经净3天，腰痛减，阴道炽热感减轻。查：舌脉同前。继守原方再进7剂予以巩固。6月20日电话追访，告愈。

（9）崩漏（子宫功能性出血、子宫肌瘤、贫血）

于某，女，48岁，农民，住桓仁县凤鸣村，2012年1月16日就诊。

主诉及病史：阴道流血2个月，淋漓不止，量时多时少，或夹血块，服止血药无效。某医院B超检查：子宫增大8.3cm×6.5cm×6.6cm；内膜厚约0.9mm；子宫多发肌瘤，最大约2.0cm×1.5cm；血常规：红细胞3.35，血红蛋白78.7。行刮宫术后3天血止。今复流血加重，急来求治。

查：贫血貌，面色㿠白，眼结膜淡红，舌质淡，苔白润，脉虚大芤。

诊断：崩漏（西医诊断：子宫功能性出血、子宫肌瘤、贫血）。

辨证：气虚夹瘀，冲任不固。

治则：化瘀止血，益气固冲。

方药：黄芪30g，白芍15g，煅龙骨40g，煅牡蛎40g，乌贼骨15g，茜草15g，地榆炭15g，柏叶炭15g，旱莲草15g，蒲黄炭12g，三七粉7.5g（分3次吞服），鹿角霜15g，生地黄15g，黄柏12g，败酱草20g。5剂，水煎服，日服2次。

1月28日二诊：药尽血止。继守上方5剂，服法同前。

2月5日三诊：服药后未再流血，体力渐增。继守上方5剂，服法同前。

2月10日四诊：末次月经2月6日来潮，今已5天未净，量中等，继守原方5剂，服法同前。

按：治疗崩漏三法，即塞流、澄源、复旧。"塞流"为止血治标之法；"澄源"为澄清本源治本之法；"复旧"为修复固本之法。本例流血2个月，刮宫术后3天复发，且贫血，故采用三法并举，以煅龙骨、煅牡蛎、乌贼骨以收敛止血；茜草、三七、蒲黄炭化瘀止血而不留后患；以地榆炭、柏叶炭、旱莲草凉血止血；以白芍、生地黄、黄柏、败酱草清热凉血；以黄芪、鹿角霜益气固冲，以防气随血脱。

（10）漏证、带下并病（盆腔炎、子宫肌瘤、宫颈糜烂）

柏某，女，29岁，农民，住桓仁县八里甸子镇，2011年1月19日就诊。

主诉及病史：月经赶前，淋漓不净，带下。连续3个月来，月经提前5~7天，伴胸闷乳胀心烦，经行5~6天净，经净3~4天复潮，淋漓不净，伴腰痛，小腹痛，带下臭秽。某医院妇科诊断：盆腔炎、子宫肌瘤、宫颈糜烂。一直口服环丙沙星、妇炎康治疗，效果不佳，遂来诊。末次月经12月30日。

查：舌质稍红，苔白微腻，脉弦。

诊断：漏证、带下并病（西医诊断：盆腔炎、子宫肌瘤、宫颈糜烂）。

辨证：肝肾湿热夹瘀，血海不宁。

治则：疏肝清热，凉血化瘀。

方药：丹栀逍遥散合二妙散加减：当归15g，白芍15g，柴胡10g，茯苓15g，白术15g，甘草6g，牡丹皮15g，栀子12g，茜草15g，蒲黄炭12g，苍术15g，黄柏12g，蒲公英20g，白花蛇舌草30g，牛膝15g。10剂，水煎服，日服2次。嘱：忌食腥辣发物，勿过劳。

3月7日二诊：自诉1月30日月经来潮，周期正常，经行前胸闷乳胀心烦好转，量中等，5天经净，经净4天复少量见红，2天自止。腰及小腹痛、带下臭秽均明显好转，遂自动停药。末次月经2月25日，较上月提前5天，经净后5天又出现少量淋漓，3天净，腰腹隐痛，带秽。恐迁延病情加重，复来取原方药10剂，以清余邪。

（11）漏证、带下并病（盆腔炎、霉菌性阴道炎）

张某，女，41岁，农民，住桓仁县五里甸子镇，于2011年11月15日初诊。

主诉及病史：月经淋漓不净1个半月。阴道流血，时多时少，淋漓不净，并伴有双侧小腹隐痛，带下黄秽有异味，阴道痒热，耳鸣，睡眠不佳。在某医院妇科做相关检查诊断为盆腔炎、霉菌性阴道炎。给予口服消炎药及外用消糜栓治疗半月，仍无明显效果，遂来找余治疗。

查：舌质红，苔白黄相兼微腻，脉弦微滑。

诊断：漏证、带下并病（西医诊断：盆腔炎、霉菌性阴道炎）。

辨证：胞宫湿热挟瘀，冲任不固。

治则：清热凉血，化瘀固冲。

方药：白芍 15g，乌贼骨 15g，茜草 15g，地榆 15g，柏叶炭 15g，旱莲草 15g，蒲黄炭 12g，黄柏 12g，土茯苓 20g，败酱草 20g，三七粉 7.5g（分 3 次吞服），煅龙骨 30g，煅牡蛎 30g，甘草 5g。7 剂，水煎服，日服 2 次。

11 月 28 日复诊：阴道流血已止 1 周，仍感双侧小腹隐痛不适，带下黄秽，阴痒。查：舌质红，苔白微腻，脉弦。调整方药如下：柴胡 10g，当归 15g，白芍 15g，丹皮 15g，黄芩 12g，黄柏 12g，生地黄 15g，土茯苓 30g，没药 10g，苦参 15g，白花蛇舌草 30g，三七粉 7.5g（分 3 次吞服）。7 剂，水煎，服法同前。另予外洗方：苦参 20g，白鲜皮 20g，黄柏 20g，百部 20g，蛇床子 20g，白矾 7.5g，3 剂，水煎服，外洗，早晚各 1 次。

12 月 13 日三诊：自诉阴道流血及小腹痛已愈，阴道带秽热痒亦大见好转，再予原方 5 剂以清余毒。

11. 经行发热恶寒

黄某，女，40 岁，住桓仁县清华苑，2011 年 3 月 5 日就诊。

主诉及病史：经期身痛，发热恶寒。连续 2 个月经期周身疼，发热恶寒，体温 38.5℃ 左右，伴小腹疼痛，月经量多，便秘。只要服退热药、止痛药稍可缓解。今正值月经来潮第二天，周身痛，发热恶寒，小腹痛，量多，色暗红。

查：舌质尖红，苔薄白干，脉弦数。

诊断：经行发热恶寒。

辨证：热入血室。

治则：和解少阳，清热凉血。

方药：小柴胡汤合丹栀逍遥散加减：柴胡 12g，黄芩 12g，栀子 12g，丹皮 15g，当归 15g，白芍 15g，薄荷 5g，党参 15g，甘草 6g，青蒿 15g，女贞子 15g，延胡索 15g。6 剂，水煎服，日服 2 次。

4 月 4 日二诊：末次月经 3 月 30 日，今日将净。来潮周身痛、发热恶寒大见好转，体温 37.5℃，经量中等，仍有小腹痛，便干。查：舌淡红，苔薄白干，脉弦。继守原方 6 剂，水煎服，服法同前。

按：肝为血海，胞宫亦谓血海，平素肝郁或邪犯少阳，热入血室。月经来潮，正邪相争，故周身痛，发热恶寒，经量多暗红，小腹痛。选小柴胡汤与丹栀逍遥散加减，和解少阳退寒热，疏肝解郁调经。

12. 经行头痛

（1）经行头痛（经期紧张症）

曲某，女，41 岁，公务员，住桓仁县阳光家园，2011 年 4 月 20 日就诊。

主诉及病史：经行头痛。月经 4/27 ~ 30 天。近两次月经来潮前乳房胀，来潮时头痛重，影响工作，睡眠欠佳。手足凉，无明显腰腹痛，量中等，二便正常。末次月经来潮第 2 天。

查：舌质淡，苔白干，脉弦微数。

诊断：经行头痛（西医诊断：经期紧张症）。

辨证：心肝阴虚，血不荣脑。

治则：疏肝解郁，养血通络。

方药：加味逍遥散加减：当归 15g，白芍 15g，柴胡 10g，茯苓 15g，白术 15g，甘草 7.5g，丹皮 15g，栀子 10g，川芎 12g，葛根 20g，菊花 15g，薄荷 5g，酸枣仁 20g。6 剂，水煎服，日服 2 次。

5 月 9 日二诊：药后，头痛、少寐等症悉减。要求按原方再服 6 剂，以求巩固。

按：心主血脉，肝藏血为血海，主疏泄。若心肝血虚夹郁，经行冲脉，冲和不制，必致头痛，乳胀少寐。故选用加味逍遥散方疏肝解郁，加酸枣仁养血安神；加川芎、葛根、菊花以疗头痛。

（2）胁痛、经行头痛并病

张某，女，39岁，个体商户，住桓仁县石油小区，2011年4月21日就诊。

主诉及病史：脘胁背痛、打呃3个月余。3个月前因劳累情志不舒，餐后即觉胃胀，右胁及背部痛胀，脘胀气窜，打呃，口服多种胃药不见好转，渐至睡眠不好，夜寐5~6小时，多梦，经行期头痛，手足指趾尖麻。末次月经3月24日。

查：舌质淡红，苔白黄相兼略干，脉弦。

诊断：胁痛、经行头痛并病。

辨证：肝郁犯胃，气机阻滞，致脘胁背痛胀、呃逆；胃失和降则卧不安而少寐；化源不足血少，则又可致少寐和经期头痛。

治则：疏肝和胃，清热安神。

方药：逍遥散加减：当归15g，白芍15g，柴胡12g，白术15g，青皮12g，陈皮12g，香附15g，神曲15g，栀子12g，黄芩12g，酸枣仁20g，木香6g，菊花15g，甘草5g。20剂，水煎服，日服2次。

6月21日二诊：服药1个月后，脘胁背痛胀、窜气、呃逆大见好转；睡眠较前安宁，但多梦；手足指、趾尖麻感消失。在此期间逢2次月潮，头痛也明显缓解。查：舌质尖红，苔白干，脉弦。继守原方10剂，服法同前。末次月经5月28日。

7月12日三诊：仍时有脘胁不舒和呃逆，夜寐6~7小时。末次月经6月28日，微感头痛。查：舌淡红，苔白润，脉弦。继守原方服10剂巩固。

13. 经行口糜

丛某，女，24 岁，店员，住桓仁县天泰花园，2012 年 1 月 29 日就诊。

主诉及病史：月经期口腔溃疡。自 2010 年开始，即发口腔溃疡，口唇周围色紫黑，有痒感，经净后自然向愈。间隔数日，于下次月经来潮前又发口腔溃疡和口唇痒，已连续 4 个月周期性发病。月经来潮时小腹痛。末次月经 1 月 9 日，近日又开始发作。

查：口腔咽红，上腭充血，舌两边散在数个溃疡白点，下唇内及齿龈色红，散在粟粒样溃疡白点，环口唇线外扩约 0.6cm 宽的紫黑暗带。舌淡，苔白润，脉弦缓。

诊断：经行口糜。

辨证：湿热蕴结。

治则：清热化湿解毒。

方药：甘草泻心汤加减：甘草 7.5g，黄芩 12g，黄连 6g，半夏 15g，党参 15g，当归 15g，赤芍 15g，苦参 20g，土茯苓 25g，紫草 20g，防风 12g，川木通 12g。6 剂，水煎服，日服 2 次。

2 月 7 日二诊：药尽。末次月经 2 月 2 日来潮，口腔溃疡、疼痛及口唇紫黑、发痒均明显缓解。继守原方服 6 剂，服法同前。

3 月 10 日电话追访，告知月经于 3 月 4 日来潮，口腔溃疡及唇痒感已痊愈。

14. 经行口渴

杜某，女，38 岁，营业员，住桓仁县天合小区，2012 年 5 月 16 日就诊。

主诉及病史：月经期口渴，喜冷饮，已 3 个月。月经20 ～ 22 天 1 潮，二便正常。末次月经 5 月 11 日。

查：舌质偏红，苔白干，脉弦微滑。

诊断：经行口渴。

辨证：肝肾阴虚血热。

治则：滋肝肾，清热凉血。

方药：当归 15g，白芍 15g，牡丹皮 15g，栀子 12g，生地黄 15g，熟地黄 15g，黄柏 12g，旱莲草 15g，蒲黄炭 12g，侧柏叶 15g，茜草 15g，土茯苓 20g，玄参 15g，败酱草 25g。7剂，水煎服，日服 2 次。

6 月 12 日二诊：末次月经 6 月 8 日，口渴、喜冷饮均大为好转。查：舌质略红，苔白干，脉弦。药症相应，再予原方 7剂，服法同前。

药尽已 2 个月，告愈。

15. 经行身痛

侯某，女，35 岁，个体商户，住辽宁省盘锦市，于 2012年 8 月 24 日就诊。

主诉及病史：每逢月经来潮周身痛，关节痛，重时如患风湿症，不能上班，经净后逐渐缓解如常，已近 10 年。多处治疗未愈，经他人介绍专程来诊，末次月潮 8 月 16 日。

查：舌淡红，苔白润，脉弦。

诊断：经行身痛。

辨证：肝肾虚，经行血动，营卫骤虚，感受风寒，营卫失和。

治则：益气养血，调营养卫。

方药：黄芪桂枝汤化裁：黄芪 30g，桂枝 12g，白芍 15g，甘草 5g，防己 15g，桑枝 20g，当归 15g，熟地黄 15g，制乳香10g，制没药 10g，防风 12g，细辛 5g，川芎 10g，苍术 15g，续断 15g，陈皮 15g。20 剂，水煎服，日 2 次，餐后服。

10 月 17 日二诊：药尽 20 余天，末次月经 9 月 17 日，经期身痛、关节痛大见好转，今又来取药 20 剂。药尽未再来诊。

16. 经后腰、腹痛

（1）经后腹痛、腰痛

孟某，女，38 岁，农民，住辽宁铁岭，2011 年 7 月 10 日就诊。

主诉及病史：月经净后小腹痛、腰胯痛 1 年。月经周期正常，但每于月经净后小腹隐痛畏凉，腰胯酸痛持续 1 周以上，面部和足背轻度浮肿，大便溏薄。末次月经 6 月 28 日。

查：面色㿠白，贫血貌，眼睑虚浮。舌淡，苔白润，脉细弦。

诊断：经后腹痛、腰痛。

辨证：脾肾阳虚，气滞夹瘀。

治则：补脾肾，温阳通络。

方药：党参 15g，白术 15g，苍术 15g，茯苓 15g，山药 15g，牛膝 15g，杜仲 12g，当归 15g，延胡索 15g，炮姜 5g，车前子 15g，仙鹤草 15g，败酱草 15g。10 剂，水煎服，日服 2 次。

7 月 30 日二诊：末次月经 7 月 26 日，小腹痛、腰胯酸痛、浮肿便溏诸症均较前大为好转。查：面色㿠白，舌淡转红润，苔薄，脉弦细。继守原方再进 10 剂，服法同前。嘱服完药可不必来诊，服参苓白术散合乌鸡白凤丸调养 1 个月可也。

（2）经后腰痛、带下（盆腔炎）

关某，女，38 岁，个体户，住桓仁县顺城街，于 2011 年 11 月 22 日初诊。

主诉及病史：月经净后腰痛甚，带黄秽。每于月经来潮净后即腰痛甚重，坐立不安，并伴有小腹微胀隐痛，阴道流黄带，量多，有异味，已连续 3 个月经周期。在某医院妇科做相关检查，诊断为盆腔炎，服用西药治疗未见好转，遂求中医治疗。末次月经 11 月 15 日来潮，5 天净。

查：舌质淡红，苔白微腻，脉弦缓。

诊断：经后腰痛、带下（西医诊断：盆腔炎）。

辨证：肝肾虚，湿热瘀阻胞脉。

治则：补肝肾，清热化湿散瘀。

方药：当归 15g，白芍 15g，柴胡 10g，苍术 15g，白术 15g，黄芩 12g，黄柏 12g，牛膝 15g，续断 15g，杜仲 12g，没药 12g，土茯苓 25g，车前子 15g，败酱草 25g，甘草 5g。6 剂，水煎服，日服 2 次。

12 月 22 日复诊：末次月经 12 月 15 日来潮，3 天经净。腰痛已大见缓解，黄带减少，无小腹不适感。查：舌质淡红，苔白润，脉弦。药已奏效，继守原方续服 6 剂。

（3）经后腹痛（盆腔炎）

张某，女，43 岁，营业员，住桓仁县丽水小区，2012 年 2 月 8 日初诊。

主诉及病史：连续 2 个月经净后小腹坠胀痛，带下黄秽，有异味，并伴有头晕心悸，心烦易怒。去某医院妇科做相关检查，诊断为盆腔炎，口服消炎药治疗月余未见好转，遂来中医求治。末次月经 2 月 1 日来潮。

查：舌质稍红，苔薄白干，脉弦。

诊断：经后腹痛（西医诊断：盆腔炎）。

辨证：肝肾湿热夹瘀。

治则：疏肝清热化瘀。

方药：加味逍遥散合二妙散化裁：当归 15g，白芍 15g，柴胡 12g，茯苓 15g，苍术 15g，白术 15g，甘草 5g，牡丹皮 15g，栀子 12g，薄荷 5g，没药 10g，败酱草 20g。6 剂，水煎服，日服 2 次。

2 月 17 日二诊：药后，小腹坠胀疼好转，黄带减少，心烦易怒亦大见缓解。效不更方，再予原方6剂收功。

（4）经后腰腹痛、带下（慢性盆腔炎）

赵某，女，33岁，农民，住桓仁县华来镇，2012年2月13日初诊。

主诉及病史：患慢性盆腔炎8年。小腹坠胀，腰痛背痛，带下黄秽有异味，月经量减少，2~3天干净；经后腰腹痛尤重，影响睡眠；大便秘结如矢状，5~6天1行。某医院妇科长期给服消炎类药，始终不愈，今特来中医求治，末次月经2月8日来潮。

查：舌质偏红，苔白腻干，脉弦。

诊断：经后腰腹痛、带下（西医诊断：慢性盆腔炎）。

辨证：肝肾湿热，蕴毒下焦。

治则：泻肝清热，化瘀解毒。

方药：龙胆泻肝汤化裁：龙胆草15g，黄芩12g，黄柏12g，生地黄15g，车前子15g，泽泻15g，当归15g，土茯苓20g，牡丹皮15g，没药12g，香附15g，牛膝15g，白花蛇舌草30g，蒲公英20g，女贞子20g，蛇床子15g。7剂，水煎服，日服2次。嘱：忌食腥辣发物与过劳。

2月23日二诊：患者喜曰：从未如此轻松，腰背已不痛，睡眠安宁，小腹坠胀已大见减轻，带下虽黄，但已无异味，大便3天1行，仍如矢状。查：舌脉同前，苔转白微腻。继守原方再予7剂以收功。

（二）带下病

1. 腹痛、带下（盆腔积液）

丁某，女，40岁，农民，住桓仁县影壁山村，于2010年12月7日初诊。

主诉及病史：双侧小腹痛，带黄夹血20余天。到县某医院B超诊断：盆腔积液，静脉点滴和口服抗生素10天，效果不佳。近日又见便秘、少寐心悸，遂来中医求治。末次月经11 月 28 日。

查：舌质淡红，舌两边苔黄白，脉弦滑。

诊断：腹痛、带下（西医诊断：盆腔积液）。

辨证：肝肾湿热下注，瘀热蕴结。

治则：化湿清热，散瘀解毒。

方药：苍术 15g，黄柏 12g，薏苡仁 30g，土茯苓 25g，牡丹皮 15g，没药 12g，败酱草 20g，白花蛇舌草 30g，泽泻 15g，大黄 10g，白芍 15g，甘草 6g。7 剂，水煎服，日服 2 次。嘱：忌食腥辣食物，勿过劳。

12 月 20 日复诊：药后，小腹痛明显缓解，带下微黄，已无血，大便正常。查：舌淡红，苔薄白，脉弦。继守原方 7 剂以清余邪。

按：肝经循少腹环阴器，为血之海；肾主胞宫。肝肾湿热下注胞宫，蕴热夹瘀，经脉不畅，故腹痛、带下黄秽夹血，乃瘀热所致也。方中苍术、黄柏、薏苡仁清热化湿；土茯苓、败酱草、白花蛇舌草化湿解毒；牡丹皮、没药凉血化瘀；泽泻、大黄导热下行；白芍滋阴柔肝；甘草和中解毒。

2. 腹痛、带下（盆腔积液）

于某，女，50 岁，农民，住桓仁县二棚甸子镇，2012 年 10 月 25 日就诊。

主诉及病史：小腹坠胀、隐痛，腰酸痛，带下色黄、有异味已 2 个月，月经至今已 50 余天未潮。在县医院做彩超检查：盆腔积液约 20mL。本人拒绝住院治疗，遂来中医求治。

查：舌质淡红，舌根苔白腻，脉弦缓。

诊断：腹痛、带下（西医诊断：盆腔积液）。

辨证：肝脾湿热挟瘀，蓄聚胞宫。

治则：疏肝清热，化湿散瘀。

方药：丹栀逍遥散合三妙散加减：当归15g，白芍15g，柴胡10g，茯苓15g，苍术15g，白术15g，牡丹皮15g，栀子12g，甘草5g，黄柏12g，土茯苓25g，香附15g，制没药10g，延胡索15g，泽泻15g，白花蛇舌草30g，蒲公英20g，牛膝15g。7剂，水煎服，日服2次。

11月6日复诊：药后，小腹坠胀隐痛、腰酸大见好转，带下色淡黄，无异味。月经于11月1日来潮，量少色黑，3天净。今日做彩超复查：盆腔积液消失。效不更方，再予原方7剂巩固。

3. 腹痛、带下、性交痛合病（盆腔炎、阴道炎）

吴某，女，33岁，农民，住桓仁县雅河乡边哈达村，2012年11月17日就诊。

主诉及病史：腰骶酸痛，小腹痛坠，带下色黄，有异味，阴痒，夫妻性生活时阴道引小腹痛1年余。曾在某医院妇科做多种检查，诊断为盆腔炎、阴道炎，给予口服及外用药治疗月余不见明显效果，遂来中医求治。末次月经10月28日，4天净。

查：舌质尖红，苔白干，脉弦微滑。

诊断：腹痛、带下、性交痛合病（西医诊断：盆腔炎、阴道炎）。

辨证：肝肾湿热夹瘀。

治则：疏肝解郁，化瘀解毒。

方药：丹栀逍遥散合三妙散加减：当归15g，白芍15g，柴胡10g，茯苓15g，苍术15g，白术15g，甘草5g，牡丹皮15g，栀子12g，黄柏12g，没药10g，延胡索15g，牛膝15g，败酱草20g，苦参15g，白花蛇舌草30g，土茯苓20g。7剂，水煎服，日服2次。

11月26日二诊：药后，腰腹痛、带下阴痒、性交痛等诸症均大见好转。继守原方再予 7 剂，服法同前。药尽未再来诊。

4. 腰腹痛、带下（盆腔炎、盆腔积液）

乔某，女，28 岁，农民，已婚，住新宾县，2011 年 3 月 24 日就诊。

主诉及病史：盆腔积液半年余。半年多来一直腰痛，遇劳尤甚，伴小腹坠痛，带下多黄秽，或黄稠，或如水，有异味，大便 2 天 1 行，不畅，月经超前 5 ~ 7 天。在当地医院彩超检查诊断盆腔炎积液，数月来经常注射抗生素和口服消炎药，未能得愈，遂来桓余处求治。末次月经 3 月 16 日。

查：舌红，舌中后部苔白黄厚腻，脉弦微滑。

诊断：腰腹痛、带下（西医诊断：盆腔炎、盆腔积液）。

辨证：肝肾湿热下注。

治则：清热化湿止带。

方药：当归 15g，白芍 15g，川断 15g，牛膝 15g，苍术 15g，黄柏 15g，土茯苓 30g，没药 10g，延胡索 15g，牡丹皮 15g，泽泻 15g，白花蛇舌草 30g，败酱草 20g。10 剂，水煎服，日服 2 次。

4 月 9 日二诊：药后，腹痛、小腹痛明显好转，带下亦减，大便 1 天 1 行。查：舌红，苔薄白腻，脉弦缓。继守原方 10 剂，水煎服，服法如前。

4 月 28 日三诊：药尽。在当地医院复查：盆腔积液消失。仍有腰酸及小腹不适感，少量白带。月经 4 月 14 日来潮，经量中等。患者本人唯恐留有隐患，故来索取原方药 10 剂。

5. 腰腹痛、带下（盆腔炎）

牛某，女，34 岁，农民，住桓仁县北甸子乡，于 2011 年 10 月 16 日初诊。

主诉及病史：腰酸、小腹隐痛、带下黄秽月余。平素经常头痛，目干涩，口苦，经行前乳房胀痛。近1个月来常腰酸痛，小腹隐痛胀，多黄带异味，大便干。去某医院妇科B超诊断：盆腔炎。服用"妇炎康""金刚藤片"10余天，未见好转，遂来中医求治。末次月经10月8日。

查：舌质红瘦，苔薄黄腻，脉弦滑。

诊断：腰腹痛、带下（西医诊断：盆腔炎）。

辨证：肝郁化热，湿热下注胞宫。

治则：疏肝清热，化湿解毒。

方药：加味逍遥汤化裁：当归15g，白芍15g，柴胡10g，土茯苓25g，白术15g，甘草5g，牡丹皮15g，栀子12g，黄柏12g，泽泻15g，龙胆草15g，菊花15g，牛膝15g。10剂，水煎服，日服2次。

11月3日二诊：药尽。腰酸、小腹隐痛已除，黄带量少，并且头痛、目干涩、口苦等症状亦随之好转。查：舌红转淡，苔薄白微腻，脉弦。效不更方，继守原方10剂以求全功。

6. 眩晕、带下并病（更年期综合征、阴道炎）

张某，女，48岁，农民，住桓仁县华来镇，2011年5月23日就诊。

主诉及病史：头昏心烦，带下半年多。每日头昏心烦，口苦，睡眠不宁，大便2~3天1行，干结，带下。妇检为阴道炎，每逢劳累或遇怒加重，当地医院诊断更年期综合征，口服延更丹和消炎药，治疗数月不见效果，遂求中医治疗。

查：舌质红，舌两边苔薄黄，脉弦微滑，血压160/95mmHg。

诊断：眩晕、带下并病（西医诊断：更年期综合征、阴道炎）。

辨证：心肝阴虚阳亢，湿热下注。

治则：平肝潜阳，清热通便。

方药：代赭石 50g，生龙骨 40g，生牡蛎 40g，生决明 25g，白芍 15g，龙胆草 15g，栀子 12g，菊花 15g，蒺藜 15g，草决明 20g，玄参 20g，夜交藤 30g，牛膝 15g，黄柏 12g，泽泻 15g。7 剂，水煎服，日服 2 次。

6 月 2 日二诊：药后，血压 140/90mmHg。自诉头昏心烦好转，寐较安宁，大便 1～2 天 1 行，仍较干硬，带下减少。继守原方再进 7 剂，水煎服，服法同前。

6 月 13 日家属代取原方药 7 剂。

6 月 23 日三诊：头昏心烦少寐均好转，大便 1 天 1 次，干硬，带下少量。近来多虚汗，动则尤甚。血压 100/80mmHg。舌淡红，苔白干，脉弦。思之：血压平稳，多虚汗乃气虚卫阳不固，故按原方去代赭石，加黄芪 30g，取其益气固表，且对血压有双向调节之功。10 剂，水煎服，服法同前。

此后分别于 7 月 9 日、7 月 24 日、8 月 8 日各取三诊方药 10 剂，诸症悉去，血压稳定在 120～130/80～85mmHg。

（三）妊娠病

1. 妊娠恶阻

（1）袁某，女，26 岁，营业员，住桓仁镇黎明街，2012 年 11 月 2 日就诊。

主诉及病史：既往脾胃虚弱、嘈杂。末次月经 50 天未潮，尿 HCG（＋），恶心呕吐，嘈杂，食不下，伴困倦乏力。

查：面色不华，舌淡红，苔白，脉细滑无力。

诊断：妊娠恶阻（西医诊断：妊娠反应）。

辨证：妊娠脾胃虚弱，气血不足。

治则：益气健脾，和胃安胎。

方药：当归散合六君子汤化裁：当归 15g，白术 15g，白芍 15g，黄芩 12g，苏梗 15g，党参 15g，茯苓 15g，半夏 15g，陈皮 12g，白蔻 7.5g，干姜 2g，砂仁 10g，6 剂，水煎服，日服 2 次。

11 月 2 日二诊：药后，胃脘嘈杂、恶心呕吐大见缓解，纳增，时有口干苦、反酸，体力渐增。继守原方去干姜，加竹茹 15g。6 剂，水煎服。药尽未再来诊。

按：素往脾虚胃弱，妊娠后气血下聚养胎，脾胃尤虚，致脾胃升降失和而生嘈杂恶心呕吐，困倦乏力。拟益气健脾和胃之法，佐以养血安胎。

（2）王某，女，26 岁，护士，住桓仁县桓仁镇，2011 年 7 月 16 日就诊。

主诉及病史：妊娠呕吐、胃痛 1 周。末次月经 5 月 28 日，某医院检查为妊娠。先前胃嘈杂恶心，继而呕吐，食入即吐，吐物酸苦，胃痛胀，背痛，并伴有小腹不适。在医院输液 3 天，效果不显，遂来诊。既往有胃炎史。

查：面色少华，舌质淡，苔白干，脉弦细滑。

诊断：妊娠恶阻（西医诊断：妊娠反应、胃炎）。

辨证：肝胃气滞，痰热互结。

治则：疏肝和胃，清热安胎。

方药：白术 15g，陈皮 15g，茯苓 15g，砂仁 10g，白豆蔻 7.5g，黄芩 12g，苏梗 15g，佛手 10g，半夏 15g，干姜 2g，白芍 15g，甘草 5g。5 剂，水煎服，日服 2 次，徐徐咽下。

7 月 29 日二诊：药后，恶心呕吐、胃痛胀大为好转，小腹无不适。查：舌红润，苔白润，脉弦滑。继守原方再进服 5 剂，服法同前。

按：方中白术、砂仁、白蔻健胃化浊止呕；陈皮、茯苓、半夏、甘草、干姜燥湿化痰止呕；苏梗、佛手疏肝和胃止呕；白芍、黄芩清热安胎。

（3）妊娠恶阻、外感咳嗽合病（妊娠反应、外感咳嗽）

葛某，女，27 岁，农民，住桓仁县湾湾川村，2011 年 6

月 21 日就诊。

主诉及病史：妊娠恶心伴咳嗽。怀孕 7 周，近 10 天恶心，干呕，嘈杂，因感风寒，咳嗽少痰，则恶心干呕加重，并伴有小腹隐痛，未见红。恐有碍胎气，急求中医治疗。

查：舌质淡红，苔薄白，脉浮滑。

诊断：妊娠恶阻、外感咳嗽合病（西医诊断：妊娠反应、外感咳嗽）。

辨证：脾胃失和，肺气不宣，扰动胎元。

治则：健脾和胃止呕、宣肺止咳，佐以安胎。

方药：白术 15g，陈皮 15g，半夏 15g，砂仁 10g，苏梗 15g，黄芩 12g，桑白皮 15g，杏仁 15g，前胡 15g，甘草 5g，干姜 2g，白芍 15g。6 剂，水煎服，日服 2 次。

7 月 3 日二诊：药尽。咳嗽已止，恶心嘈杂减轻，仍时有小腹隐痛感。查：舌质淡红，脉细滑。治疗原则改为健脾和胃，养血安胎，方药调整如下：党参 15g，白术 15g，陈皮 15g，半夏 15g，砂仁 10g，苏梗 15g，黄芩 12g，山药 15g，菟丝子 15g，当归 15g，白芍 15g，甘草 5g。7 剂，水煎服，日服 2 次。

（4）妊娠恶阻、胎气不安合病

王某，女，30 岁，营业员，住桓仁县新市街，2012 年 5 月 16 日就诊。

主诉及病史：妊娠近 50 天，恶心，胃嘈杂。昨晚阴道少量见红，色黯，无腰腹痛，急来诊治。

查：舌质淡红，苔白润，脉细滑。

诊断：妊娠恶阻、胎气不安合病。

辨证：脾胃失和，血不荣胎。

治则：和胃养血，安胎止血。

方药：安胎饮加减：白术 15g，陈皮 15g，半夏 15g，茯苓

15g，砂仁 10g，苏梗 15g，黄芩 12g，当归 15g，白芍 15g，艾叶炭 10g，菟丝子 15g，侧柏叶炭 15g。6 剂，水煎服，日服 2 次。

5 月 23 日二诊：药后，阴道见红已止，仍恶心，嘈杂，小腹微胀，大便不畅。继守上方去茯苓、艾叶炭、侧柏叶炭，加艾叶 10g，续断 15g，阿胶 15g（分 3 次烊化服）。6 剂，服法同前。

6 月 1 日三诊：药后，恶心、嘈杂、小腹胀、大便不畅均好转，近 2 天有腰酸感。再予二诊方 6 剂予以巩固。

（5）妊娠恶阻、子宫下垂合病

邱某，女，32 岁，公务员，住桓仁县裕名福邸，2012 年 4 月 4 日初诊。

主诉及病史：妊娠 2 个月，每日胃脘嘈杂，有恶心感，纳少，伴小腹隐隐坠痛，腰酸痛，大便干。妇检：子宫脱垂 I 度。

查：舌淡红，苔白，脉细滑无力。

诊断：妊娠恶阻、子宫下垂合病。

辨证：脾肾气虚，胎元不固。

治则：补脾肾，益气升提。

方药：补中益气汤合当归饮化裁加减：黄芪 30g，白术 15g，陈皮 12g，党参 15g，升麻 7.5g，当归 15g，甘草 5g，苏梗 15g，砂仁 10g，黄芩 12g，续断 15g，火麻仁 15g，艾叶 10g，阿胶 15g（分 3 次烊化服）。6 剂，水煎服，日服 2 次。

4 月 15 日二诊：药尽。诸症均大见好转，小腹已不痛，腰痛减轻，纳增，大便正常，近 3 天已无子宫脱出。药已中病，继守原方再予 6 剂，服法同前。

按：该例早孕，胃脘嘈杂、恶心、少纳乃脾虚胃弱；小腹隐痛下坠、腰酸痛乃肾虚胎元不固；大便干乃气虚血亏；子宫脱垂乃气虚不能升提，加之舌脉合参，证属脾肾气虚，治以益气升提安胎。方以补中益气汤去柴胡，加苏梗、砂仁、黄芩健胃安胎；加续断、艾叶、阿胶补肾养血安胎；加火麻仁养血润便；药证相符，诸症得除，胎元得固。

（6）妊娠恶阻、胎漏合病（妊娠反应、先兆流产）

张某，女，25岁，农民，住桓仁县黑沟乡，2011年3月21日就诊。

主诉及病史：早孕，呕吐，阴道见红。早孕6周，胃嘈杂，恶心，时伴呕吐，数日来微咳、尿频，阴道少量流红，已3天，无明显腰腹痛。

查：舌质淡红，苔白黄润，脉细滑。

诊断：妊娠恶阻、胎漏合病（西医诊断：妊娠反应、先兆流产）。

辨证：脾胃失和，胞宫血热。

治则：和胃降逆，凉血止血安胎。

方药：当归15g，白术15g，白芍15g，黄芩12g，半夏15g，陈皮15g，竹茹15g，苏梗15g，山药15g，砂仁10g，艾叶炭12g，柏叶炭15g，败酱草20g，甘草7.5g。6剂，水煎服，日服2次。

4月1日二诊：药后，恶心呕吐、微咳、尿频均好转，服药3天阴道流红即止。但近2天夜间腰酸痛，查：舌淡红，苔薄白，脉细滑。守原方去柏叶炭，加续断15g，桑寄生15g，6剂，水煎服，服法同前。

（7）妊娠恶阻、胎漏合病（先兆性流产）

王某，女，26岁，营业员，住桓仁县泡子沿，2011年7月31日就诊。

主诉及病史：怀孕2个月，阴道流血2天。末次月经5月14日，月经逾期50天未潮，并觉胃难受，饮食恶心，择食，做尿妊娠试验阳性。但近 2 天出现小腹时隐痛，阴道流少量咖啡样血，且胃嘈杂恶心，时呕吐，急来求治。

查：舌质淡红，苔白润，脉细滑。

诊断：妊娠恶阻、胎漏合病（西医诊断：先兆性流产）。

辨证：脾虚胃失和降，肾虚胎元不固。

治则：补脾益肾安胎。

方药：白术 15g，白芍 15g，当归 15g，黄芩 12g，苏梗 15g，砂仁 10g，陈皮 12g，半夏 15g，党参 15g，茯苓 15g，山药 15g，菟丝子 15g，杜仲炭 10g，艾叶炭 12g，阿胶 15g（分 3 次烊化服）。6 剂，水煎服，日服 2 次。嘱：减少活动，卧床休息，3 个月内禁房事。

8 月 9 日二诊：服药 2 天，阴道未再见流咖啡样血，小腹已不痛，饮食尚可，胃时有嘈杂恶心感，未吐。继守前方药续服 6 剂，服法同前。

按： 方中党参、白术、茯苓、山药补脾益肾安胎；陈皮、半夏、砂仁、苏梗健胃止呕安胎；当归、白芍、菟丝子、杜仲炭、艾叶炭、阿胶补血止血，固肾安胎；黄芩清热安胎，诸药合用，共保胎元。

2. 妊娠感冒

姜某，女，36 岁，公务员，住桓仁镇新屯，2011 年 9 月 11 日就诊。

主诉及病史：怀孕 3 个月，经常感冒。头晕、口咽干、鼻干有血丝，微咳，并伴有脘胀，呃逆，大便少，黏滞不快，外阴疖肿（妇检：巴氏腺脓肿）。

查：舌质红，苔白干，脉浮滑。

诊断：妊娠感冒。

辨证：外感风热，肺胃失和。

治则：辛凉解表，宣肺和胃。

方药：银翘散加减：金银花 20g，连翘 12g，菊花 12g，牛蒡子 12g，桔梗 10g，苏梗 12g，黄芩 12g，陈皮 12g，莱菔子 15g，蒲公英 20g，玄参 15g，甘草 5g。6 剂，水煎服，日服 2 次。嘱：继守忌腥辣油腻发物。

9 月 20 日二诊：头晕、口鼻咽干及微咳消失，鼻腔已无血丝，外阴疖肿已溃，大便较前畅快，但尚有脘胀，且睡眠不佳。查：舌淡红，苔白润，脉滑数。调整治则：清热和胃安神，方药如下：金银花 20g，连翘 12g，桔梗 10g，苏梗 12g，黄芩 12g，陈皮 12g，佛手 10g，酸枣仁 20g，甘草 5g，神曲 10g，竹叶 10g。6 剂，水煎服，日服 2 次。

3. 妊娠不寐

王某，女，30 岁，店员，住桓仁县丽水小区，2012 年 5 月 3 日就诊。

主诉及病史：妊娠 3 个月，失眠。每夜仅可入睡 3 小时左右，口干微苦，恶心少纳，小腹胀，夜尿频数 3～4 次，已 10 天。因惧西药有碍，遂求中医治疗。

查：舌质尖红，苔薄白干，脉弦细滑。

诊断：妊娠不寐。

辨证：胆胃失和，热扰心神。

治则：清胆和胃，安神，导热下行。

方药：温胆汤加减：半夏 15g，陈皮 15g，茯苓 15g，甘草 6g，黄芩 12g，竹茹 15g，苏梗 15g，白豆蔻 10g，白术 15g，白芍 15g，酸枣仁 30g，萹蓄 15g。6 剂，水煎服，日服 2 次。

5 月 12 日复诊：药尽。每夜可入睡 6 小时左右，口干苦、恶心好转，纳增，小腹已不胀，夜尿 2 次。效不更方，守原方再进 6 剂。

按：胆胃失和生热，则口干苦，恶心少纳；热扰心神则不寐；心热下移小肠则小腹胀、夜尿频数。方证相应，故效如桴鼓。

4. 妊娠腹痛

李某，女，23 岁，农民，住桓仁县四河公社五道河子大队，1976 年 12 月 24 日就诊。

婆母代诉病史：儿媳结婚年余，现已停经 4 个月，困倦多睡，四肢无力，择食，时恶心未吐。近 1 个月来经常小腹痛，愈来愈剧，未见红。经当地妇科检查：妊娠，给予口服黄体酮、安胎丸等药不效，今用车推来求诊。既往有痛经史，常服鹿胎膏、艾附暖宫丸等药。

查：面色㿠白，消瘦；舌质淡，脉沉结。

诊断：妊娠腹痛。

辨证：脾肾阳虚，宫寒血滞，不荣胎元。

治则：暖宫散寒，养血安胎。

方药：当归 15g，白芍 15g，川芎 5g，白术 15g，小茴香 10g，肉桂 2.5g，熟附片 5g，菟丝子 15g，乌药 10g，阿胶 10g（分 2 次烊化），艾叶 10g。2 剂，水煎服，日服 1 剂。

1977 年 1 月 4 日复诊：小腹痛大见缓解，日仅发作 1~2 次。脉沉细如丝，仍宜安胎、固肾、温阳之法。处方：当归 15g，白芍 15g，川芎 5g，白术 15g，山药 15g，菟丝子 15g，炒杜仲 10g，续断 10g，乌药 10g，阿胶 10g（烊化分服），炮姜 3g，熟附片 5g，3 剂。

1 月 10 日三诊：药尽。腹痛已痊，便干，脉沉细。继守上方去杜仲、炮姜，加枸杞 15g，女贞子 15g，3 剂。嘱：药尽后续服安胎丸一个月调养。

按：炮姜、附子等热性药为妊娠禁用、慎用药，但临床不可拘泥，本着《内经》"有故无殒"原则，审证详谨，放胆用之，药专力宏。

5. 胎漏

（1）杜某，女，34岁，店员，住桓仁县八里甸子镇，2011年9月5日就诊。

主诉及病史：怀孕40天，阴道流血3天。小腹隐痛，腰酸，阴道少量见红，时断时续，伴头晕劳倦，少纳，恶心，便干。排除闪挫扭伤原因。

查：舌淡红，苔白润，脉细滑。

诊断：胎漏（西医诊断：先兆性流产）。

辨证：脾肾虚，胎元不固。

治则：补脾肾，安胎止血。

方药：当归散加味：白术15g，白芍15g，当归15g，川芎5g，黄芩12g，陈皮12g，砂仁10g，苏梗12g，菟丝子15g，山药15g，杜仲炭10g，艾叶炭10g，阿胶15g（分冲），败酱草15g。7剂，水煎服，日服2次。嘱：注意休息静养。

9月14日二诊：服药2天血止，至今未再见红，小腹痛，腰酸，头晕，乏力均好转，饮食量增。查：舌淡红，苔白，脉细滑。继守原方再进7剂，以固胎元，服法同前。

（2）王某，女，32岁，职员，住桓仁镇东城区，于2011年12月12日初诊。

主诉及病史：妊娠3个月，阴道流血。2天前因暴怒后，脘胁胀痛，胸闷气短，食不下。昨晚阴道见红，量少，伴腰酸、小腹隐痛。

查：舌淡红，苔白微黄，脉滑微弦。

诊断：胎漏（西医诊断：先兆性流产）。

病机分析：肝为血海，怒气伤肝，血海不宁，犯胃及肾，血不循经。

治则：疏肝和胃，固肾安胎。

方药：当归15g，白芍20g，白术15g，黄芩15g，苏梗

15g，陈皮 15g，半夏 15g，柴胡 7.5g，佛手 10g，菟丝子 15g，杜仲炭 10g，砂仁 10g，艾叶炭 10g，阿胶 15g（分冲）。6 剂，水煎服，日服 2 次。

12 月 20 日复诊：药后，脘胁胀痛及胸闷气短、阴道见红、腰酸好转，小腹时隐痛，二便正常。继守前方加败酱草 20g，以清胞宫湿热。6 剂，水煎服，日服 2 次。嘱：继守辛辣发物，注意休息，禁房事，保持心情舒畅。

（3）丁某，女，31 岁，无业，住辽宁营口市，于 2012 年 2 月 1 日初诊。

主诉及病史：早孕，阴道流红，时断时续 1 周。末次月经 2011 年 12 月 24 日，至今未潮，尿妊娠试验（+），阴道少量见红，时断时续，在当地医院妇科诊断：早孕、先兆性流产。注射黄体酮 5 天，未见好转，小腹阵痛，腰酸，伴胃有饥饿感，腹中肠鸣，大便尚可。因既往曾自然流产 2 次，多在怀孕 50～60 天，心中甚为惧怕，遂急回娘家桓仁求余治疗。

查：舌质淡红，苔白，脉细滑。

诊断：胎漏（西医诊断：先兆性流产）。

辨证：脾肾两虚，胎元不固。

治则：益脾肾，养血止血固胎。

方药：当归散化裁：当归 15g，白术 15g，白芍 20g，黄芩 12g，苏梗 15g，砂仁 10g，陈皮 12g，党参 15g，山药 15g，菟丝子 15g，杜仲炭 10g，艾叶炭 12g，败酱草 15g，阿胶 15g（分 3 次烊化服）。7 剂，水煎服，日服 2 次。嘱：务要卧床休息静养。

2 月 11 日二诊：自诉服药 3 天后流血止，小腹痛、腰痛好转，仍有善饥感，腹中肠鸣。继守原方 7 剂，服法同前。

2 月 22 日三诊：自诉阴道未再见红，腰腹痛减，但仍胃脘嘈杂善饥，恶心欲吐，腹中肠鸣，大便 2～3 天 1 行。思之，此乃补固所致，胃肠湿热也，遂于原方中去山药、杜仲炭、艾叶炭，加半夏15g，白蔻7.5g，黄柏12g。7剂，服法同前。

3月4日四诊：仍胃嘈杂，恶心呕吐，肠鸣，并伴有腰酸；近2天口腔内起小水泡。再调整方药如下：三诊方中去党参，加竹茹15g，甘草5g，桑寄生15g，7剂。

3月14日五诊：自诉胃嘈杂、善饥、恶心呕吐、肠鸣、腰酸等诸症均好转。近3天来感寒，咽干紧痒，舌尖痛，微恶寒。再调整方药如下：金银花20g，连翘15g，牛蒡子15g，薄荷5g，甘草5g，陈皮15g，半夏15g，砂仁10g，苏梗15g，竹茹15g，黄芩12g，白术15g，白芍15g。6剂，水煎服，日服2次。

药尽诸症悉退，遂停药。

6. 滑胎

（1）秦某，女，40岁，住桓仁县五里甸桦树甸，2011年2月8日就诊。

主诉及病史：早孕。既往习惯性流产。末次月经2010年12月24日，至今月经未潮，做尿妊娠试验（＋）。因过去连续流产3次，多在妊娠2个月、4个月、5个月。今年龄偏大，喜得妊娠，恐步覆辙，急来求治保胎。近日微有嘈杂恶心感，择食，夜间腰腹隐痛，足热。

查：舌质淡红，苔白，脉细滑。

诊断：滑胎（西医诊断：习惯性流产）。

辨证：脾肾两虚，胎元不固。

治则：补脾益肾固胎。

方药：当归散加味：白术15g，白芍15g，当归15g，黄芩12g，苏梗15g，陈皮12g，半夏15g，砂仁10g，山药15g，菟丝子15g，炒杜仲10g，甘草5g，艾叶10g。水煎服，日服2次，连服30剂。嘱：勿过劳，禁房事。

5月19日二诊：妊娠4个半月，饮食正常，夜间时有腰酸、小腹隐痛感，足心发热。查：舌淡红，苔白润，脉滑数。继守原方去半夏，加阿胶15g（烊化服）。服法同前，再连服30剂。

2012年1月8日：夫妻抱子乘车来城面谢，并拍儿子百日照片。告知：足月顺产，体重3.6公斤。

（2）徐某，女，32岁，农民，桓仁县四河乡，2011年2月8日就诊。

主诉及病史：习惯性流产3次。28岁结婚，月经3～6/25～35天，经量时多时少，经行腰酸、小腹隐痛、便溏。每于怀妊40～60天自然流产，末次流产2010年10月。今末次月经40天未潮，嘈杂，择食，小腹隐痛，遂到医院做尿妊娠试验（＋），诊断早孕。因既往已自然流产3次，年龄偏大，心中甚为担心，遂急来求治。

查：舌质淡红，苔薄白，脉细滑无力。

诊断：滑胎（西医诊断：习惯性流产）。

辨证：脾肾两虚，胎元不固。

治则：调补脾肾，养血安胎。

方药：当归15g，白术15g，白芍15g，黄芩10g，陈皮12g，砂仁10g，苏梗15g，党参15g，山药15g，菟丝子15g，覆盆子15g，艾叶7.5g，甘草5g。6剂，水煎服，日服2次。嘱：勿过劳，节房事。另可自购驴肾熟服，每周一具。

2月18日二诊：药尽，纳食尚可，小腹已无隐痛。继守原方再服6剂，并可再服用驴肾一具。

3月2日三诊：药尽，自我感觉尚好，无何特殊不适。继守原方再予6剂，服法同前，无须再服驴肾。

3月16日四诊：继守原方10剂。

4月7日五诊：无何不适，怀妊已3个月，改原方去艾叶，加阿胶 15g（烊化服）。嘱再连服 2 个月，如无特殊情况，可停药。

9 月 16 日其丈夫来告曰：顺产 1 女婴，体重 7 斤 2 两，顺便致谢。因产妇少乳，遂开通乳方 5 剂。

（3）吴某，女，28 岁，职工，住桓仁镇泡子沿，2013 年 11 月 18 日就诊。

主诉及病史：结婚 4 年，每于怀孕 47～75 天自然流产，已连续流产 3 次，心中甚为惶恐。末次月经 37 天未潮，胃脘嘈杂恶心，口苦欲吐，小腹不适，大便干，在县医院做尿妊娠试验（＋），诊断早孕，急来求中医治疗。

查：舌质偏红，苔白微腻，脉弦细微滑。

诊断：滑胎、妊娠恶阻（西医诊断：习惯性流产）。

辨证：胆胃失和，胎元不固。

治则：清胆和胃止呕，佐以固胎。

方药：白术 15g，白芍 15g，当归 15g，黄芩 12g，半夏 15g，陈皮 12g，苏梗 15g，竹茹 15g，砂仁 10g，白蔻 7.5g，菟丝子 15g，艾叶 7.5g。6 剂，水煎服，日服 2 次。嘱：节房事，勿过劳。

11 月 28 日二诊：嘈杂、恶心口苦均好转，纳增，小腹无明显不适。再予原方 6 剂。

12 月 10 日三诊：取原方药 6 剂。

12 月 22 日四诊：嘈杂、恶心口苦已止，纳增。昨日小腹隐痛，腰微酸，阴道见少量咖啡样液。查：舌淡红，脉细滑。调整方药如下：白术 15g，白芍 15g，当归 15g，黄芩 12g，陈皮 12g，砂仁 10g，菟丝子 15g，覆盆子 15g，杜仲炭 10g，艾叶炭 10g，续断 15g，阿胶 15g（分 3 次烊化），甘草 5g。6 剂，水煎服，服法同前。

2004 年 1 月 4 日五诊：腰酸、小腹隐痛消失，阴道未再见咖啡样液。继守上方连续服用，后又陆续取该方药60剂。

2004年8月18日预产期到，在县医院住院做剖腹产手术，生一男婴，体重3.9kg。

（4）李某，女，25岁，社员，住桓仁县四河公社，1978年3月1日就诊。

主诉及病史：23岁结婚，先后怀孕2次，均在怀孕2～3个月间自然流产。今月经2个月未潮，恶心干呕，小腹阵痛，腰膝畏寒，四肢怕冷。近5天来早晨起床后，必发作一阵腹痛，阴道未见红。经当地医院妇科检查，诊断为早孕、先兆性流产。因前有2次流产之鉴，特急来求中医治疗。

查：面色㿠白，舌质淡，脉弦细微滑。

诊断：滑胎、妊娠腹痛（西医诊断：先兆性、习惯性流产）。

辨证：脾肾阳虚，血虚寒凝，胎元失荣。

治则：补脾益肾，暖宫安胎。

方药：香砂六君子汤加减：党参20g，白术15g，陈皮10g，砂仁7.5g，半夏10g，干姜2.5g，当归15g，白芍15g，川芎7.5g，菟丝子15g，续断15g，艾叶10g，熟附片7.5g。3剂，水煎服，日服2次。

3月5日二诊：腹痛、恶心大为缓解，脉沉细滑。继守原方再服。

3月13日三诊：原方至今共进9剂，腹已不痛，饮食正常。查：舌淡，脉细滑。原方去附子片，再服5剂。

3月21日四诊：偶有恶心感，小腹不适，腰酸；舌苔薄白，脉细滑。调整方药如下：党参15g，白术15g，陈皮10g，砂仁7.5g，藿香15g，苏梗15g，当归15g，白芍15g，菟丝子15g，山药15g，续断10g，阿胶15g（烊化分服），艾叶10g。5剂。嘱：药尽后，改服中成药"安胎丸"半月即可解除流产之忧。

12 月 4 日追访：已于 11 月足月顺产一女婴。

（四）产后病

1. 产后腹痛、眩晕合病

韩某，女，27 岁，店员，住桓仁镇中心街，2012 年 11 月 24 日就诊。

主诉及病史：妊娠 3 个月时自然流产，今已 4 个月余，小腹痛，性交痛重，白带多，每逢恚怒则发生头痛眩晕，1 个月内曾晕倒 2 次。某医院妇检诊断为盆腔炎，给予"妇炎康""环丙沙星"口服治疗近 20 天，效果不显，遂来中医求治。末次月经 11 月 6 日。

查：舌质淡红，苔薄白，脉弦无力。

诊断：产后腹痛、眩晕合病（西医诊断：盆腔炎）。

辨证：肝郁脾虚，湿热挟瘀下注胞络致腹痛、性交痛；脾虚血不荣脑，肝气上扰清窍致眩。

治则：疏肝健脾，清热化瘀。

方药：丹栀逍遥散合二妙散加减：当归 15g，白芍 15g，柴胡 10g，土茯苓 25g，牡丹皮 15g，栀子 12g，苍术 15g，白术 15g，没药 10g，延胡索 15g，败酱草 20g，白花蛇舌草 30g，川芎 12g，菊花 12g，甘草 5g。6 剂，水煎服，日服 2 次。

12 月 4 日二诊：药后，头痛、胸闷、小腹痛明显好转，昨天外感，身痛头热，无发烧咳嗽。继守原方去白术，加金银花 20g，再予 6 剂。

12 月 14 日三诊：头痛眩晕消失，小腹偶有隐痛，性生活正常，外感已除。继守首诊方 6 剂巩固。

按：流产后气血不足，情志不舒，肝脾湿热夹瘀蕴聚胞宫，胞络不畅，故小腹痛、性交痛；脾虚血不荣脑，肝气上逆，清窍受扰，故头痛眩晕。治以疏肝健脾，清热化瘀之法，酌予清头明目，则诸症得除。

2. 产后恶露不净

（1）孙某，女，29岁，家务，住桓仁县丽水家园，2011年2月22日就诊。

主诉及病史：剖腹产后2个月，阴道流血。剖腹产后，阴道一直流血，色红，量少，淋漓不净已2个月；腰部酸痛，伴胃胀，呃逆，二便正常。某医院妇科给予口服益母草冲剂和消炎药治疗10余天，未见明显效果，遂来余处求治。

查：舌质淡红，苔白，脉细弦。

诊断：产后恶露不净（西医诊断：产后子宫修复不良）。

辨证：剖腹产损伤冲任，胃失和降。

治则：和胃壮腰，化瘀止血。

方药：苏梗15g，半夏15g，陈皮12g，焦山楂15g，蒲黄炭12g，柏叶炭15g，杜仲炭12g，续断15g，当归15g，白芍15g，炮姜3g，败酱草20g。6剂，水煎服，日服2次。

3月6日二诊：药尽。阴道间断性见红，腰酸痛及胃胀亦明显好转。继守原方服6剂，服法同前。

4月10日三诊：药尽已20余天。上药服完阴道流血已止，腰酸痛、胃胀症状基本消失。但近几天因劳累，阴道又时见红，腰酸，胃不适。复与原方药6剂，服法同前。

（2）赵某，女，28岁，农民，住桓仁县拐磨子镇，于2012年2月20日初诊。

主诉及病史：自然流产将近3个月，阴道流血淋漓不净。去年妊娠2个月，于11月23日自然流产，产后阴道一直流血，时多时少，色黯，时夹血块，小腹隐隐作痛，腰酸。当地医院妇科给服"益母草膏"和消炎药治疗，至今不愈，遂来求中医治疗。

查：舌质尖红，苔白，脉虚弦。

诊断：恶露不绝。

辨证：胞宫阴虚夹瘀，血不循经。

治则：养阴清热，化瘀止血。

方药：白芍15g，地榆15g，柏叶炭15g，旱莲草15g，蒲黄炭12g，茜草15g，当归15g，续断15g，黄柏12g，败酱草20g，三七粉7.5g（分3次冲服）。7剂，水煎服，日服2次。

3月2日二诊：药尽。阴道流血已止，腰腹痛已痊。改用调经养血之法，拟方如下：当归15g，白芍15g，川芎7.5g，生地黄15g，熟地黄15g，五灵脂12g，蒲黄12g，旱莲草15g，黄柏12g，续断15g，三七粉7.5g（分3次冲服），败酱草20g，甘草5g。7剂，予以善后。

3. 产后痹证

（1）金某，女，29岁，农民，住沈阳市苏家屯区，1977年11月7日其家属用车推来就诊。

主诉及病史：今年7月中旬生产第3胎，产后4天即觉身痛，肩背痛，腿酸重，恶心，满月后肢体关节疼痛加重，不能下地活动。延请附近中医诊治，服药10余剂，略见微效，又连续服用10余剂，病情毫无改善，后又去沈阳传染病医院某中医就诊，服药3剂后耳聋眼花，周身痛重，再服3剂病情加重，遂来桓仁其姐姐家寻医诊治。

查：身披棉大衣，头裹围巾，行走均需人搀扶，形寒怕冷，肢体活动不灵，面色㿠白，舌质淡，舌尖有小瘀血点数个，苔薄白而滑，脉沉细弦涩。

诊断：产后痹证。

辨证：寒性收引主痛；湿性重着缠绵；风性游走窜痛。产后气血骤虚，感受外邪，风寒湿邪痹着经络所致。

治则：祛风除湿，通经活络。

方药：当归四逆汤加减：当归25g，桂枝15g，赤芍15g，细辛 5g，甘草 5g，通草 10g，秦艽 15g，防风 15g，牛膝 15g，续断 15g，黄芪 20g，没药 10g。4 剂，水煎服，日服 1 剂。

11 月 12 日二诊：药后，肢体疼痛明显缓解，但感恶心，困倦多睡，舌淡，脉沉弱。证属脾虚夹湿，继守上方加陈皮 15g，半夏 15g，干姜 2.5g 续服。

11 月 23 日三诊：上方连服 8 剂，肢体疼痛显著减轻，尤以肩背痛减更为明显，在家已能自行活动，唯走动时间稍久，腰腿呈走窜性疼痛，恶心消失。脉沉弦。继守二诊方 4 剂。

11 月 28 日四诊：患者由六里路外的亲属家徒步来诊，喜出望外，自诉近日好转甚速，肢体活动已无明显疼痛感，只觉下肢酸重，仍有恶心，兼见便秘。守上方去秦艽、防风，4 剂。

12 月 5 日五诊：病近痊愈，唯下肢仍有酸重无力感，脉弦弱。改用三痹汤加减：独活 15g，秦艽 15g，防风 10g，细辛 5g，川芎 12g，当归 15g，生地黄 15g，熟地黄 15g，白芍 15g，桂枝 10g，茯苓 15g，牛膝 15g，续断 15g，黄芪 25g，4 剂。嘱药尽后，服健步虎潜丸 1 个月，以善后。

（2）高某，女，25 岁，农民，住桓仁县五道河村，于 2010 年 8 月 20 日初诊。

主诉及病史：产后半个月，双上肢冷痛、怕风 1 周，并伴自汗出，乏力。怕迁延日久难治，故由家人陪护来诊。

查：面色不华，舌淡红，苔白，脉弦缓。

诊断：产后风湿。

辨证：产后气血骤虚，营卫失和，当风着凉，风湿痹着。

治则：调营养卫，益气祛风，除湿通络。

方药：黄芪桂枝五物汤加减：黄芪 30g，桂枝 12g，白芍 15g，甘草 6g，当归 15g，川芎 10g，苍术 15g，白术 15g，陈皮 15g，防风 15g，黄柏 10g，防己 15g，白芷 12g。6 剂，水煎服，日2次，餐后服。

8月31日二诊：药后，上肢冷痛、恶风明显好转，自汗减少，体力渐增。继守原方6剂，服法同前。

9月8日三诊：上肢已基本不痛，但仍有恶风感，时有自汗。原方去苍术、黄柏、防己、白芷，防风改用12g。再服3剂以固效。

（3）侯某，女，31岁，农民，住桓仁县向阳乡，2011年12月1日初诊。

主诉及病史：产后风湿痛10个月。产后当风着凉，颈肩背酸痛，加之过早操持家务，日渐加重。腰痛，腿痛，伴有微汗，大便秘结。末潮11月28日。

查：舌淡红，苔薄白润，脉浮缓无力。化验：类风湿因子（－）。

诊断：产后痹证。

辨证：气虚风湿。

治则：益气通络，祛风除湿。

方药：黄芪30g，当归15g，白芍15g，川芎10g，生地黄15g，熟地黄15g，秦艽15g，羌活6g，独活12g，防风12g，白芷12g，防己15g，大蜈蚣1条，没药12g，苍术15g，黄柏12g，陈皮15g。14剂，水煎服，日服2次。

12月22日复诊：上药服尽，颈、肩、背、腰痛已去大半。继守前方再进14剂，水煎服，服法同前。药尽告愈。

4. 产后风疹

崔某，女，26岁，营业员，住桓仁镇月亮湾，2013年3月31日就诊。

主诉及病史：自产后开始，胸腹、腰部及四肢皮肤起小疙瘩，瘙痒，夜难入睡，已2个月。因正值婴儿哺乳，不敢轻易用药，遂来中医治疗。

查：胸腹、腰部、四肢皮肤红色丘疹，大如豆，小如粟，色红成片，残留搔痕。舌质淡红，苔白，脉弦细滑。

诊断：产后风疹。

辨证：产后感受风湿，风湿热邪蕴结肌肤。

治则：疏风清热化湿。

方药：消风散化裁：防风12g，荆芥10g，川芎10g，厚朴12g，茯苓15g，陈皮15g，甘草5g，僵蚕10g，蝉蜕7.5g，苍术15g，地肤子15g，薄荷5g，金银花20g，6剂，水煎服，日2次，饭后服。嘱：忌食辛辣发物。

4月12日二诊：药尽，皮肤红疹基本消退，皮肤时微有痒感。效不更方，再予原方3剂巩固。

按：妊娠将娩，体内蕴热，产后气血骤虚，复感风邪，加之饮食厚味，风湿热邪相搏于肌肤成疹，此乃西医谓之过敏性湿疹是也。方选《医宗金鉴》之消风散化裁，疏风清热化湿皆备，故获效甚捷。

5. 产后缺乳

李某，女，31岁，营业员，住桓仁县清华苑，2012年4月5日就诊。

主诉及病史：剖腹产后20天，劳倦乏力，冒虚汗，少纳，乳房微胀，乳汁极少。

查：面色不华，舌淡红，脉虚大无力。

诊断：产后缺乳。

辨证：心脾气虚，化源不足。

治则：以益气补血为主，佐以通乳。

方药：黄芪30g，党参15g，白术15g，茯苓15g，当归15g，陈皮15g，炒王不留行15g，路路通15g，通草10g，炮甲珠5g，冬葵子15g。5剂，水煎服，日服2次。

4月14日二诊：劳倦自汗大见好转，纳增，乳汁分泌大增，但仍不足婴儿喂养。再予原方 3 剂，服法同前。

6. 产后头痛

刘某，女，25 岁，农民，住桓仁县古城镇双岭子村，2011 年 6 月 4 日就诊。

主诉及病史：流产后受风头痛，牙麻木酸胀。妊娠 1 个半月，自然流产，感受风邪，正偏头痛，恶风，牙齿有酸麻胀感，伴少寐心烦，至今已 1 个月。末次月经 5 月 28 日。

查：舌质偏红，苔白干，脉浮弦。

诊断：产后头痛（西医诊断：神经性头痛）。

辨证：产后头部感风，经络不畅，日久化热，神志不宁。

治则：疏风清热安神。

方药：川芎茶调散合加味逍遥散化裁：川芎 12g，防风 12g，白芷 10g，菊花 15g，蔓荆子 15g，当归 15g，赤芍 15g，丹皮 15g，栀子 12g，甘草 5g，薄荷 3g，僵蚕 10g，黄芩 12g，酸枣仁 20g，竹叶 12g。6 剂，水煎服，日服 2 次。

6 月 14 日二诊：药后，头痛好转，睡眠较安。但牙槽仍酸麻胀，并出现四肢关节痛，胃脘嘈杂不适。查：舌淡红，苔白微腻，脉弦。调整方药如下：当归 15g，白芍 15g，川芎 12g，苍术 15g，黄芩 12g，黄柏 12g，桑枝 20g，防己 15g，菊花 15g，酸枣仁 20g，陈皮 12g，神曲 15g，甘草 5g。7 剂，水煎服，日服 2 次，餐后半小时服。

6 月 26 日三诊：药后头疼、四肢关节痛均好转，牙槽酸胀麻感减轻。末次月经 6 月 18 日。药已中病，继守二诊方 7 剂，服法同前。

7 月 11 日四诊：病情大见好转。守二诊方 7 剂，服法同前。末次月经 7 月 10 日。

7 月 23 日五诊：头已不痛，四肢关节时有酸痛感，余症悉退。又取二诊方 7 剂以巩固。

7. 产后腰痛

刘某，女，29岁，住沈阳市，2011年2月8日就诊。

主诉及病史：药物流产1个月，盆腔积液。于1月10日做药物流产，产后腰酸痛，带黄有异味。到某医院妇科彩超诊断：盆腔积液。余无特殊症状。

查：舌质淡红，苔白微腻，脉弦微滑。

诊断：产后腰痛（西医诊断：盆腔积液）。

辨证：药流损伤冲任，湿热夹瘀。

治则：补肝肾，清热化瘀。

方药：四物汤合少腹逐瘀汤加减：当归15g，赤芍15g，熟地黄15g，川芎10g，五灵脂12g，蒲黄12g，没药10g，延胡索15g，香附15g，续断15g，牛膝15g，土茯苓20g，败酱草20g，10剂，水煎服，日服2次。

2月19日二诊：药尽。腰酸痛明显好转，黄带亦减，月经至今未潮。守原方服10剂，服法同前。

3月19日三诊：自诉腰已不痛，但月经一直未潮。妇科彩超：盆腔积液消失。调整方药如下：当归15g，赤芍15g，熟地黄15g，川芎10g，五灵脂12g，蒲黄12g，没药10g，菟丝子15g，仙灵脾20g，小茴香10g，牛膝15g，鸡血藤20g，10剂，水煎服，日服2次。

4月16日电话告知：4月8日月经来潮，无腰腹痛，量中等，5天净。询问是否需再来诊。嘱：暂无须来诊，以观下次月经情况酌定。

8. 药流后手麻、肠澼

李某，女，37岁，农民，住桓仁县雅河乡，2012年4月18日就诊。

主诉及病史：药物流产第9天，恶露将净，疲劳无力，双手发麻，脐腹疼痛，肠鸣，便溏滞下不爽，日行2～3次。

查：舌淡，苔白微腻，脉弦缓。

诊断：药流后手麻、肠澼。

辨证：脾虚夹湿蕴热，肠道气滞；脾虚劳倦，血不荣筋。

治则：健脾化湿，清热导滞，益气柔筋和营。

方药：香砂六君子汤、香连丸、黄芪桂枝五物汤合而化裁：党参15g，苍术15g，白术15g，茯苓15g，甘草6g，半夏15g，陈皮15g，黄连6g，木香6g，败酱草20g，仙鹤草15g，白芍15g，桂枝10g，黄芪30g。7剂，水煎服，日服2次。

嘱：忌食生冷、辣、油腻。

5月3日二诊：体力转佳，双手麻明显缓解，时有腹痛肠鸣，大便成形，日行1次。效不更方，再予原方6剂巩固。

按：药物流产后气血不足，营卫失和导致劳倦、双手麻；脾虚饮食不节，肠道蕴热湿气不行致肠澼。以香砂六君子汤健脾和胃；香连配败酱草、仙鹤草清热导滞止痢；黄芪、白芍、桂枝益气柔筋和营，药证相应，故取良效。

（五）妇科杂病

1. 不孕

（1）王某，女，24岁，工人，桓仁县农具厂，1987年9月11日就诊。

主诉及病史：结婚2年未孕。夫妻同居，但一直未孕。月经不调，3/30～60天，量少，色暗，小腹畏寒作胀隐痛，伴手足凉，恶心。妇科检查：子宫后倾，基础体温单相。

查：面色不华，舌质淡，苔白滑，脉沉细弦。

诊断：不孕。

辨证：胞宫阳虚。

治则：调经养血，暖宫散寒。

方药：当归15g，鸡血藤20g，小茴香12g，干姜6g，红花15g，赤芍15g，香附15g，乌药15g，川芎10g，没药6g，五灵脂 10g，蒲黄 12g。5 剂，水煎服，日服 2 次。

9 月 18 日二诊：今天月经来潮，量中等，小腹隐痛不适，余无特殊记载。继守原方 3 剂，服法同前。

9 月 26 日三诊：月经持续 4 天干净。改方如下：熟地黄 15g，白芍 15g，当归 15g，川芎 10g，仙灵脾 20g，菟丝子 15g，覆盆子 15g，女贞子 15g，香附 15g，乌药 12g，续断 15g，怀牛膝 15g。6 剂，水煎服，日服 2 次。

11 月 24 日四诊：月经 40 天未潮，基础体温双相，高相超过 12 天，早晨胃有恶心感，尿妊娠实验（＋）。舌淡红，苔薄白，脉细滑。拟方：当归 15g，白芍 15g，熟地黄 15g，川芎 6g，菟丝子 15g，覆盆子 15g，山药 15g，茯苓 15g，陈皮 12g，砂仁 10g，艾叶 10g。4 剂，水煎服，日服 2 次。

（2）陈某，女，24 岁，农民，住桓仁县二户来镇黑卧子村，1988 年 1 月 19 日就诊。

主诉及病史：结婚 3 年不孕。婚后夫妻一直同居，配偶曾做精液常规检查，无异常，但一直未孕。本人多次妇科检查，未见异常。平时月经延后，5～7/35～37 天，经行前乳房胀痛，平时腰酸。刻诊正值月潮 2 天。

查：舌质偏暗红，舌体胖，苔薄白，脉细数。

诊断：不孕。

辨证：冲任不调，胞宫血虚。

治则：疏肝养血，调补冲任。

方药：自制育精Ⅰ号 2 瓶，每次 4 片日 3 次口服。嘱：测基础体温。

2 月 6 日二诊：按月经来潮时间计算进入排卵期，但基础体温表示单相体温。舌质淡红，苔白润，脉细数。处方：小茴香 10g，熟地黄 15g，干姜 5g，当归 15g，赤芍 15g，川芎 10g，五灵脂 10g，女贞子 15g，覆盆子 15g，制没药 6g，官桂 6g，红花 15g。6 剂，水煎服，日服 2 次。

2 月 25 日三诊：月经来潮 4/35 天，无腹痛，时乳房胀痛，腰酸痛，舌质淡，脉细数。基础体温呈双相。予以自制育精Ⅰ号药片 2 瓶，4 片，日 3 次，口服。并嘱下次月经前 1 周服用 2 月 6 日中药汤剂 6 剂。

3 月 28 日四诊：月经来潮 6/30 天，乳房胀痛，腰酸痛，腹不痛。基础体温呈双相，舌质淡胖，苔白微腻，脉细数。处方：当归 15g，白芍 15g，柴胡 12g，茯苓 15g，香附 15g，乌药 12g，白术 15g，菟丝子 15g，牛膝 15g，续断 12g，炒杜仲 12g，益母草 15g。5 剂，水煎服，日服 2 次。

5 月 5 日五诊：月经 45 天未潮，近日感冒发热恶寒，头晕胀，并伴有胃嘈杂恶心，基础体温双相持续 20 天以上，尿妊娠试验（＋）、舌淡，苔白微腻，脉浮滑。诊断为妊娠恶阻兼外感，处方：金银花 15g，连翘 15g，柴胡 10g，黄芩 12g，半夏 12g，陈皮 12g，藿香 15g，白术 15g，白芍 15g，当归 15g，甘草 5g。4 剂，水煎服，1 日 1 剂。并嘱停测基础体温。

（3）张某，女，23 岁，农民，住桓仁县木盂子乡仙人洞村，于 1988 年 7 月 4 日初诊。

主诉及病史：结婚 1 年半未孕。1987 年 2 月结婚，夫妻同居，性生活正常，但一直未孕。昨天在市妇科医院检查，诊断为子宫发育不良，配偶精液常规化验未见异常，遂来中医求治。月经周期 3/30 天，量中等，经行腰腹痛，伴恶心。末次月经 6 月 21 日。

查：舌质淡白，苔薄白，脉沉细。

诊断：不孕（西医诊断：子宫发育不良）。

辨证：肾阳不足，宫寒不孕。

治则：暖宫散寒。

方药：少腹逐瘀汤加减：小茴香 10g，炮姜 3g，当归 15g，川芎 7.5g，五灵脂 12g，蒲黄 10g，吴茱萸 6g，赤芍 15g，香附 15g，乌药 12g，菟丝子 15g，仙灵脾 15g，牛膝 15g，半夏 15g，陈皮 15g。6 剂，水煎服，日服 2 次。嘱：测基础体温。

7 月 14 日二诊：继守原方 6 剂。

9 月 14 日三诊：上次停经 47 天，后突然阴道流血，色黯黑，4 天干净（9 月 10 日），无何不适。查：舌淡白，脉虚芤无力。改用八珍汤加减：党参 15g，白术 15g，茯苓 15g，甘草 5g，当归 15g，熟地黄 15g，白芍 15g，川芎 7.5g，菟丝子 15g，五灵脂 12g，仙灵脾 15g，黄芪 25g。6 剂，服法同前。

9 月 23 日四诊：基础体温呈双相，高相爬行已持续 8 天（36.7℃），舌质淡，苔白，脉浮大。继守上方 6 剂。

10 月 3 日五诊：基础体温呈高相爬行（36.7℃~37℃）已 20 天，暂不予服药，观察。

10 月 5 日六诊：10 月 3 日当晚小腹痛甚，腰痛，恶心，继而流黯红色血块，伴面部有潮热感。刻诊：腰腹隐痛，血色黯红，有小血块，恶心。查：舌质淡白，脉弦数。此乃胞宫血瘀，瘀滞不净，改用桃红四物汤化裁：当归 15g，熟地黄 15g，赤芍 15g，川芎 7.5g，桃仁 10g，红花 15g，香附 15g，延胡索 15g，益母草 15g，半夏 15g，陈皮 12g，甘草 5g。5 剂，服法同前。

10 月 27 日七诊：基础体温单相，神疲乏力，胃脘嘈杂，腰酸痛，舌淡，脉细数。仍以少腹逐瘀汤加减：小茴香 7.5g，炮姜 3g，当归 15g，红花 10g，五灵脂 12g，没药 10g，川芎 7.5g，蒲黄 10g，官桂 6g，赤芍 15g，仙灵脾 15g，肉苁蓉 15g，川断 15g，牛膝 15g，陈皮 12g，砂仁 10g。5 剂，服法同前。

11 月 3 日：家人代取上方药 5 剂。

1989 年 1 月 20 日来诊：自诉停经近 50 天，尿妊娠试验

（+），劳倦乏力，胃嘈杂恶心，脉细滑。诊断：妊娠恶阻，予以安胎饮6剂，嘱：禁房事，勿过劳。

12月25日追访：于9月8日顺产一女婴。

（4）许某，女，26岁，农民，住桓仁县木盂子乡仙人洞村，于1988年7月4日初诊。

主诉及病史：结婚4年未孕。于1984年12月结婚，夫妻同居，性生活正常，但一直不孕。爱人1986年在沈阳204医院做精液常规检查，未见异常。本人在县某医院妇科检查，亦未见异常。月经周期3~7天/2~3个月，经色淡灰，时夹血块，腹胀，腿酸软。末次月经昨天来潮。

查：舌质淡，舌瘦，苔白，脉细弦无力。

诊断：不孕。

辨证：肾气衰微，冲任亏虚。

治则：补肝肾，调冲任。

方药：四物汤合少腹逐瘀汤加减：熟地黄15g，当归15g，白芍15g，川芎10g，小茴香10g，炮姜5g，五灵脂12g，蒲黄12g，香附15g，乌药15g，菟丝子15g，仙灵脾15g，牛膝15g，益母草20g。6剂，水煎服，日服2次。嘱：测基础体温。

7月14日二诊：头晕乏力，厌食，舌质淡红，苔白，脉虚大无力。证属暑热伤气，改用清暑益气汤化裁：党参15g，甘草5g，黄芪30g，当归15g，青皮12g，陈皮12g，神曲15g，葛根20g，苍术15g，白术15g，升麻7.5g，白蔻7.5g，川芎10g。6剂，服法同前。

7月25日三诊：头晕、劳倦、少纳好转。近日自感乳房胀痛，改用经前方：当归15g，白芍15g，熟地黄15g，枸杞15g，菟丝子15g，五灵脂12g，蒲黄12g，没药10g，川断15g，柴胡7.5g，陈皮15g，砂仁10g。6剂，水煎服，服法同前。

8月7日四诊：末次月经于8月2日如期来潮，经色转红，量中等，小腹胀及腰腿酸软明显好转，昨天经净。基础体温呈双相，高相持续6天。继按首诊方服6剂，服法同前。

9月18日五诊：月经已延后半月未潮，头晕劳倦，择食，基础体温呈高相爬行20天，尿妊娠试验（+），诊断早孕。

（5）叶某，女，25岁，住黑龙江省哈尔滨市，1988年7月14日就诊。

主诉及病史：结婚17个月未孕。1987年2月结婚，夫妻同居至今未孕。曾在哈医大妇科检查未见异常。月经周期5～6/40天，量适中，经行前乳房胀，经行时轻微腰腹痛，并伴有头晕乏力，恶心感，尿频。基础体温单项。末次月经7月6日。

查：舌质淡，尖红，舌苔薄黄腻，脉虚弦。

诊断：不孕。

辨证：肝脾湿热下注，冲任失调。

治则：疏肝清热化湿，调补冲任。

方药：柴胡12g，龙胆草12g，黄芩12g，半夏12g，陈皮15g，茯苓15g，砂仁10g，藿香15g，当归15g，川芎10g，香附15g，牛膝15g。12剂，水煎服，日服2次。嘱：①坚持测基础体温；②配偶做精液常规检查。

10月10日复诊：月经5～6/28～30天，乳胀减轻，基础体温呈双相。配偶做精液常规检查属正常范围。查：舌淡，苔白润，脉细数。末次月经10月4日。拟方如下：当归15g，白术15g，白芍15g，川芎7.5g，黄芩12g，菟丝子15g，苏梗12g，砂仁10g，陈皮12g，甘草5g。4剂，水煎服，日服2次。

1989年12月6日来信致谢，告知于7月21日顺产一男婴，体重7市斤。

（6）由某，女，27 岁，农民，住桓仁县西关村五组，1989 年 6 月 22 日就诊。

主诉及病史：于 1984 年 3 月结婚，夫妻同居，性生活正常，配偶精液常规检查未见异常，但一直未孕，经县某医院妇科刮宫治疗无效，遂来诊。月经史：16 岁初潮，5 ~ 15/10 ~ 30 天，经行腰腹疼，左胁及乳房胀痛，经行量多，色黯黑，时夹血块；平时头昏，心烦。刻诊：末次月经干净 10 天。

查：舌质稍红，苔薄黄干，脉弦细滑。

诊断：不孕。

辨证：肝郁化热，血海不宁，不能摄精成孕。

治则：疏肝养阴清热，佐以调冲任、化瘀。

方药：逍遥散加减：当归 15g，白芍 15g，柴胡 10g，丹皮 12g，栀子 10g，甘草 7.5g，川楝子 15g，青皮 10g，生地黄 15g，熟地黄 15g，川芎 10g，香附 15g，海螵蛸 15g，茜草 15g，柏叶炭 15g。6 剂，水煎服，日服 2 次。

7 月 3 日二诊：6 月 30 日来潮，乳胀、左胁胀痛、心烦均缓解，无腰腹痛。查：舌质稍红，苔薄白润，脉细数。继守原方 4 剂，服法同前。

10 月 10 日三诊：停经 40 天，倦怠乏力，嘈杂恶心，尿频，小腹时胀，舌质红，脉细滑、左大，尿妊娠试验（＋）。证属妊娠恶阻，方选当归散合六君子汤化裁，4 剂，水煎服，日服 2 次。

（7）刘某，女，25 岁，农民，住桓仁县二户来碑登村 3 组，1988 年 9 月 20 日就诊。

主诉及病史：4 年多不孕。1983 年结婚，1984 年生育第 1 胎女婴，嗣后未采取任何避孕措施，但一直不孕。月经周期 2/27 ~ 28 天，量少，腰酸痛。末次月经 9 月 19 日。

查：形瘦，面色萎黄不泽，舌质淡，脉沉细，尺弦。

诊断：继发不孕。

辨证：肝肾血虚，不能摄精成孕。

治则：调补冲任。

方药：黄芪 15g，当归 15g，柴胡 10g，白芍 15g，茯苓 15g，白术 15g，甘草 6g，香附 15g，熟地黄 15g，续断 12g，桑寄生 15g，菟丝子 15g，红花 10g，益母草 15g。12 剂，水煎服，日服 2 次。

1989 年 1 月 20 日复诊：自诉末次月经 11 月 26 日，至今已 50 余天未潮。头晕困倦，恶心，择食。查：舌质淡红，脉沉细滑。妇检诊断：早孕。处方：当归 15g，白芍 15g，白术 15g，川芎 5g，黄芩 10g，苏梗 15g，陈皮 12g，半夏 15g，砂仁 10g，菟丝子 15g，桑寄生 15g，党参 15g，甘草 6g。6 剂，水煎服，日服 2 次。

（8）田某，女，25 岁，桓仁县某局职员，于 1988 年 10 月 8 日初诊。

主诉及病史：1986 年 10 月结婚，婚后妊娠，因工作繁忙而做人工流产，嗣后口服避孕药 7 个月，至今年 5 月停服，但一直未孕。月经愆期，约 2 个月 1 潮，量少，经行口干，腰隐痛，余无何不适。测基础体温呈单相爬行。

查：舌质淡红，舌体胖，苔白微腻，脉沉细。

诊断：继发不孕。

辨证：冲任不足，胞宫阳虚，不能摄精成孕。

治则：调补冲任，暖宫散寒。

方药：四物汤合少腹逐瘀汤化裁：熟地黄 15g，赤芍 15g，白芍 15g，川芎 10g，当归 15g，红花 12g，桃仁 10g，小茴香 10g，炮姜 5g，官桂 6g，五灵脂 10g，没药 10g，乌药 10g，牛膝 15g。6 剂，水煎服，日服 2 次。

10 月 23 日二诊：基础体温呈单相。近来感冒，嘱：临时服银翘解毒片，待感冒愈后，再服上方 6 剂。

11 月 13 日三诊：调整方药如下：熟地黄 20g，赤芍 15g，当归 15g，川芎 7.5g，茯苓 15g，菟丝子 15g，山药 15g，益母草 20g，红花 12g，女贞子 15g，桃仁 12g，鸡血藤 15g，牛膝 15g。6 剂，水煎服，服法同前。

12 月 11 日四诊：基础体温呈双相。舌质淡白，苔白腻，脉细数。继守三诊方加陈皮 12g，6 剂，服法同前。

12 月 24 日五诊：末次月经周期 32 天。经行前乳房微胀，大便干。继守三诊方加蒲黄 10g，柴胡 10g，仙灵脾 10g，6 剂，服法同前。

1989 年 2 月 18 日六诊：月经 48 天未潮，基础体温呈双相爬行超月，尿妊娠试验（＋），诊断早孕。

2. 阴痒

（1）阴痒（外阴白斑）

丛某，女，56 岁，家务，住桓仁县黎明街，于 2010 年 8 月 8 日初诊。

主诉及病史：外阴白斑 4 个月。外阴干燥，阴唇萎缩，皮肤粗糙，大小阴唇散在白斑，皲裂痛痒，夜间尤甚，伴带下黄秽、腰痛、口唇干、大便稀溏。先后在县某医院诊断为外阴白斑，治疗无效，后又去沈阳医大检查，诊断仍为外阴白斑，治疗月余无明显效果，遂求中医治疗。

查：舌质稍红，苔白腻干，脉弦。

诊断：阴痒（西医诊断：外阴白斑）。

辨证：肝脾湿热下注，毒热伤阴。

治则：泻肝清热，化湿解毒。

方药：龙胆泻肝汤加减：龙胆草 15g，栀子 12g，黄芩 12g，黄柏 12g，柴胡 10g，生地黄 15g，泽泻 15g，苦参 20g，苍术 15g，当归 15g，土茯苓 25g，白花蛇舌草 30g，牛膝 15g，甘草 5g。6 剂，水煎服，日服 2 次。嘱：忌食辛辣发物。

8 月 17 日二诊：药后带下黄秽减少，余症同前。继守原方 6 剂，服法同前。

8 月 27 日三诊：阴部瘙痒，干痛，腰痛，唇干，带黄诸症均明显缓解。继守原方 6 剂，服法同前。

9 月 6 日四诊：病情进一步好转。继守原方加补骨脂 15g，12 剂，水煎服，服法同前。

9 月 27 日五诊：阴部干痛、瘙痒、带黄等诸症消失。妇检：阴唇皮肤正常，白斑消失。遂停药。

（2）阴痒痛（糖尿病综合征）

孙某，女，82 岁，农民，住桓仁县曲柳川，2012 年 5 月 18 日家人陪诊。

主诉及病史：既往有糖尿病史 20 余年，常自购降糖药服用。近两个多月以来，头晕，困倦无力，口干微渴，阴道痒痛难忍，影响睡眠，无分泌物，大便时溏时秘。在当地治疗未见效果，遂来中医求治。

查：舌质淡红，苔薄白干，脉弦大无力。

诊断：阴痒痛（西医诊断：糖尿病综合征）。

辨证：气阴两虚，湿热下注。

治则：益气养阴清热。

方药：黄芪 30g，党参 15g，当归 15g，葛根 25g，花粉 15g，黄芩 12g，黄柏 12g，菊花 15g，升麻 7.5g，甘草 5g，败酱草 20g，土茯苓 25g，泽泻 15g。7 剂，水煎服，日服 2 次。

6 月 2 日二诊：药尽。头晕困倦乏力、口干、阴道痒痛诸症均大见好转。继守原方再进 7 剂。

按：素有消渴宿疾，加之年迈，脾肾气虚则头晕劳倦；阴虚生内热则口干微渴；湿热下注则阴痒痛。故立益气养阴，清热化湿之法而获效。

三、儿科

（一）感冒

1. 风热感冒

王某，女，2岁，住桓仁县黎明街，于2010年11月3日初诊。

其母代诉病史：发现感冒3天。初起喷嚏流涕，微咳，体温37.8℃，自购小儿感冒药给予口服后，体温正常，无喷嚏和流涕，但仍有轻微咳嗽，哭闹不安，饮食恶心，大便稀溏，遂抱来求治。

查：面红，咽红，双侧扁桃体略红大，苔白，风关指纹浮露，色红，脉数。

诊断：风热感冒。

辨证：肺经风热，胃失和降。

治则：疏风清热，化痰和胃。

方药：金银花5g，连翘2.5g，陈皮2.5g，茯苓2.5g，甘草1.5g，荆芥1.5g，桔梗2.5g，前胡2.5g，黄芩2.5g，半夏2.5g，白豆蔻1.5g。3剂，水煎服，日服1剂。

11月7日二诊：其母告曰：药后精神转佳，未再咳嗽、恶心，大便正常。查：咽红，扁桃体缩小，仍红，苔白，脉数。继守原方3剂，服法同前。

2. 风热感冒

孙某，女，7岁，住桓仁县东城区，于2012年9月29日就诊。

其母代诉病史：外感1周，咽痛，不思饮食，大便干结，二阴红痛，尿黄，服用"双黄连"5天未见明显好转，遂来中

草庐医录

医求治。

查：咽部及上腭红，双侧扁桃体肿大。舌红，苔薄白干，脉浮数。

诊断：风热感冒。

辨证：外感风热结喉致乳蛾；肺胃热邪下迫致二阴红痛。

治则：疏风清热，导热下行。

方药：银翘散加减：金银花 10g，连翘 5g，牛蒡子 5g，黄芩 5g，知母 5g，生石膏 10g，浙贝母 5g，生地黄 5g，竹叶 5g，甘草 3g，莱菔子 5g。6 剂，水煎服，日服 1 剂。

10 月 5 日二诊：咽痛乳蛾均减，食欲增加，大便已畅，二阴仍红，但已不痛。药已见效，再予原方 3 剂以清余邪。

3. 风热感冒

陈某，女，7 岁，住桓仁县江城花园，于 2011 年 10 月 1 日初诊。

其母代诉病史：反复感冒 3 个月不愈。鼻塞，喷嚏，咳嗽，少痰，无发热恶寒，饮食减少，夜间入睡磨牙，便干。长期服用西药，始终不愈，遂来中医求治。

查：舌红，苔白，脉浮数。

诊断：风热感冒。

辨证：气阴虚外感风热，肺气失宣。

治则：益气养阴，清热宣肺。

方药：金银花 10g，牛蒡子 5g，桑叶 5g，杏仁 5g，前胡 5g，黄芩 5g，党参 5g，北沙参 5g，百部 5g，陈皮 5g，甘草 3g。6 剂，水煎服，日服 1 剂。

10 月 16 日二诊：药后诸症均大见好转，遂自动停药 1 周。近 2 天感冒复作，再予原方 6 剂。

10 月 23 日三诊：药后好转，时有鼻塞流涕，微咳，纳增，夜间不再磨牙。继守原方 6 剂，服法同前。

11 月 3 日四诊：诸症基本解除，时有流涕，微咳。为求痊愈，仍守原方 6 剂续服。

4. 鼻渊（鼻炎）

吴某，男，9 岁，学生，住桓仁镇黎明街，于 2012 年 10 月 14 日就诊。

其母代诉病史：鼻干痒，鼻塞喷嚏，流涕，已近半年，每逢寒热空气加重。常服感冒药、消炎药无明显效果，遂来中医求治。

查：鼻腔干燥，鼻孔微红，舌苔薄白，脉浮数。

诊断：鼻渊（西医诊断：鼻炎）。

辨证：风邪外袭鼻窍。

治则：疏风清热通窍。

方药：金银花 12g，连翘 7.5g，炒苍耳子 7.5g，辛夷花 7.5g，白芷 7.5g，薄荷 3g，黄芩 7.5g，僵蚕 6g，菊花 6g，甘草 3g，6 剂，水煎服，日服 2 次。

10 月 28 日二诊：药后，鼻干热痒、鼻塞喷嚏、流涕明显减轻。继守原方续服 6 剂。

11 月 10 日三诊：病情进一步好转，再予原方续服 12 剂。

12 月 9 日四诊：症状基本消失，偶有喷嚏现象，鼻孔不红。再予原方 6 剂巩固。

（二）咳嗽

1. 风热咳嗽

孙某，男，6 岁，住桓仁县虎泉村，2012 年 5 月 12 日就诊。

其母代诉病史：喷嚏涕黄，咳嗽少痰，大便干燥如球状，2～3 日 1 行，已半个月余。在当地诊所打针吃消炎药 10 余日，一直不愈，遂求中医治疗。

查：涕黄结痂，咽红，双侧扁桃体肥大，舌红，苔白，脉数。

诊断：风热咳嗽。

辨证：外感风热，肺失宣肃。

治则：清热宣肺止咳。

方药：金银花 10g，牛蒡子 5g，桔梗 5g，射干 5g，桑白皮 5g，杏仁 5g，前胡 5g，黄芩 5g，生石膏 10g，川贝 3g，枇杷叶 3g，甘草 2.5g。水煎，日服 3 次。

上方连服 18 剂，告愈。

2. 风热咳嗽

刘某，男，5 岁，住桓仁县，2012 年 2 月 4 日来诊。

其母代诉病史：昼夜干咳 1 周。服用小儿止咳散和枇杷糖浆等药，一直不愈，昨天夜间开始发烧，体温 38.9℃，鼻塞，今日来诊。

查：咽红，扁桃体大，唇红干。舌红，苔白干，脉浮数。

诊断：风热咳嗽。

辨证：肺热失宣。

治则：疏风清热止咳。

方药：金银花 6g，桑白皮 3.5g，杏仁 3.5g，桔梗 3g，川贝 3g，前胡 3g，白前 3g，牛蒡子 3g，生石膏 5g，黄芩 3g，甘草 1.5g，薄荷 1.5g。6 剂，水煎服，日服 1 剂。

2 月 13 日二诊：服药当天夜间未出现发烧，咳嗽明显缓解，并且有痰咳出。查：咽红，扁桃体略大，唇转红润，舌红，苔白润，脉数。继守原方再进 6 剂，服法同前。

3. 咳嗽

曲某，女，4 岁，住桓仁县黑沟乡，于 2011 年 10 月 28 日初诊。

其母代诉病史：感冒发热咳嗽 10 余日，经打针治疗后热退，但仍咳嗽不止，咳声重，少痰，服用小儿清肺散 6 日，未见明显好转，遂抱来求治。

查：小儿面红，扁桃腺体不大，舌红，苔白，脉数，指纹风关浮红。

诊断：咳嗽。

辨证：外感风寒外束，肺热不宣。

治则：宣肺清热止咳。

方药：麻黄2g，杏仁3g，甘草1.5g，前胡3g，白前3g，黄芩3g，川贝母2.5g，桑白皮3g，苏子3g，生石膏5g。6剂，水煎服，日服1剂。

11月5日复诊：咳嗽基本缓解，仍时有微咳。继守原方3剂，以清余邪。

4. 咳嗽

崔某，男，6岁，住桓仁县崔家街，于2012年2月28日初诊。

其母代诉病史：干咳，少痰，大便干燥如球，已两个半月。在当地医院打针吃药，治疗半月无效，遂求中医治疗。

查：舌红，苔白干，脉浮数。

诊断：咳嗽。

辨证：风邪袭肺，化热伤阴。

治则：宣肺清热，养阴止咳。

方药：麻黄3g，杏仁5g，生石膏10g，甘草3g，桑白皮5g，苏子5g，前胡5g，黄芩5g，款冬花5g，川贝3g，北沙参5g。10剂，水煎服，日服1剂。

3月12日二诊：诸症大见好转，再予原方6剂，服法同前。

5. 咳嗽

邹某，女，6岁，住桓仁县黑沟乡，于2012年3月17日初诊。

其母代诉病史：感冒后咳嗽 20 余天不愈，干咳阵作，少痰，面红耳赤，二便正常。在当地医院注射和口服消炎药未见好转，遂求中医治疗。

查：面红，咽红。舌红，苔白，脉浮数。

诊断：咳嗽。

辨证：风热袭肺。

治则：疏风清热，宣肺止咳。

方药：金银花 10g，桑白皮 6g，杏仁 6g，地骨皮 5g，黄芩 5g，甘草 3g，前胡 6g，苏子 5g，百部 5g，生石膏 10g，北沙参 6g，鱼腥草 10g。6 剂，水煎服，日服 2 次。

3 月 27 日复诊：药后，咳嗽、面红已去过半。继守原方再予 6 剂收功。

6. 咳嗽（气管炎）

于某，男，6 岁，住桓仁县华来镇，于 2012 年 9 月 22 日就诊。

其母代诉病史：始于感冒引起咳嗽，感冒愈后仍咳嗽，服用多种西药消炎药、止咳药仍不痊愈，拍胸片示：肺纹理增强、气管炎，今已 5 个月。以早晨和夜间咳嗽为重，少痰，遂求中医治疗。

查：舌尖红，苔薄白，脉浮数。

诊断：咳嗽（西医诊断：气管炎）。

辨证：风邪外束，肺热不宣降。

治则：疏风清热，宣肺止咳。

方药：桑白皮 5g，杏仁 5g，苏子 5g，前胡 5g，白前 5g，百部 5g，款冬花 5g，黄芩 5g，麻黄 3g，川贝母 3g，甘草 2.5g。8 剂，水煎服，日服 1 剂，饭后服。

9 月 30 日二诊：药尽。早晨或夜间咳嗽明显缓解，继守上方 8 剂，服法同前。

10月8日三诊：早晨或夜间偶有咳嗽，再予原方8剂巩固。

7. 咳嗽（气管炎）

王某，男，6岁，学前班，住桓仁镇东关村，2012年10月30日就诊。

其母代诉病史：患咳嗽1个半月不愈。某医院拍胸片检查，肺纹理增强，诊断为气管炎，点滴抗生素1周，并口服消炎药、止咳药，至今未能得愈。咳嗽少痰，入夜喉中吱吱作响。

查：舌红，苔薄白干，脉浮数，双侧扁桃体肿红。

诊断：咳嗽（西医诊断：气管炎）。

辨证：风热袭肺伤阴，肺失肃降。

治则：清热养阴止咳。

方药：金银花10g，北沙参5g，桑白皮5g，杏仁5g，苏子5g，桔梗3g，前胡5g，白前5g，百部3g，黄芩5g，甘草2.5g，6剂，水煎服，日服1剂。

11月4日二诊：咳嗽明显好转，继守原方6剂，服法同前。

11月10日三诊：每日偶有咳嗽，夜间喉鸣消失。再予原方6剂巩固。

8. 咳嗽、牙痛合病

张某，男，7岁，学前班，住桓仁县通天村，于2012年3月24日初诊。

其母代诉病史：干咳少痰，右侧上牙痛，齿龈红肿10余日，打消炎针5日，效果不佳，遂求中医治疗。

查：舌质红，苔薄白干，脉浮数。

诊断：咳嗽、牙痛合病。

辨证：肺胃内热。

治则：清热解毒。

方药：金银花 12g，连翘 6g，黄芩 6g，牡丹皮 6g，水牛角 6g（先煎），生地黄 6g，射干 6g，桔梗 5g，浙贝母 5g，鱼腥草 12g，野菊花 10g，甘草 3g。6 剂，水煎服，日服 1 剂。

3 月 24 日二诊：干咳、齿龈肿已减，牙已不痛。继守原方再进 6 剂。

9. 喘咳（肺炎）

张某，男，8 个月，住桓仁镇南关，于 1967 年 4 月 12 日就诊。

其母代诉病史：因感冒患喘咳，县医院诊断为小儿肺炎，住院治疗 8 天，至今出院 1 周，病又发作喘咳，入夜尤重，时睡眠发惊不宁，不乳，急来求中医治疗。

查：患儿面红身热，气急鼻煽，喘咳，喉中痰鸣，额角微有潮汗。脉浮数，指纹浮露色紫，见于气关。

诊断：喘咳（西医诊断：肺炎）。

辨证：风寒闭肺，热不得宣。

治则：解表宣肺，降逆化痰。

方药：麻黄 2.5g，杏仁 5g，甘草 1.5g，葛根 3.5g，款冬花 3.5g，苏子 2.5g，半夏 2.5g，牛蒡子 3.5g，橘红 3.5g，黄芩 2.5g，莱菔子 3.5g，桂枝 1.5g，干姜 1g，五味子 3 粒。4 剂，水煎服，每日 3 次，每煎 15mL。

次诊：热退喘平，身凉脉静，睡眠安宁，吮乳如常，大便色黑而稀薄，唯清晨醒来发咳。表邪虽解，余热未清。调整方药如下：麻黄 1.5g，杏仁 5g，甘草 1.5g，橘红 3.5g，半夏 2.5g，莱菔子 2.5g，苏子 2.5g，北沙参 3.5g，射干 1.5g，五味子 3 粒，水煎服。药尽 3 剂告愈。

（三）乳蛾、火瘰

1. 乳蛾、火瘰并病

刘某，男，4 岁，住桓仁县向阳街，于 2010 年 11 月 14 日初诊。

其母代诉病史：患儿常患感冒，近日又感冒6日，未见明显发烧，但哭闹不安，不思饮食，大便干结如球状。因常服抗生素类药，恐有副作用，遂来中医求治。

查：鼻孔干红，咽红，扁桃腺体红肿，双侧颈部淋巴结肿大如连珠。舌红，苔白干，脉数。

诊断：乳蛾、火瘰并病。

辨证：肺胃内热结喉。

治则：清热凉血解毒。

方药：金银花7.5g，连翘3g，赤芍3g，生地黄3g，玄参3g，浙贝母3g，天花粉3g，生石膏6g，大黄3g，甘草1.5g。6剂，水煎服，日服1剂。

11月20日二诊：其母告曰：药后，精神安宁，饮食量增，大便干，条形。查：鼻孔已不红，咽红，乳蛾及双侧火瘰缩小。舌红，苔薄白，脉数。继守原方6剂，服法同前。

11月27日三诊：乳蛾消退，颈两侧火瘰仍可触及，大便仍干。守原方再进6剂，服法同前。

2. 乳蛾、火瘰并病（扁桃腺炎、淋巴结炎）

谭某，男，8岁，学生，住桓仁县古城镇偏岭，于2011年11月3日初诊。

其母代诉病史：感冒发烧1周，在当地用抗生素治疗后热退，但仍咽痛，颈部淋巴结肿大，遂来中医求治。

查：咽红，双侧扁桃体红肿Ⅱ°，颈部双侧淋巴结肿大如指，二三枚相连。舌质尖红，苔白干，脉数。

诊断：乳蛾、火瘰并病（西医诊断：扁桃腺炎、淋巴结炎）。

辨证：风火挟痰，壅滞咽喉。

治则：清热化痰，解毒散结。

方药：金银花 12g，连翘 6g，牛蒡子 6g，浙贝母 6g，花粉 6g，北豆根 6g，赤芍 6g，黄芩 6g，野菊花 10g，没药 6g，甘草 3g。8 剂，水煎服，日服 1 剂，餐后服。嘱：忌食辛辣发物。

11 月 12 日其母代为取药，告知：扁桃体肿大及颈部淋巴结肿大均明显消减，因孩子上学，未能来诊。取原方药 8 剂，服法如前。

11 月 19 日又取原方药 8 剂。先后共服 24 剂告愈。

3. 乳蛾、尿血并病（扁桃腺炎合并肾炎）

王某，男，10 岁，学生，住桓仁县新市街，2012 年 5 月 11 日就诊。

其母代诉病史：感冒发热恶寒，咽痛 5 天。经西医注射和口服抗生素后发热恶寒消失，仍咽肿痛，并出现眼睑浮肿，尿赤。今日在县医院尿化验：潜血 ++，诊断为扁桃腺炎合并肾炎，急来中医求治。

查：双侧扁桃体红肿如樱桃，咽红，苔白干，脉浮数。

诊断：乳蛾、尿血并病（西医诊断：扁桃腺炎合并肾炎）。

辨证：外邪犯肺，热结于喉，下注于肾。

治则：疏风清热解毒，通淋止血。

方药：金银花 15g，牛蒡子 7.5g，桔梗 7.5g，射干 7.5g，牡丹皮 7.5g，黄芩 10g，黄柏 7.5g，生地黄 7.5g，蒲黄 7.5g，小蓟 15g，滑石 15g，白茅根 15g，甘草 5g，蒲公英 15g。10 剂，水煎服，日服 1 剂。

5 月 24 日二诊：药尽。咽痛、红肿好转，尿赤转黄，苔白，脉数。继守上方 6 剂，日服 2 次。

6 月 3 日三诊：咽微痛、红肿，尿黄。今日化验尿常规：潜血消失、白细胞 0～4、红细胞 0～2。再予原方 6 剂巩固。

（四）火眼

张某，男，12岁，学生，住桓仁县二户来镇，于2012年9月3日就诊。

其母代诉病史：双眼红痒、热痛、怕光月余。去沈阳医大检查诊断为病毒性角膜炎，口服消炎药及外用眼药水点滴治疗半月，效果不佳，遂来中医治疗。

查：双眼巩膜红，苔薄白干，脉弦数。

诊断：火眼（西医诊断：病毒性角膜炎）。

辨证：风火犯睛。

治则：清热凉血，解毒明目。

方药：金银花20g，连翘10g，薄荷3g，黄芩10g，黄连6g，大青叶15g，菊花12g，蝉衣5g，车前子10g，甘草5g。水煎，日服1剂。嘱：忌食辛辣。

10月26日复诊：上药连服28剂，目红痒热痛、怕光均消失。近来脘胀隐痛，时呃逆，大便不调，伴耳热，手心热。乃肝胃失和所致。调整处方如下：金银花15g，连翘10g，青蒿10g，黄连5g，石斛10g，陈皮7.5g，菊花7.5g，佛手10g，甘草5g，麦芽10g，7剂以善后。

（五）热淋

王某，男，3岁，住桓仁县北甸子乡，于2010年11月5日初诊。

其母代诉病史：半个月来发现患儿尿频、尿急、排尿量减少，尿黄，日渐加重。特别近1周来，总要排尿，接尿时仅数滴而下，色深黄，未发现哭叫尿痛，遂急来求治。

查：唇红，舌红，苔白干，风关指纹紫红微露，脉数。

诊断：热淋。

辨证：热邪下迫，膀胱气化不利。

治则：清热化湿通淋。

方药：金银花 6g，连翘 3g，萹蓄 5g，滑石 5g，川木通 3g，石韦 3g，生地黄 3g，黄柏 3g，竹叶 3g，甘草 1.5g。6 剂，水煎服，日服 1 剂。

11 月 12 日二诊：服药后患儿尿频尿急明显好转，且排尿量增多，尿色转淡黄。再予原方药 3 剂，以清余邪。

（六）眩晕

曾某，男，14 岁，学生，住吉林省通化市，2012 年 7 月 16 就诊。

其父代诉病史：阵发性头晕已 1 年余，自去年 5 月份加重，发作频繁，5~10 日 1 次。发作时自觉大脑一片空白，犹如突然灯熄，恶心，心烦不宁，不能上课，耳时红热，无抽搐现象，二便正常。曾在当地做脑 CT 及脑电图检查，未见异常。服用各种中西药治疗，未见效果，经他人介绍来诊。

查：营养中等，对话正常。舌质偏红，苔薄白干，脉弦微滑。

诊断：眩晕。

辨证：痰火上扰清窍。

治则：清热化痰通窍。

方药：导痰汤加减：半夏 15g，陈皮 12g，茯苓 15g，甘草 5g，竹茹 15g，黄芩 12g，郁金 15g，石菖蒲 10g，天竺黄 15g，僵蚕 15g，远志 15g，川芎 10g，菊花 10g。10 剂，水煎服，日服 2 次。

8 月 7 日二诊：其父告曰，服药至第 4 天病情开始好转，至今已 20 天未再发作眩晕，情绪稳定，可正常上课，全家甚喜。查：舌质稍红，苔转白润，脉弦。继守原方再服 5 剂巩固。此后未再来诊。

按：头为精明之府，无火不作眩，无痰不作眩。胆虚生热，挟痰上扰清窍，故眩晕恶心；神失守位，故头脑空白如灯熄；舌红，苔白干，脉弦滑，皆痰热之象。故用导痰汤加减，清热化痰，解郁醒脑通窍而获效。

（七）疳积

邓某，男，13岁，学生，住桓仁县西关村，于2012年8月21日就诊。

其母代诉病史：消瘦，厌食，经常腹痛，日渐消瘦，已两个月余。

查：面色不华，双眼巩膜暗黄，夹有红血丝，肝脾未触及。舌淡红，苔薄白腻，脉弦。

诊断：疳积。

辨证：肝脾湿热气滞，湿热食积停聚。

治则：疏肝清热，消食导滞。

方药：龙胆草10g，黄芩10g，栀子10g，连翘10g，胡黄连10g，车前子10g，香附10g，鸡内金10g，槟榔10g，柴胡7.5g，神曲10g，甘草5g。7剂，水煎服，日服2次。

9月2日二诊：腹痛缓解，食量增加，巩膜血丝转淡，舌脉如前。继守原方7剂，服法同前。

9月14日三诊：饮食正常，已无腹痛，睛黄及红血丝基本消退。舌淡红，苔白，脉弦。再予原方7剂以巩固。

四、外科

（一）疮疡

1. 丹毒

孙某，女，88岁，住桓仁县五里甸子镇，2011年6月9

日家人扶持来诊。

主诉及病史：双腿和足部红肿热痛 13 日。开始双腿出现红斑，逐渐扩大，渐至足背外侧亦出现红斑，热胀，疼痛难忍，不能入睡，遂专车来诊求治。

查：右小腿外侧踝上有一红色斑块，约 6cm×4cm；足背有一红斑，约 3cm×4cm；右小腿胫外侧有一约 5cm×3cm 红斑；内踝上约 3cm×3cm 红斑；均色如涂丹，边缘清晰，压痛，抚之热硬。舌质红，苔白腻，脉弦细滑。

诊断：丹毒。

辨证：湿热毒瘀，蕴结腿足。

治则：清热化湿，解毒化瘀。

方药：金银花 25g，苍术 15g，黄柏 12g，黄芩 12g，薏苡仁 30g，土茯苓 25g，紫草 15g，牡丹皮 15g，野菊花 15g，蒲公英 15g，乳香 10g，没药 10g，泽泻 15g，甘草 7.5g。10 剂，水煎服，日服 2 次。嘱：忌食腥辣发物，炕勿过热。

6 月 26 日二诊：药后原红斑面积缩小，表面开始脱皮，肿胀热痛感明显减轻。药已奏效，继守原方续服 7 剂，服法同前。

7 月 13 日三诊：药后红斑消失，无热痛感，肤色如常。自以为已痊，不料近 3 日在双腿原病灶又出现小片红斑，有热痛感。乃余毒未尽也，复与原方 7 剂，服法同前。

按：古代中医典籍将发于头部丹毒称抱头火丹，发于四肢称丹毒，发于大腿内侧则称游风，发于足踝部称为流火，乃湿热毒热蕴结而成。方中苍术、黄柏、黄芩、薏苡仁清热燥湿；金银花、土茯苓、野菊花、蒲公英、甘草清热解毒；紫草、牡丹皮凉血化瘀；乳香、没药化瘀止痛；泽泻滋阴消肿。

2. 痰核

（1）痰核

吴某，女，61 岁，家务，住桓仁县新屯，于 2010 年 12

月 21 日初诊。

主诉及病史：右肘弯前皮下肿块半月。于一个月前因左乳腺瘤手术，术后刀口愈合良好，但仍瘢痕胀痛。一直口服消炎药，于半月余右肘弯前出现包块，疼痛，伸屈痛重，遂来诊。

查：右肘弯前约 4cm 处皮下肿块，约 3cm×3cm 大，光滑圆硬，表面不红，压痛。舌质稍红，苔白腻，脉弦滑。

诊断：痰核。

辨证：痰火瘀结。

治则：清热解毒，化痰散瘀。

方药：金银花 20g，连翘 15g，天花粉 15g，浙贝母 10g，陈皮 15g，皂刺 15g，薏苡仁 30g，黄芩 15g，蜀羊泉 15g，乳香 10g，没药 10g，野菊花 20g，地丁 15g，鱼腥草 25g，甘草 5g。6 剂，水煎服，日 2 次，饭后服。嘱：忌食腥辣发物。

12 月 30 日二诊：药后，皮下肿块疼痛明显缓解，左乳手术瘢痕痛胀亦轻。继守原方 6 剂。

2011 年 1 月 6 日三诊：右肘弯前皮下肿块缩小，约 2cm×2cm，痛减，屈伸无明显疼痛。继守原方 6 剂。

1 月 17 日四诊：右肘弯前肿块基本消失，无明显压痛。再予原方 6 剂，除邪务尽。

（2）下颌痰核（淋巴结炎）

韩某，男，10 岁，学生，住桓仁镇丽水家园，2013 年 5 月 26 日就诊。

其祖父代诉病史：12 日前突然发现右侧下颌肿块，急去沈阳医大，诊断为淋巴结炎，归来连续滴注红霉素，今已 9 日，未见明显好转，遂来中医求治。

查：右下颌圆形肿物，如乒乓球大，约 3cm×3cm，光滑而硬，推之不移，无压痛。舌质淡红，苔白腻，脉浮弦。

诊断：下颌痰核（西医诊断：淋巴结炎）。

辨证：痰火互结。

治则：清热消痰散结。

方药：浙贝母 10g，生牡蛎 15g，海藻 10g，昆布 10g，乳香 7.5g，没药 7.5g，夏枯草 10g，野菊花 15g，皂刺 5g，黄连 5g，6 剂，水煎服，日服 1 剂。嘱：忌食辛辣发物。

6 月 4 日二诊：药后肿物明显缩小至如山楂大，约 1.2cm×1.2cm。效不更方，再予原方 6 剂，服法同前。

6 月 10 日三诊：肿物进一步缩小，约 1cm×1cm，再予原方 6 剂。药尽未再来诊。

按：肝火挟痰蕴结于颌下成为肿物，治宜清热消痰散结，因肿物硬而光滑无热无痛，故以消痰散结之法治之。药以浙贝母、生牡蛎、海藻、昆布为主，以解毒之夏枯草、野菊花、黄连为辅，以乳香、没药活血化瘀为佐，以皂刺解毒散结，增加药物穿透之力为使。药证相应，故效。

（二）乳房疾病

1. 乳痈

冯某，女，25 岁，农民，住桓仁县普乐堡乡，2012 年 7 月 27 日就诊。

主诉及病史：婴儿 6 个半月，突发无乳，右乳房热痛胀 2 日，发热恶寒，并伴有舌尖溃疡，二便正常。因正值哺乳期，不敢轻易用抗生素，遂来中医治疗。

查：右乳房红胀，抚之有硬块。舌质尖红，有白色溃疡面，苔白干，脉数。

诊断：乳痈。

辨证：乳汁不畅，热瘀互结。

治则：清热化瘀散结。

方药：仙方活命饮加减：金银花 25g，防风 10g，白芷 10g，当归 15g，陈皮 12g，甘草 5g，浙贝母 10g，天花粉 15g，没药 10g，皂刺 10g，蒲公英 20g，地丁 15g。4 剂，水煎服，日服 1 剂。

7 月 31 日二诊：其丈夫来述：右乳房胀痛好转，已无发热恶寒感。再取原方药 3 剂，以解余毒。

2. 乳癖

（1）乳癖（乳腺多发纤维瘤术后、乳腺增生）

刘某，女，30 岁，工人，住桓仁县，2011 年 11 月 1 日就诊。

主诉及病史：双侧乳腺纤维瘤手术后 8 个月。发现乳腺增生、乳腺纤维瘤（多发）2 年，日渐加重，于今年 3 月份在沈阳某医院手术，摘除其中较大的数个瘤体（不详），病理未查出癌细胞，乳房内尚有多个较小不足 0.5cm 纤维瘤未摘。术后有一定精神压力，常胸闷，心烦易怒，有时乳胀隐痛，头晕，睡眠不佳。遂求中医治疗，以除宿疾。末次月经 10 月 21 日。

查：舌质瘦红，苔白干，脉弦滑。

诊断：乳癖（西医诊断：乳腺多发纤维瘤术后、乳腺增生）

辨证：肝郁脾虚，痰火互结。

治则：疏肝健脾，清热化痰散结。

方药：丹栀逍遥散加减：当归 15g，白芍 15g，柴胡 10g，茯苓 15g，白术 15g，甘草 5g，牡丹皮 15g，栀子 12g，陈皮 12g，薏苡仁 30g，莪术 15g，山慈菇 7.5g，半枝莲 25g，菊花 15g。10 剂，水煎服，日服 2 次。

11 月 15 日二诊：药后，胸闷心烦、头晕、少寐均明显好转，乳胀亦减，但时有隐痛。舌质红，苔白润，脉弦。继守原方再进 10 剂，服法同前。嘱：平时注意饮食，勿过劳，保持良好心态。

（2）乳癖（乳腺增生）

李某，女，37岁，农民，住桓仁县木盂子乡，于2011年12月13日初诊。

主诉及病史：乳腺增生2年。双乳房内结节，乳胀刺痛，乳头痛，经前痛胀尤甚，已2年。某医院彩超检查，双乳腺小叶增生。常服乳癖消等成药，效果不显。平时胸闷，心情烦躁易怒。近来发现胸骨增高，压痛；月经量少，色黑。末次月经11月30日。

查：舌淡红，苔白干，脉弦微滑。彩超显示：双乳腺小叶增生，排除占位病变。

诊断：乳癖（西医诊断：乳腺增生）。

辨证：肝郁化热，气滞挟瘀。

治则：疏肝清热化瘀。

方药：丹栀逍遥散加味：当归15g，白芍15g，柴胡12g，茯苓15g，天花粉15g，甘草5g，丹皮15g，栀子12g，郁金15g，没药10g，半枝莲25g，莪术15g，香附15g，鱼腥草20g。7剂，水煎服，日服2次。

12月23日二诊：乳房胀、刺痛明显缓解，胸闷、心烦易怒亦好转。舌质红，苔白，脉弦微滑。继守原方7剂，服法同前。

2012年1月3日三诊：乳房胀痛、刺痛、乳头痛均好转，已无心烦易怒症状，胸骨无压痛，末次月经12月27日来潮，经前1周有乳房胀痛感，也较以前减轻，经量中等，色暗红。舌淡红，苔白，脉弦。守原方再予7剂，服法同前。

3. 乳头流汁

（1）右乳头流粉汁（乳腺瘤）

汤某，女，36岁，农民，住桓仁县四河公社，1967年3月12日就诊。

主诉及病史：右胸胁隐痛 3 个月，右乳头常流出粉红色汁液，经县医院外科检查，诊断为乳腺瘤，动员手术。因畏手术开刀之苦，遂求余诊治。

查：右乳房肤色正常，触之不热，按之微痛连及胸胁，有胀痛感，乳头流出红色液体（如红米汤样）少许。

诊断：右乳头流粉汁（西医诊断：乳腺瘤）。

辨证：乳房属肝经，血化为乳，心肝热瘀，生化失司。

治则：清热解毒化瘀。

方药：金银花 20g，蒲公英 20g，黄芩 15g，栀子 15g，牡丹皮 10g，丹参 15g，当归 15g，生地黄 15g，麦冬 15g。2 剂，水煎服，日服 1 剂。

3 月 15 日复诊：药尽。乳汁转白，胸痛亦减。再予原方续服，连服 8 剂，诸症皆除。

（2）右乳头流黑汁

周某，女，57 岁，农民，住桓仁县五里甸子镇，于 2012 年 2 月 28 日初诊。

主诉及病史：右胸胁背闷胀，发热，右乳头流黑色血汁 3 个月，并伴有心悸，少寐，每夜可入睡 4 ~ 5 小时，大便如矢状，3 ~ 4 日 1 行。在当地医院注射抗生素（阿奇霉素、氧氟沙星等）半月未见效果，遂来县某医院检查，未予确诊，予再转省级医院做病理，本人拒绝转院，遂来中医求治。

查：右乳房无明显肿物，抚之不热，以指捏挤则乳头流黑色汁液。舌质暗红，苔薄白干，脉弦。

诊断：右乳头流黑汁。

辨证：肝郁化热，毒伤乳络。

治则：疏肝清热，解毒安神。

方药：加味逍遥散加减：当归 15g，白芍 15g，柴胡 10g，牡丹皮 15g，栀子 12g，黄芩 12g，青蒿 15g，半枝莲 25g，白花蛇舌草 30g，杏仁 15g，柏子仁 15g，酸枣仁 25g，甘草 5g。7 剂，水煎服，日服 2 次。

3 月 12 日二诊：右胸胁背闷胀、发热、少寐心悸均见缓解，乳头仍流黑汁，便秘，3 日 1 行。舌脉同前，继守原方再服。

4 月 25 日三诊：又连服 14 剂。右胸胁背胀、发热基本消失，右乳头流黑汁已止 1 周，少寐心悸好转，便秘 1～2 日 1 行。继守原方再进 7 剂巩固。药尽未再来诊。

（三）皮肤病

1. 蛇窜疮

（1）蛇窜疮（带状疱疹）

张某，女，80 岁，住桓仁县西关村，2011 年 4 月 11 日家属陪诊。

主诉及病史：左髀内侧起红疙瘩，灼痛 20 余日。20 日前自感左髀内侧热痛，行走不便，日渐加重，夜晚脱衣发现起红疙瘩成片，并有水泡，灼热刺痛如蜂蜇，夜不能寐，饮食无味，急来求治。

查：左侧腹股沟下端有一上下走行长约 6cm、宽约 4cm 带状红疹，夹有小水泡。舌质红，苔黄腻，脉弦数。

诊断：蛇窜疮（西医诊断：带状疱疹）。

辨证：肝脾湿毒蕴结。

治则：泻肝清热解毒。

方药：龙胆泻肝汤加减：龙胆草 15g，栀子 12g，黄芩 12g，柴胡 7.5g，生地黄 15g，泽泻 15g，当归 15g，金银花 25g，大青叶 15g，蒲公英 15g，地丁 15g，白花蛇舌草 30g，乳香 7.5g，没药 7.5g。6 剂，水煎服，日服 2 次。嘱：禁食腥辣发物。

4 月 21 日二诊：家属代为取药。告知疼痛缓解，红疹消退，原水泡已溃结痂，饮食见增。索原方药6剂以巩固，服法如前。

（2）蛇窜疮、阴痒痛合病（带状疱疹、阴道炎）

李某，女，31岁，农民，住桓仁县黑沟乡，2011年3月12日就诊。

主诉及病史：右大腿外侧疱疹月余不愈，伴阴道炎。右大腿股部外侧起小水泡，簇拥成片，面积约4cm×5cm，热痛如针刺，伴腰痛，带下黄，阴道痒痛。某医院诊断：带状疱疹、阴道炎。给予口服西药阿昔洛韦和环丙沙星治疗20余日，病情时轻时重，反复不愈。遂来中医求治。末次月经2月27日。

查：舌质红，苔白腻干，脉弦微滑。

诊断：蛇窜疮、阴痒痛合病（西医诊断：带状疱疹、阴道炎）。

辨证：肝肾湿毒下注。

治则：泻热化湿解毒。

方药：龙胆泻肝汤加减：龙胆草15g，栀子12g，黄芩15g，柴胡10g，生地黄15g，当归15g，黄柏12g，土茯苓25g，泽泻15g，野菊花20g，牛膝15g，白花蛇舌草30g，甘草7.5g。7剂，水煎服，日服2次。

3月24日二诊：药尽。疱疹消退结痂，仍感热痛；腰痛、带下、阴痒痛均明显减轻。继守原方续服7剂。

（3）右胸胁痛（带状疱疹后遗症）

李某，男，60岁，个体商户，桓仁县中心街，2012年7月5日就诊。

主诉及病史：右胸胁部患带状疱疹。经在县医院注射青霉素和口服及外用阿昔洛韦后消退，现已2个月。肤色正常，但仍疼痛，夜难成寐。西医诊断为带状疱疹后遗神经痛，给予维生素类和谷维素口服治疗已半月余，效果不显，遂来中医治疗。

查：舌尖红，苔薄白干，脉弦。

诊断：右胸胁痛（西医诊断：带状疱疹后遗症）。

辨证：毒热羁留肝经，气滞夹瘀。

治则：疏肝清热，解毒化瘀。

方药：金银花20g，连翘15g，柴胡15g，黄芩12g，大青叶15g，白芍15g，赤芍15g，乳香10g，没药10g，当归15g，甘草5g，蒲公英20g，白花蛇舌草30g。3剂，水煎服，日服1剂。

7月9日二诊：药尽，疼痛减半，夜寐稍安。再予3剂以清余毒。药尽未再来诊。

（4）胸背痛、咳嗽、眩晕合病（带状疱疹后遗症、肺内感染、高血压）

吕某，男，72岁，退休工人，住桓仁县朝阳街，2011年3月26日就诊。

主诉及病史：带状疱疹后遗神经痛2年。2009年3月，左胸胁背部患带状疱疹，治疗近3个月方愈。愈后虽皮肤正常，但胸背仍然痛热不止，伴咳嗽多痰，面红热，大便干结，头昏，血压多在180/110mmHg。曾去沈阳某医院检查，诊断为带状疱疹后遗神经痛、肺内感染、高血压，口服消炎药、降压药、营养神经药治疗1年余，罔效。

查：舌质红，苔白干，脉弦细数，血压180/110mmHg。

诊断：胸背痛、咳嗽、眩晕合病（西医诊断：带状疱疹后遗症、肺内感染、高血压）。

辨证：毒热犯肺，肝阳上亢。

治则：清热化痰，泻肝解毒。

方药：桑白皮15g，青蒿15g，瓜蒌15g，橘红15g，黄芩15g，生石膏20g，浙贝母10g，夏枯草15g，野菊花15g，白花蛇舌草 30g，大青叶 15g，草决明 15g，赤芍 15g，白芍 15g，甘草 6g。6 剂，水煎服，日服 2 次。

4 月 4 日二诊：药后，胸背痛热、咳嗽、面红热、头昏减轻，大便仍干结，血压 170/110mmHg。继守原方 6 剂。

4 月 12 日三诊：病证进一步改善，大便干，血压 160/95mmHg。

4 月 23 日四诊：胸背时有痛热感，微咳嗽，头昏亦轻，大便仍偏干，血压 160/90mmHg。继守原方再进 6 剂，服法同前。

2. 脓疱疮

李某，女，30 岁，营业员，住桓仁镇，于 2011 年 11 月 14 日初诊。

主诉及病史：患手足脓疱疮 3 年不愈。右手鱼际部位及双足掌部皮下结节，略高于皮肤，色白，搔破出白色浆液，不痛，不痒。曾在沈阳某医院诊断为手足脓疱疮，服西药治疗，一直不愈。

查：右手大鱼际处见面积 3.5cm×5cm 大小脓疱样丘疹，如粟样或高粱米大，色不红，略高于皮肤，抚之碍手，搔破有白色浆液；左足掌部有面积约 4cm×4cm、右足掌有面积约 4cm×5cm 脓疱样丘疹，形态大小与手部类同。舌质红，苔白微腻，脉弦微滑。

诊断：手足脓疱疮。

辨证：湿热毒聚。

治则：清热化湿解毒。

方药：金银花 30g，苍术 15g，黄柏 15g，薏苡仁 50g，白鲜皮 15g，蒲公英 20g，紫草 20g，苦参 15g，野菊花 15g，牡丹皮 15g，防风 12g，陈皮 15g，甘草 5g。10 剂，水煎服，日服 2 次，早晚饭后 1 小时服。嘱：忌食腥辣油腻发物。

12月3日二诊：药尽。手足脓疱干瘪收缩，搔破已无浆液。药已奏效，继守上方续服10剂，服法同前。

按：湿热浸淫，毒邪久羁，以四妙散加凉血解毒之品，共凑清热解毒化湿之效，药证相符，顽疾得除。

3. 癣

（1）鹅掌风（手掌皮肤皲裂）

刘某，男，35岁，农民，住桓仁县二户来镇中心村，于1989年12月6日初诊。

主诉及病史：双手掌及指部皮肤燥裂2年不愈。1987年秋为了致富，自家经营木耳、蘑菇菌种，不知不觉手掌开始燥裂，皮肤干硬，渐渐掌纹及指间横纹均裂口、渗血，疼痛难忍。经多处治疗无效，遂来中医求治。

查：双手掌皮肤粗糙、增厚角化，掌纹及指横纹裂口处渗血，握拳困难。舌质稍红，苔白，脉弦大。

诊断：鹅掌风（西医诊断：手掌皮肤皲裂）。

辨证：风湿热毒侵袭，血分燥热不能荣肤。

治则：疏风清热，凉血解毒。

方药：羌活7.5g，防风15g，荆芥10g，土茯苓20g，白鲜皮15g，僵蚕15g，金银花20g，赤芍15g，生地黄15g，生首乌15g，苦参15g，甘草6g。5剂，水煎服，日2次，餐后服。嘱：忌食辛辣发物。

另用解毒养肤膏外擦（雄黄3g，硫黄3g，明矾5g，白及50g，研极细粉，再兑入冰片2g研匀备用。用上好猪板油150g，溶后兑入上述药粉，搅匀，冷却后瓶装），日擦2次，擦后带塑料薄膜手套保护。

12月13日复诊：用药后双手燥裂疼痛明显减轻，掌指角化皮层有剥脱现象，裂口渐愈。继守原方5剂，服法同前。并坚持外擦解毒养肤膏。

1990 年 1 月 16 日来县城办事，特到医院告知病已愈，双手皮肤正常。

（2）鹅掌风（手掌皮肤皲裂）

沈某，女，41 岁，住桓仁县正阳街，2010 年 10 月 27 日就诊。

主诉及病史：手足燥裂 3 个月余。手足干燥，继而掌指皮肤裂口，微热痒，并伴有脱发、多头屑。某医院给予六合维生素治疗未见效果，遂来中医求治。

查：双手皮肤干燥，延掌、指纹线裂口；头皮多白屑，油腻感。舌质红，苔白微腻，脉弦。

诊断：鹅掌风（西医诊断：手掌皮肤皲裂）。

辨证：脾虚湿热不行，外挟风邪，肤失濡养。

治则：清热化湿，疏风解毒。

方药：防风 12g，荆芥 12g，苍术 15g，黄柏 12g，白鲜皮 15g，野菊花 20g，僵蚕 15g，马齿苋 30g，党参 15g，陈皮 15g，厚朴 12g，甘草 5g，当归 15g，白芍 15g。10 剂，水煎服，日服 2 次，餐后服。嘱：少食辛辣油腻食物。

2011 年 1 月 21 日二诊：服药后手掌燥裂已痊，脱发、头屑亦消失，因而停药。近日又有手燥之感，恐再复发，续取原方药 5 剂，服法同前。

按：平素嗜食辛辣厚味，脾虚湿热不运，外感风邪，风热相搏，肤失濡养而致燥裂、脱发、多头屑。方中防风、荆芥、苍术、黄柏、白鲜皮、野菊花、僵蚕、马齿苋祛风清热，解毒化湿；党参、陈皮、厚朴、苍术、甘草健脾化湿；当归、白芍养血润肤。

（3）手癣

赵某，女，27 岁，营业员，住桓仁县清华路，于 2012 年 10 月 19 日就诊。

主诉及病史：双手指干燥裂痛，脱皮后起小水泡，搔痒，挑破流水，复又干裂疼痛，脱皮，反复发作已 3~4 年。末次月经 9 月 20 日。

查：双手十指均干裂，脱皮，指肚及横纹裂细口，脱皮处隐现小水泡。舌质淡红，苔薄白干，脉浮弦数。

诊断：手癣。

辨证：湿毒蕴结，血不荣肤。

治则：清热化湿，凉血生肌。

方药：二妙散加味：苍术 15g，黄柏 15g，土茯苓 25g，金银花 20g，白鲜皮 15g，甘草 5g，苦参 15g，马齿苋 30g，五倍子 7.5g，白及 10g，花粉 15g。7 剂，水煎服，日 2 次，餐后服。所剩药渣复煎外用浸洗。嘱：忌食辛辣发物，禁用含碱性洗剂。

10 月 27 日二诊：药后，双手指干裂痛痒大见好转。继守原方 7 剂，用法同前。药尽，未再来诊。

（4）足癣

王某，女，43 岁，农民，住桓仁县西关村，于 2012 年 9 月 2 日就诊。

主诉及病史：左足掌心及内侧干裂搔痒、皮肤角化、脱皮，反复加重 2 年不愈。曾在某医院皮肤科诊断为干性湿疹，治疗无效，遂来诊。

查：左足掌心及外、内侧癣疾，面积约 5cm×6cm，皮肤干裂、角化。

诊断：足癣。

辨证：湿毒蕴结，皮肤失养。

治则：清热燥湿解毒。

方药：苍术 15g，黄柏 20g，苦参 20g，百部 20g，明矾 7.5g，白鲜皮 15g，马齿苋 30g，土茯苓 30g。水煎，外洗。

9月25日二诊：连用12剂，痒止。继守上方去百部、土茯苓、明矾，加白及10g，五倍子7.5g，水煎，外洗。又连用12剂告愈。

4. 红斑

（1）红斑（过敏性结节红斑）

耿某，男，25岁，农民，住桓仁县红汀子村，2012年5月17日就诊。

主诉及病史：白天上山劳作，晚餐时饮酒，夜间自感皮肤微痒，次日起床发现腹部、四肢皮肤斑块连片，面部及背部散在，微痒。曾在当地医院用西药脱敏药治疗，未见效果。今已发病5天，遂求中医治疗。

查：腹部、四肢皮肤结节样红斑，大如指甲，小如豆，色红连片，界限尚清，碍手，面部及背部散在发生。舌质红，苔白干，脉弦微数。

诊断：红斑（西医诊断：过敏性结节红斑）。

辨证：外感风毒，湿热蕴聚肌肤。

治则：疏风清热，凉血解毒。

方药：银翘解毒汤加减：金银花20g，连翘15g，薄荷5g，黄芩12g，黄柏12g，苍术15g，甘草6g，白鲜皮15g，野菊花20g，僵蚕15g，紫草20g，大青叶15g，白花蛇舌草30g，滑石20g，防风12g。7剂，水煎服，日服1剂。嘱：忌食腥辣发物。

5月24日二诊：药后皮肤红斑转淡，痒感消失。继守原方7剂。

6月4日、6月11日、6月18日又分别取原方药7剂，共服药35剂痊愈。

（2）背部虫毒红斑

陈某，男，30岁，农民，住桓仁县横道河子村，2013年

4月17日就诊。

主诉及病史：2010年夏天穿背心上山劳作，背部被虻虫叮咬，有痒痛感，回到家中发现局部起红色疙瘩，即用碘酊涂擦，次日疙瘩消退，但周边形成红斑，仍瘙痒难忍，逐渐扩散，今已3年不愈。

查：背部形成约30cm×40cm红色斑图，未见丘疹。舌质稍红，苔薄白干，脉弦。

诊断：背部虫毒红斑。

辨证：虫毒蕴结皮肤。

治则：疏风清热，凉血解毒。

方药：金银花20g，荆芥10g，防风12g，蝉蜕10g，紫草20g，苦参15g，苍术15g，黄柏12g，僵蚕10g，滑石20g，甘草5g，陈皮15g，白鲜皮15g，野菊花20g，地肤子15g，7剂，水煎服，日服1剂。嘱：忌食辛辣发物。

4月24日二诊：药后，背部瘙痒大见缓解。查：背部红色斑图缩减至约10cm×10cm大。效不更方，再予原方7剂善后。

按：夏季暑热夹湿，虻虫叮咬后虫毒湿热蕴结皮肤，故形成红斑，复感风邪，毒随风散，日渐扩大如图，且瘙痒。拟疏风清热凉血解毒之法，连服14剂，3年顽疾告愈。

5. 湿疹

（1）血风疮

石某，男，17岁，学生，住桓仁县六河大队，1977年12月28日初诊。

主诉及病史：2日前劳动汗出，夜间睡热炕，深夜醒来觉周身奇痒，搔之疹块随起，痒不得减，不能入睡。曾自用防风、艾叶煎汤熏洗，亦无效，遂急来求治。

查：周身皮肤皆可见到大如豆粒、小如粟的红色丘疹，触之不热，抚之碍手，尤以背部、胸腹稠密，留有抓搔破后之血痂，其状犹如蟾蜍之皮。查：舌质红，苔薄白腻，脉弦滑。

诊断：血风疮。

辨证：风湿客表，遏阻肌肤，化热营瘀。

治则：疏风清热，凉血解毒。

方药：防风 15g，荆芥 10g，茯苓 15g，甘草 7.5g，赤芍 15g，蝉衣 15g，白鲜皮 15g，牡丹皮 12g，苍术 15g，黄柏 12g，生薏苡仁 20g，金银花 20g，地肤子 15g。水煎，日服 1 剂。嘱：忌食腥辣发物。连服 6 剂告愈。

（2）血风疮（过敏性湿疹）

李某，女，24 岁，店员，住桓仁县，2012 年 1 月 8 日就诊。

主诉及病史：背部起疹、瘙痒 3 个月余。开始有数个红疹，瘙痒，渐渐扩散，背部瘙痒，脱衣或遇热尤重，近来面部也开始起红疹，瘙痒。某医院皮肤科诊断为过敏性湿疹，治疗 20 余日未见明显效果，遂求中医诊治。末次月经 2011 年 12 月 27 日。

查：面部散在痤痱，背部大面积痤样红疹，部分被搔破已结血痂。舌质偏红，苔白微腻，脉弦滑。

诊断：血风疮（西医诊断：过敏性湿疹）。

辨证：血分风湿热毒，蕴结皮肤。

治则：清热凉血解毒。

方药：金银花 25g，连翘 15g，枇杷叶 15g，黄芩 12g，栀子 12g，黄柏 12g，白鲜皮 15g，野菊花 15g，紫草 20g，姜虫 15g，滑石 20g，甘草 5g，白花蛇舌草 30g，蒲公英 15g，地丁 15g，薄荷 6g。10 剂，水煎服，日 2 次，饭后半小时服。嘱：忌食腥辣发物。

2 月 2 日二诊：背部及面部红疹大部分消退，原来搔破结痂处留有淡紫斑，瘙痒也明显减轻。查：舌质淡红，苔白干，脉弦。药已奏效，继守原方再进 10 剂，以收全功。服法同前，仍须注意饮食及休息。

（3）湿疹（过敏性湿疹）

牛某，女，37 岁，农民，住桓仁县拐磨子镇，2011 年 1 月 14 日就诊。

主诉及病史：左大腿外侧后方起水泡，瘙痒，反复发作 1 年多不愈。外用皮炎平等药未见效果。

查：左大腿外侧后方有一约 8cm×6cm 面积皮肤潮红，散在粟粒或绿豆大水泡，搔破流水、结痂。舌质淡红，苔薄白，脉弦。

诊断：湿疹（西医诊断：过敏性湿疹）。

辨证：湿热毒邪蕴结肌肤。

治则：清热化湿解毒。

方药：苍术 15g，黄柏 12g，黄芩 12g，金银花 20g，土茯苓 20g，白鲜皮 15g，野菊花 20g，蒲公英 20g，地丁 15g，白花蛇舌草 30g，薏苡仁 30g，滑石 20g，甘草 5g。7 剂，水煎服，日服 1 剂。嘱：忌食腥辣发物。

1 月 23 日二诊：药尽。局部小水泡消失，肤色红，微痒。继守原方 7 剂，以清余毒。

（4）风疹（过敏性湿疹）

孙某，女，54 岁，农民，住桓仁县西关村，2010 年 11 月 9 日就诊。

主诉及病史：全身皮肤起红疹，瘙痒夜重 1 年半余。全身皮肤起红疹，瘙痒，遇热或夜间尤甚，已 1 年半多。曾去沈阳某医院诊断为过敏性湿疹（高蛋白过敏），治疗效果不显。又去本溪、通化等地求治，亦无明显效果，甚为苦恼，经他人介绍，求余诊治。

查：全身胸腹、四肢皮肤红色或如豆、如粟，均有搔破、结血痂痕迹。舌质略红，苔薄白干，脉浮弦。

诊断：风疹（西医诊断：过敏性湿疹）。

辨证：风热搏结皮肤。

治则：疏风清热凉血。

方药：消风饮加减：金银花20g，防风12g，荆芥10g，川芎10g，厚朴12g，党参15g，茯苓15g，陈皮15g，僵蚕15g，蝉蜕7.5g，地肤子15g，甘草6g，黄柏10g，白鲜皮15g，茵陈蒿20g，青蒿15g，赤芍15g。7剂，水煎服，日服2次，饭后服。嘱：忌食腥辣发物。

11月18日二诊：药后，瘙痒已略减轻。效不更方，继守原方20剂，服法同前。

12月20日三诊：药后胸腹、四肢皮肤红疹大部分已消退，遇热或夜间仍有瘙痒。继守原方续服20剂。

2011年1月20日四诊：胸腹、四肢皮肤仍时起红疹瘙痒，但只是散在发生，且可自行消退。再予原方药20剂，清余邪以杜后患。

按：该患乃脾虚夹湿，湿热蕴结，外感风邪，风湿热相搏蕴结皮肤。方中金银花、防风、荆芥、僵蚕、蝉蜕、地肤子疏风清热；黄柏、白鲜皮、茵陈、青蒿清热解毒；川芎、赤芍活血凉血；党参、陈皮、茯苓、甘草、厚朴健脾化湿以扶正祛邪，诸药相伍，共收疏风清热、凉血、解毒、化湿之功。先后服药共67剂，终使顽疾得愈。

（5）面部疹毒（化妆品过敏）

孙某，女，38岁，营业员，住桓仁县泡子沿，于2010年11月17日初诊。

主诉及病史：化妆品过敏半月。经别人推荐一种化妆品，用过3天后感面部皮肤发痒，未予理会。续用2天后面部起红色丘疹，热痒，随即停用。但症状却日渐加重，并伴有肿胀感、耳痛、颈侧淋巴结肿痛、口干、便秘。某医院给注射强力解毒敏5日未见显效，急找中医求治。

查：前额、面部、下颏潮红，丘疹成片；耳红目赤，颈两侧淋巴结大。舌红，苔白腻干，脉浮数。末次月经10月27日。

诊断：面部疹毒（西医诊断：化妆品过敏）。

辨证：毒邪直中颜面，蕴结不去。

治则：表里双解，清热解毒。

方药：金银花20g，连翘15g，薄荷6g，黄芩15g，大黄12g（后下），防风12g，地肤子15g，白鲜皮15g，野菊花20g，地丁15g，牡丹皮15g，甘草5g，玄参15g，茵陈20g，僵蚕15g。6剂，水煎服，日服3次。嘱：忌食腥辣发物。

11月23日二诊：面部热胀瘙痒减轻，丘疹呈消退之象。继守原方续服。直至12月13日共服24剂痊愈。

（6）面部疹毒（过敏性湿疹、激素性皮炎）

朱某，女，50岁，农民，住桓仁县大青沟，2011年2月28日就诊。

主诉及病史：面部红疹连片成斑块，痒热红胀已20多年，曾去通化、沈阳等地检查，有曰：过敏性湿疹，有曰：激素性皮炎，多法治疗罔效，今来余处求治。

查：面部及口周下颏部红疹如痘，簇拥成片，无黑尖和白尖，抚之较硬碍手，舌质淡红，苔白干，脉浮弦。

诊断：面部疹毒（西医诊断：过敏性湿疹、激素性皮炎）。

辨证：热痒者，风热也；胀而硬结斑者，毒热蕴结也。面部者，肺胃所主也。风热湿毒蕴结。

治则：疏风清热解毒。

方药：金银花 20g，连翘 15g，防风 12g，荆芥 10g，薄荷 7.5g，黄芩 12g，黄柏 12g，白鲜皮 15g，野菊花 20g，僵蚕 15g，蝉衣 7.5g，陈皮 15g，甘草 7.5g，地肤子 15g，7 剂，水煎服，日服 2 次，餐后服。嘱：忌食腥辣发物。

3 月 10 日二诊：药后，红疹痒胀发热感明显减轻，且有消减之象。继守原方 7 剂，服法同前。3 月 17 日三诊：面部红疹大部分消退，仅在两颊和下颏部散在残留。守原方续服 7 剂，服法同前。

（7）瘟毒（激素性皮炎）

任某，女，56 岁，退休教师，住桓仁县，2011 年 10 月 29 日就诊。

主诉及病史：头部、前额、面部红痒，脱屑 20 余天。国庆节出游感受风邪，又过食海鲜，面部开始燥热红痒，继而波及头部，起红色结节，脱白屑。某医院按过敏性皮炎治疗 1 周未见效果，赶赴沈阳某院诊断为激素性皮炎，治疗 10 天未果，遂求治于中医。伴有心烦不安，少寐。

查：前额及全面部潮红，有红色结节，脱白屑，发内亦有红疹，多屑。舌淡白，苔薄黄干，脉弦数。

诊断：瘟毒（西医诊断：激素性皮炎）。

辨证：瘟毒上犯。

治则：清瘟解毒。

方药：普济消毒饮加减：黄芩 15g，黄连 7.5g，牛蒡子 15g，瓜蒌 15g，甘草 7.5g，桔梗 10g，板蓝根 15g，大青叶 15g，升麻 6g，柴胡 10g，连翘 15g，金银花 20g，野菊花 20g，紫草 20g。10 剂，水煎服，日服 1 剂，餐后服。嘱：忌食腥辣发物。

11 月 13 日二诊：药尽，头面红痒、脱屑大见缓解，仍有结节未退。药已奏效，继按原方再进 10 剂，服法同前。

（8）面部燥热

陈某，女，46 岁，经商，住桓仁镇，于 2011 年 12 月 6 日初诊。

主诉及病史：面部赤红燥热 3 年。因经商操劳，作息无规律，渐渐面部潮红，继而燥热，面部如染妆不退，曾找中、西医治疗无效而来诊。伴口干口苦，大便黏滞不爽。

查体：面赤红如染妆，浅表有血丝，舌红，苔黄腻干，脉弦滑。

诊断：面部燥热。

辨证：肺胃肝经阴虚内热。

治则：泻热育阴。

方药：龙胆草 15g，栀子 12g，黄芩 12g，青蒿 15g，桑白皮 15g，地骨皮 15g，生石膏 20g（先煎），知母 15g，连翘 15g，当归 15g，白芍 15g，神曲 15g，甘草 5g，泽泻 15g，7 剂，水煎服，日服 2 次。忌食辛辣发物。

12 月 16 日二诊：药后，面部燥热感已减半，口不苦，舌苔黄白相间，湿润，大便通畅。患者喜出望外，要求再以原方服 7 剂。

按：该患操劳过度，精神紧张，致肝郁化热，克犯肺胃，热郁上蒸于面部所致，故以泻肝肺胃之热而育阴，方能收功。

（9）湿毒（过敏性皮炎）

汪某，女，26 岁，农民，住桓仁县北甸子乡，于 2012 年 8 月 21 日就诊。

主诉及病史：药物流产 2 个月，近半月来目痒，舌胀，口唇肿痒，足部肿痒，大便干，口服西药扑尔敏未见效果，遂来中医治疗。

查：舌尖红，苔薄白干，脉浮弦。

诊断：湿毒（西医诊断：过敏性皮炎）。

辨证：风湿热邪，搏结营卫。

治则：疏风清热，化湿解毒。

方药：金银花 20g，防风 12g，薄荷 5g，苍术 15g，黄柏 12g，生石膏 20g，黄芩 12g，白鲜皮 15g，蝉衣 15g，地肤子 15g，大青叶 15g，甘草 5g。7 剂，水煎服，日服 1 剂。嘱：忌食腥辣发物。

8 月 29 日二诊：药后目痒、舌胀、唇肿痒及足肿痒基本好转，时有肿痒感，继守原方 7 剂予以巩固。

9 月 14 日三诊：诸症已消失。前天因食螃蟹复发，仍目痒、舌胀、唇肿、足痒，再予原方 7 剂。药后未再来诊。

（10）湿毒（湿疹）

孟某，女，13 岁，学生，住桓仁县八里甸子镇，于 2012 年 2 月 3 日初诊。

其母代诉病史：手足指、趾缝及双手心起水泡，瘙痒，3 个月；手心多汗，冷凉，大便干燥，2～3 日 1 行。排除疥疮感染史。在当地治疗月余未见效果，遂来中医求治。

查：双手潮湿，手心皮下及指缝间小水泡，奇痒，搔破流水，足趾缝间亦然。舌苔白腻，脉数。

诊断：湿毒（西医诊断：湿疹）。

辨证：脾胃湿热，蕴聚成毒。

治则：清热化湿解毒。

方药：三妙散化裁：苍术 15g，黄柏 10g，薏苡仁 20g，金银花 15g，滑石 12g，甘草 5g，土茯苓 15g，白鲜皮 10g，玄参 15g，大黄 6g，防风 10g，荆芥 7.5g。10 剂，水煎服，日服 2 次，饭后服。嘱：忌食腥辣发物。

2 月 20 日二诊：手足水泡、瘙痒已减大半，大便 1 日 1 行，仍干。再予原方 10 剂，以清余毒。

（11）顽固性湿疹

王某，女，41岁，农民，住吉林省集安市菜园，2013年4月28日就诊。

主诉及病史：胸背及四肢皮肤瘙痒难忍已20多年，多处治疗不见好转，今经他人推荐专程来诊。既往有糖尿病史2年，服降糖药后空腹血糖控制在7.8～8.0。

查：胸前领口下至两乳上"V"形区域呈黑色丘疹，簇拥成片如蟾皮，如癣，碍手，皮肤增厚面积约10cm×7cm；背部两肩胛间"V"形区域亦呈黑色丘疹簇拥成片，如蟾皮，如癣，碍手，皮损增厚面积约10cm×10cm；四肢皮肤红色瘾疹，均留有搔痕及血痂。舌质稍红，苔白微腻，脉弦。

诊断：顽固性湿疹。

辨证：风湿热毒蕴结皮肤。

治则：疏风清热化湿，凉血化瘀透毒。

方药：消风散加减：金银花20g，防风12g，荆芥12g，苍术15g，黄柏12g，土茯苓25g，苦参20g，紫草20g，白鲜皮15g，蝉衣10g，僵蚕10g，野菊花20g，滑石20g，赤芍15g，皂刺12g，甘草6g。15剂，水煎服，日服1剂。嘱：忌食辛辣发物。

5月11日二诊：药后，胸背部黑色丘疹转淡，但近5日皮肤瘙痒加重，口干。继守上方去蝉衣，加生地黄15g，知母15g。15剂，服法同前。

5月30日三诊：药尽。胸背部皮损转呈淡灰色，面积明显缩小，四肢皮肤瘾疹消退，四弯处仍瘙痒，留有搔痕。继守上方15剂，服法同前。

6月18日取上方药15剂。

7月10日药尽来诊，胸背部皮损已基本消退，显露正常皮肤，四肢皮肤瘾疹消失，但遇日晒仍发痒。再予原方药15

剂巩固。嘱长期注意饮食及避免日晒。

按：此例顽固性湿疹已 20 余年，由于瘙痒难忍，长期抓搔致胸背皮损加重成癣，四肢皮肤亦出现疹毒瘙痒。究其病源乃风湿热毒蕴结皮肤，久而夹瘀也。故拟疏风清热化湿，凉血化瘀透毒之法。以消风散加减：方中防风、荆芥、蝉衣祛风；金银花、苍术、黄柏、土茯苓、苦参、白鲜皮、野菊花、滑石、甘草清热化湿解毒；赤芍、紫草、皂刺化瘀散结透毒。二诊时病情虽见好转，但出现痒甚、口干，故减去蝉衣之风燥之品，加生地黄、知母以养阴。先后连服中药两个半月，顽疾始愈。

6. 药物性皮炎

（1）风热感冒、药毒并病（上呼吸道感染、青霉素过敏）

王某，女，47 岁，工人，住桓仁县电厂，2011 年 6 月 2 日就诊。

主诉及病史：青霉素过敏性药疹。因患感冒引起急性扁桃体炎、咽炎、发热。在当地医院做青霉素过敏皮试（－），即点滴青霉素 3 日，未见好转，并出现全身皮肤红热瘙痒，疹如粟粒，随即停用西药，来中医治疗。

查：面部及全身皮肤潮红，伴粟米样红疹，双侧扁桃体红肿如樱桃，咽部及上腭充血，舌质红，苔白干，脉浮数，体温 39.2℃。

诊断：风热感冒、药毒并病（西医诊断：上呼吸道感染、青霉素过敏）。

辨证：风热结聚咽喉，合并药毒犯表。

治则：疏风清热解毒。

方药：银翘散加减：金银花 25g，连翘 15g，竹叶 15g，牛蒡子 15g，薄荷 6g，白鲜皮 15g，野菊花 20g，僵蚕 15g，生石膏 20g，陈皮 12g，防风 12g，蝉蜕 7.5g，紫草 15g，地肤子

15g，甘草 5g。6 剂，水煎服，日服 1 剂。

6 月 8 日二诊：自诉药后热退，咽痛、口干减轻，皮肤瘙痒亦减。查：双侧扁桃体仍红肿，咽部及上腭充血消退，皮肤搔之仍有红疹。舌质偏红，苔薄白，脉浮弦。继守原方 6 剂，服法同前。

6 月 16 日三诊：咽已不痛，时有皮肤热痒感，无明显红疹。查：双侧扁桃体较前缩小，色淡红。舌质淡红，苔白润，脉弦。继守原方再进 5 剂，日服 2 次。

按：本方旨在疏风清热，凉血解毒，止痒退疹。

（2）药毒败胃（药物过敏）

李某，男，8 岁，学生，住桓仁镇东关村，2012 年 11 月 17 日就诊。

其母代诉病史：10 余日前患感冒，口服西药"罗红霉素""阿莫西林"等药后，咽痛好转，继而出现唇红燥、手足燥红脱皮、不痒、厌食不下、口干渴不欲饮，遂停用西药求治于中医。

查：舌质暗红无苔，润中有刺，口唇及手足燥红脱皮，脉浮数无力。

诊断：药毒败胃（西医诊断：药物过敏）。

辨证：脾胃气虚阴伤。

治则：养阴清热，益气扶胃。

方药：沙参麦冬饮加减：北沙参 10g，麦冬 7.5g，竹叶 6g，石斛 10g，三仙各 7.5g，黄连 6g，陈皮 6g，金银花 12g，连翘 7.5g，党参 10g，蒲公英 10g，6 剂，水煎服，日服 2 次。嘱：忌食辛辣食物。

12 月 1 日二诊：唇红燥、手足燥红脱皮减轻，纳食量增。舌质仍暗红，但已生薄苔，脉虚数。继守原方 6 剂，服法同前。

12 月 15 日三诊：舌红，苔薄白，唇稍红，手足仍红，但已无脱皮现象，纳食正常。药已中的，继守原方 6 剂巩固。

7. 瘾疹

（1）风疹

韩某，女，17 岁，学生，住桓仁县二户来镇，于 2010 年 11 月 4 日初诊。

主诉及病史：全身皮肤起疙瘩，反复发作已 8 年。发作时伴恶心、胃痛。每逢发作时当地医院即给滴注钙剂、抗过敏类药，得以缓解，但终不能痊愈。今又发作 2 日，急来求中医治疗。

查：头面、四肢、胸腹皮肤疹团，小者如豆，大者成片如地图，中心色白，边缘红，瘙痒难忍，舌质淡红，苔白，脉浮弦。

诊断：风疹（西医诊断：荨麻疹）。

辨证：脾肺气虚，感受风邪，湿浊不化，风湿相搏成瘾。

治则：祛风止痒，健脾化湿。

方药：消风饮加味：羌活 7.5g，防风 12g，荆芥 10g，川芎 10g，厚朴 12g，党参 15g，茯苓 15g，陈皮 15g，甘草 5g，僵蚕 15g，蝉蜕 10g，藿香 15g，地肤子 15g，薄荷 6g。6 剂，水煎服，日服 1 剂。嘱：忌食生冷发物。

11 月 17 日复诊：药后疙瘩迅速消退，无恶心和胃痛感。近二三日皮肤偶有小疙瘩，瘙痒，时隐时现，遂又予原方药 6 剂，日服 2 次即可。

（2）瘾疹（荨麻疹）

李某，女，56 岁，家务，住桓仁镇，于 2011 年 8 月 24 日初诊。

主诉及病史：皮肤瘙痒，起红痕或疙瘩 10 个月。于 2010 年 11 月初到浴池洗浴后回家途中当风，夜间全身皮肤瘙痒，以胸腹四肢为甚，搔之起红痕，或起疙瘩如豆，随即口服扑尔敏后缓解，次日又发作。曾在某诊所点滴地塞米松、钙类药3日，暂时好转，未过5日又发作，之后家中常备扑尔敏，遇有发作先兆，就急服扑尔敏，直至来诊。

查：在手腕皮肤处试之，轻搔即有红痕出现，伴有豆样丘疹。舌体淡红，苔薄白干，脉浮弦。

诊断：瘾疹（西医诊断：荨麻疹）。

辨证：风热夹湿。

治则：祛风清热化湿。

方药：消风饮合二妙散化裁：防风12g，荆芥10g，川芎10g，厚朴12g，茯苓15g，陈皮15g，甘草7.5g，党参15g，僵蚕15g，蝉蜕10g，地肤子15g，苍术15g，黄柏12g，土茯苓20g，苦参15g，白鲜皮15g。6剂，水煎服，日服2次。嘱：忌食辛辣高蛋白食物，谨避风寒。

9月6日二诊：服药后瘙痒或起红疙瘩明显缓解，不服扑尔敏亦可忍耐。继守原方取9剂，服法同前。

9月18日三诊：瘙痒基本缓解，偶有局部发作，时间亦不过半小时即自行消失。取原方药6剂，服法同前，以巩固疗效。

10月28日四诊：停药月余，近日又觉皮肤无定处瘙痒，未起丘疹，深恐顽疾复发，又取原方药6剂。

（3）风疹（过敏性皮炎）

张某，女，59岁，农民，住桓仁县华来镇，2012年10月30日就诊。

主诉及病史：春节期间因吃海鲜过敏，全身热痒起红色丘疹，在当地医院治愈。7月份上山割草归来，头面四肢起疙瘩，红热瘙痒不止，在当地打针和口服脱敏药缓解，停药即发作。随即去沈阳七院检查过敏源为：海鲜及植物或花粉，诊断为过敏性皮炎，用西药治疗效果不显，反复发作，遂来求中医治疗。

查：面部五官七窍红肿热痒，有白薄皮屑，四肢皮肤丘疹已消退。舌质淡红，苔薄白，脉浮弦。

诊断：风疹（西医诊断：过敏性皮炎）。

辨证：脾肺气阴虚，毒邪犯表，营卫热郁。

治则：益气疏风，清热解毒。

方药：银翘散合消风饮化裁：金银花 20g，连翘 12g，薄荷 5g，荆芥 7.5g，地肤子 15g，防风 12g，党参 15g，茯苓 15g，陈皮 15g，甘草 5g，僵蚕 12g，蝉蜕 10g，黄芩 12g，生石膏 20g（先煎），7 剂，水煎服，日服 1 剂，饭后服。嘱：注意饮食起居。

11 月 5 日二诊：自服中药开始已停用西药"扑尔敏"，药进 3 剂面部五官七窍红肿热痒消退，服完 7 剂未见病情反复，但仍时有热痒感。效不更方，再予原方 7 剂予以巩固。

2013 年 3 月 5 日追访：春节时吃海鲜，未再复发。

（4）风疹团（顽固性荨麻疹）

刘某，男，54 岁，工人，住桓仁县天泰花园，2011 年 7 月 23 日就诊。

主诉及病史：全身皮肤遇风寒潮湿起疙瘩 20 多年，反复发作。患此疾已 20 余年，凡遇风遇寒遇潮湿，或吃鱼虾，随时骤然起疙瘩，小如豆，大如硬币，瘙痒甚，搔后成片如掌，遍及全身。过去发作之初立即口服扑尔敏、息斯敏可得以控制，重时就得滴注脱敏药和钙类药，甚为苦恼。因有欲作之感，在家中已服扑尔敏后来诊。

查：四肢皮肤及胸腹部仍可见如豆大丘疹，约数十个，色红，边白，略高于皮肤，碍手。舌质淡红，苔白润，脉浮弦。

诊断：风疹团（西医诊断：顽固性荨麻疹）。

辨证：脾肺气虚，营卫失和，风邪袭络。

治则：疏风解表，调营养卫。

方药：消风饮合桂枝汤化裁：羌活 5g，防风 15g，荆芥 10g，川芎 10g，厚朴 12g，党参 15g，茯苓 15g，陈皮 15g，甘草 7.5g，僵蚕 15g，蝉蜕 10g，地肤子 15g，桂枝 10g，赤芍 15g。10 剂，水煎服，日服 2 次。嘱：忌食腥辣发物，注意保暖。

8 月 13 日二诊：服药 5 日就见好转，药尽再无大发作，仅有小疙瘩出现，不服脱敏药，亦能自行退去。药证相应，继服原方药 10 剂，服法同前。

8 月 28 日三诊：自诉服药食欲大增，已一周未起疙瘩，仅右胸胁部皮肤时有潮红，但无痒感。要求再服 5 剂，以求根治。

（5）风疹团（顽固性荨麻疹）

张某，男，57 岁，住桓仁县黑沟乡，2012 年 11 月 14 日就诊。

主诉及病史：自 12 岁时吃猪肉过敏，一直不愈，40 多年来不敢吃肉，不论猪牛羊肉鸡肉，小至麻雀，只要吃一二口，即全身皮肤起大片疙瘩，瘙痒，轻则服西药扑尔敏，重则出现恶心呕吐、胃痛，用西药"葡萄糖酸钙""氢化可的松"点滴。因家住农村，每年春节杀猪，只能看别人吃，自己不敢伸筷，偶吃两口，必先备好"扑尔敏。"今秋以来荨麻疹发作，服用"扑尔敏"已无效，甚为苦恼，遂来求中医治疗。

查：舌质淡红，苔薄白微腻，脉弦。

诊断：风疹团（西医诊断：顽固性荨麻疹）。

辨证：脾虚夹湿，风邪郁于腠理，不得宣泄。

治则：疏风清热，健脾化湿。

方药：消风饮加减：防风 12g，荆芥 10g，川芎 10g，厚朴 12g，党参 15g，茯苓 15g，陈皮 15g，甘草 5g，僵蚕 12g，蝉蜕 10g，藿香 15g，地肤子 15g，金银花 20g，连翘 12g，薄荷 5g。7 剂，水煎服，日服 1 剂。

2013 年 2 月 28 日专程来余处致谢。告曰：年前连服上方药 21 剂（11 月 23 日、12 月 1 日各取药 7 剂），荨麻疹已获痊愈，元旦、春节至今几乎每天吃肉，从未发作。

（6）风疹团（农药中毒性皮炎）

边某，男，39 岁，农民，住桓仁县平原城村，2007 年 7 月 17 日就诊。

主诉及病史：因暑热口渴，遂在道旁购买甜瓜吃，数小时后即全身皮肤潮红，热痒难忍，搔之随起红疹如豆大，形若蟾皮。当地医院诊断为农药中毒性皮炎（甜瓜残留农药），给予注射"强力解毒敏"治疗 3 日，未见显效，急来求中医治疗。

查：颈面部、胸腹、四肢皮肤潮红，并红色丘疹连片，裸露不能着衣，仅穿 1 短裤。舌红，苔薄白干，脉浮数。

诊断：风疹团（西医诊断：农药中毒性皮炎）。

辨证：风湿热毒，搏结营卫。

治则：疏风清热，燥湿解毒。

方药：金银花 20g，荆芥 10g，防风 12g，陈皮 15g，茯苓 15g，甘草 5g，僵蚕 15g，蝉衣 10g，紫草 20g，白鲜皮 15g，野菊花 20g，地肤子 15g，苦参 15g，黄柏 12g，厚朴 12g，薄荷 6g，水煎服。连服 6 剂告愈。

8. 风癣

王某，女，35 岁，农民，住桓仁县古城镇洼泥甸子村，于 2012 年 11 月 12 日就诊。

主诉及病史：胸腹、四肢皮肤起红色斑疹，瘙痒有薄屑已 50 余日，在县医院及通化 206 医院检查，诊断为玫瑰糠疹，治疗不见好转，遂求中医治疗。末次月经 10 月 21 日。

查：胸腹及四肢散在红色斑疹，片状如绿豆大，不碍手，有搔痕和落屑。舌淡红，苔薄白，脉弦略浮。

诊断：风癣（西医诊断：玫瑰糠疹）。

辨证：风邪袭表，热郁腠理。

治则：疏风清热，凉血解毒。

方药：消风饮加减：防风 12g，薄荷 5g，茯苓 15g，陈皮 15g，甘草 5g，僵蚕 12g，蝉衣 10g，紫草 15g，金银花 20g，连翘 15g，滑石粉 15g，7 剂，水煎服，日服 1 剂。

11 月 22 日二诊：药尽，皮肤红色斑疹大部分消退，痒减，继守原方 7 剂，服法同前。

11 月 29 日三诊：胸腹四肢皮肤红疹基本消失，仍有痒感，近日头部发内痒重，有红色疹点，继守原方加野菊花 20g，白鲜皮 15g，再予 7 剂。药尽未再来诊。

按：风癣乃内有血热，外感风毒，毒热相搏于肌肤而成。故以疏风清热，凉血解毒为法。

9. 白驳风

刘某，男，34 岁，农民，住桓仁县八里甸子镇，于 2011 年 1 月 3 日初诊。

主诉及病史：双腿皮肤出现白斑 1 年。双腿胫部及双侧髂部皮肤出现白斑，开始仅数片，逐渐增多，面积扩散，伴有劳倦乏力。曾去某医院皮肤科诊断为白癜风，遂来求治。

查：双腿胫部皮肤各有 4～6 片白斑，最大约 2cm×3cm，最小约 1cm×1cm；双髂部各有 2～3 片白斑，最大约 2cm×3cm，最小约 1cm×0.5cm。舌质淡红，苔白，脉弦。

诊断：白驳风（西医诊断：白癜风）。

辨证：脾肾气虚，外挟风邪，血不荣肤。

治则：益气活血，祛风通络。

方药：黄芪 30g，党参 15g，当归 15g，制何首乌 15g，陈皮 15g，茯苓 15g，桃仁 12g，红花 15g，赤芍 15g，苍术 15g，

防风 15g，牛膝 15g，补骨脂 15g，甘草 5g。20 剂，水煎服，日服 2 次。另用：补骨脂 100g，加 60°白酒 300mL，浸泡一周后，涂擦按摩患处，日 2 次。

2 月 12 日二诊：药尽。双腿胫部及髂部皮肤白斑大片者缩小，小片者基本消退，肤色正常。效不更方，再予原方 10 剂，服法同前，并配合外擦补骨脂酊。

10. 白痦

（1）白痦（病毒性湿疣）

纪某，女，10 岁，学生，住桓仁县，2012 年 1 月 6 日其母陪同来诊。

主诉及病史：背部起点状小水泡 2 个月余。开始颈部出现数个小水泡，因不痛微痒，未引起重视。近来帮孩子脱衣服时发现后背散有 30 多个白色水泡，挤破有浆液流出，色白黄黏。急去某医院皮肤科，诊断为病毒性湿疣，无何良法，遂来求中医治疗。询知经常便秘，2～3 日 1 行。

查：颈部两侧散在小白水泡 7 个，背部散在 30 多个，如高粱米粒大小，形圆，色白，晶莹，内有浆液，高出皮肤，顶平光润，抚之碍手。舌质红，苔白黄腻，脉浮滑。

诊断：白痦（西医诊断：病毒性湿疣）。

辨证：湿热毒邪搏于肌肤。

治则：清热化湿解毒。

方药：银翘散加减：金银花 15g，连翘 7.5g，荆芥 6g，薄荷 5g，滑石 10g，生薏苡仁 15g，白鲜皮 10g，野菊花 10g，大青叶 10g，黄芩 7.5g，大黄 6g，甘草 3g。8 剂，水煎服，日服 1 剂，餐后服。嘱：忌食腥辣发物。

1 月 18 日二诊：颈部及背部白痦均干瘪，大便干，1～2 日 1 行，舌红，苔白微腻，脉滑。余毒未净，继守原方 4 剂，水煎服，服法同前。

草庐医录

（2）白痦、瘾疹（皮肤软疣）

盛某，女，22岁，个体户，住桓仁县发电厂，于2012年9月15日就诊。

主诉及病史：胸背、腹部及四肢起白色疙瘩，顶白亮，刺破出乳酪样白浆，瘙痒甚，已半年多，伴有双手、前臂红疹，瘙痒。去沈阳第七医院检查，诊断为皮肤软疣、双手前臂湿疹。口服及外用药治疗近2个月未见明显好转，遂来求中医治疗。

查：胸背、腹部及四肢遍布红色丘疹，如高粱米粒大小，边红，顶部晶莹透亮，内有白浆，刺破后有乳白色黏液；双手前臂红色瘾疹，留有搔痕。舌质尖红，苔薄干，脉浮弦数。末次月经9月14日。

诊断：白痦、瘾疹（西医诊断：皮肤软疣）。

辨证：脾肺湿热，毒蕴肌腠。

治则：疏风清热，化湿解毒。

方药：银翘散合三妙散加减：金银花20g，连翘15g，薄荷5g，苍术15g，黄柏12g，黄芩12g，生薏苡仁30g，蒲公英20g，地丁15g，野菊花20g，僵蚕15g，白鲜皮15g，土茯苓25g，甘草5g。7剂，水煎服，日服1剂，饭后服。

9月22日二诊：痒轻，未见新发白痦，继守原方7剂。

9月28日三诊：痒轻，胸背、腹部及四肢白痦明显消退，双手臂部瘾疹已消失。继守原方7剂。

10月9日四诊：胸背及四肢皮肤白痦完全消失，仅腹部尚留有6个，继守原方7剂。

10月25日五诊：腹部尚留有4个丘疹样白痦，再予原方7剂以清余毒，药后未再来诊。

11. 皲裂

（1）手足燥裂（皮肤干燥症）

杨某，男，10岁，学生，住桓仁县泡子沿，2011年3月

5 日家长陪诊。

主诉及病史：手足燥裂、脱皮 4～5 年。家长代诉：自婴儿时期一直服奶粉，大便经常干燥，至 5～6 岁时大便干燥，1～2 日 1 行，并发现手足干燥脱皮，年复一年，逐渐加重。现手足燥裂，热痛，脱皮，大便干硬 2～3 日 1 行，遂来余处求治。

查：手足掌部燥裂，皮肤角化，剥脱。舌质红，苔白黄，脉数。

诊断：手足燥裂（西医诊断：皮肤干燥症）。

辨证：肺胃阴虚内热，手足皮肤失养。

治则：清热养阴。

方药：知母7.5g，生石膏15g，杏仁7.5g，丹皮7.5g，生地黄7.5g，玄参10g，龙胆草10g，槟榔7.5g，连翘7.5g，大黄6g，当归7.5g，泽泻7.5g，甘草3g。20 剂，水煎服，日服 2 次。嘱：忌食腥辣食物，多食蔬菜。

4 月 5 日二诊：原手足掌部角化皮肤已脱去，新生皮肤仍有干裂迹象，燥热感减轻，大便 2 日 1 行，仍干硬。继守原方 20 剂，服法同前。

5 月 12 日三诊：手足掌部皮肤干红无汗，无脱皮现象，大便 1 日 1 行，仍干硬。继守原方再进 20 剂，以求全功。

按：肺合皮毛，肺胃内热伤阴，血不荣肤。方中知母、生石膏、龙胆草、连翘、大黄清肺胃之热；杏仁、丹皮、生地黄、玄参清热凉血润肤；槟榔、泽泻助大黄导滞通便；甘草调和诸药，护胃解毒。

（2）足燥热

刘某，男，72 岁，退休工人。住桓仁县参茸场，于 2011 年 11 月 9 日初诊。

主诉及病史：足燥热。双足燥热近 10 年，入夜尤甚，影响睡眠。每于睡前常以冷水浸泡双足，擦干后不过 1 个小时，复燥热，甚为苦恼。曾在某医院体检，未见异常，并排除高血压、糖尿病等疾病。服用维生素类药治疗无效。遂求治于中医，无烟酒嗜好。

查体：形体壮实，舌质微红，舌苔薄白，脉弦尺大。

诊断：足燥热。

辨证：肾阴虚血燥。

治则：益肾滋水，清热凉血。

方药：知柏地黄汤加味：生地黄 15g，山药 15g，山茱萸 12g，茯苓 15g，丹皮 15g，泽泻 15g，知母 15g，黄柏 12g，白芍 15g，青蒿 15g，地骨皮 15g，牛膝 15g。10 剂，水煎服，日服 2 次。

11 月 26 日二诊：药尽。足燥热感已减大半，睡前已不需用冷水浸脚就可以入睡。再守原方续服 10 剂，以求根治。

按：知柏地黄汤为滋肾养肝降火之剂，方中熟地黄易为生地黄，再加白芍以养阴柔肝、清热凉血；加青蒿、地骨皮以退虚热；加牛膝既益肝肾，又引药力下行；药证合拍，故显效较快。

（3）手指皮肤皲裂

衣某，女，24 岁，店员，住桓仁县清华苑，于 2012 年 4 月 16 日就诊。

主诉及病史：双手十指皮肤燥裂干痛，或热或痒已 1 年。去沈阳七院诊断为湿疹，给予配制外用药治疗月余，不见效果，遂来余处治疗。

查：双手十指皮肤干燥角化，纵形干裂；指关节横纹横向干裂，指部皮肤角化脱落出之嫩皮亦产生纵形细口，屈伸隐痛。

诊断：手指皮肤皲裂。

辨证：感染湿毒，蕴热化燥，血不荣肤。

治则：清热燥湿解毒，凉血生肌。

方药：金银花20g，苍术15g，黄柏12g，土茯苓20g，白鲜皮15g，蒲公英20g，荆芥10g，野菊花20g，当归15g，生地黄15g，白及10g，五倍子7.5g。7剂，水煎服，日2次，餐后服。药渣再煎取汁，于夜间浸泡双手半小时。嘱：忌食辛辣发物，劳作时应戴手套保护，勿用碱性水洗手。

5月7日二诊：双手指干裂已好转，角化层部分脱去，生出嫩皮。继守上方再予7剂，用法同前。

6月1日三诊：因患他疾自动停药10天。手指皮肤角化层已脱落，生出嫩红皮肤，无裂口，痛热痒感消失，屈伸自如。再予原方7剂。药尽未再复诊。

按：感染湿毒，蕴热化燥，肤失所养。以苍术、黄柏、土茯苓、金银花、白鲜皮、蒲公英、荆芥、野菊花清热燥湿，祛风解毒；当归、生地养血润肤；五倍子、白及收敛生肌。先后用药14剂，顽疾告愈。

（4）干燥症

于某，男，26岁，农民，住桓仁县西关村，2012年3月18日初诊。

主诉及病史：口唇干红燥裂，双手掌部干燥脱皮两个月余，伴大便秘滞不畅。口服消炎药和维生素类药1个月无效，遂来求治。

查：口唇干红燥裂，双手掌部燥热、脱皮。舌质红，苔薄黄干，脉弦数。

诊断：干燥证。

辨证：脾肺阴虚内热，血燥不能荣肤。

治则：清热凉血润肤。

方药：金银花20g，连翘12g，生石膏20g（先煎），牡丹皮 15g，生地黄 15g，黄连 5g，黄芩 12g，玄参 20g，蒲公英 20g，地丁 15g，当归 15g，泽泻 15g，生大黄 10g（后下），甘草 5g。10 剂，水煎服，日服 2 次。嘱：忌食辛辣发物、烟酒。

4 月 3 日二诊：药尽。唇燥裂、手燥热脱皮均大见好转，大便已畅，但仍有黏滞感。舌苔转润，脉弦。继守原方又连服 10 剂告愈。

按：脾开窍于口唇，肺合于皮毛。时值春令，嗜食辛辣香燥酒类，致使脾胃蕴热，化燥伤阴，血不荣肤。口唇干红燥裂，手燥脱皮，大便秘滞不下，皆明证也。故以清热凉血，泻热解毒之法治之而获愈。

12. 蛇皮癣

（1）陈某，男，4 岁，住桓仁县水电街 81 号，于 1989 年 11 月 26 日其祖母抱来就诊。

主诉及病史：（其祖母代诉）自出生后 2～3 个月时，发现右膝上下皮肤及臂部皮肤粗糙，色黑，抚之碍手如蟾蜍之皮，不痛不痒，日渐加重扩大。家长甚为忧虑，曾去外地多处检查诊为鱼鳞癣，治疗无效，今经人介绍来诊。

查：双前臂外侧、臂至腋窝横纹处见约 15cm×4cm 条片状皮损，色黑，粗糙不平；右膝外侧上、下皮肤成片状黑癞，如蛇皮、蟾皮，高于皮肤，抚之碍手，长约 25cm×8cm。

诊断：蛇皮癣（西医诊断：鱼鳞癣）。

辨证：先天血热，风毒外袭，风热毒瘀滞着。

治则：祛风清热，凉血化瘀。

方药：白花蛇舌草 10g，生首乌 10g，白蒺藜 10g，牡丹皮 7.5g，生地黄 10g，防风 10g，荆芥 5g，丹参 10g，蝉衣 7.5g，僵蚕 7.5g，白鲜皮 5g，陈皮 5g，甘草 3g。10 剂，水煎服，日 2 次，饭后服。嘱：忌食腥辣香燥发物。

12 月 17 日其祖母代为取药，告曰：服药已见效，损害之皮肤已有小部分露出正常皮肤。继守上方 10 剂，服法同前。

1990 年 1 月 7 日其祖母抱孙子来诊：原皮损部位呈部分散在剥脱，暴露出正常皮肤，尤以右膝外侧皮损剥落面积较大，仅少部分残留。继守原方再予 10 剂。

（2）杨某，男，12 岁，学生，住桓仁县黑沟乡，于 2012 年 2 月 14 日就诊。

其母代诉病史：自婴幼儿时皮肤即常发湿疹，7~8 岁时出现皮肤粗糙，肤色转黑，逐年加重，状若鱼鳞，伴有微咳少痰。曾去通化、沈阳等地检查，诊断为鱼鳞癣，治疗数月罔效，遂来中医治疗。

查：面颊两颐、颈背、腹部及四肢皮肤黑燥粗糙呈蛇皮状。舌质尖红，苔薄白干，脉弦。

诊断：蛇皮癣（西医诊断：鱼鳞癣）。

辨证：肺感燥邪，肤失濡养。

治则：清肺润燥，凉血解毒。

方药：金银花 15g，枇杷叶 10g，杏仁 10g，知母 10g，天花粉 10g，玄参 10g，赤芍 10g，紫草 10g，野菊花 10g，白鲜皮 10g，陈皮 7.5g，甘草 5g，防风 7.5g。20 剂，水煎服，日服 1 剂。

3 月 5 日二诊：药后，自感皮肤干燥粗糙明显减轻，咽干微咳好转。查：皮损部位无明显改变。继守原方 20 剂，服法同前。

4 月 1 日三诊：病情大见好转，面颊及颈部已显露正常皮肤，背部、胸腹及四肢部分皮肤转润，散在蛇癣样皮肤。继守原方 20 剂。药尽，未再来诊。

13. 脱发

（1）刘某，男，34 岁，农民，住桓仁县六河村，2010 年 10 月 18 日就诊。

主诉：脱发。近 3 年来前头角至顶部脱发，日渐加重，头皮油腻，有发屑，至今已近乎脱尽（前头至顶部）。平时少寐，夜尿频。曾多处求治，诊断为脂溢性脱发，外用章光 101 治疗半年未见效果，遂来求治。

查：前头至顶部几乎脱净，头皮暴露，油亮，仅有少量纤毛。舌质淡红，苔白微腻，脉弦细。

诊断：脱发（西医诊断：脂溢性脱发）。

辨证：心肾两虚，风湿热瘀头部，发失濡养。

治则：调养心肾为主，佐以疏风清热、凉血化瘀。

方药：六味地黄汤合乌发丸化裁：熟地黄 15g，茯苓 15g，山茱萸 10g，山药 15g，制何首乌 15g，女贞子 20g，侧柏叶 15g，黑芝麻 15g，白鲜皮 15g，黄柏 12g，川芎 12g，焦山楂 20g，野菊花 20g，蝉衣 7.5g。7 剂，水煎服，日服 2 次。嘱：平时少食辛辣油腻及酒类，勿熬夜。

11 月 1 日二诊：睡眠改善，夜尿频好转。继守原方 20 剂，服法同前。

12 月 2 日三诊：头皮油腻感及头屑消失，睡眠良好，无夜尿频。继守原方 20 剂，服法同前。

2011 年 1 月 29 日四诊：原前头脱发部位已遍生绒发。复与原方药 20 剂，服法同前。

按：发为血之余，肾之外华。此案乃心肾两虚，风湿热邪蕴结致瘀，发失所养致脱致秃。方中以熟地黄、茯苓、山药、山茱萸、制何首乌养肝肾生血；黑芝麻、女贞子、侧柏叶清热凉血；白鲜皮、黄柏、野菊花、蝉衣疏风清热；焦山楂活血化瘀；川芎活血，引诸药上行。现代药理研究：何首乌、山茱萸、黑芝麻、女贞子、侧柏叶、焦山楂均有较好的降脂作用。诸药配伍，先后共服 67 剂，告愈。

（2）崔某，男，38 岁，经商，住桓仁县，2011 年 9 月 20

日就诊。

主诉及病史：脱发、失眠2年多。近2年来脱发日趋加重，双侧头角至前头顶部几乎脱净，发根皆无，头皮油亮，且伴有失眠，夜可睡3~5小时，头发多油腻，便干。

查：形壮实，舌淡红，苔薄白干，脉弦。

诊断：脱发、不寐（西医诊断：脂溢性脱发）。

辨证：心肾两虚，血不荣发。

治则：安神益肾，养血生发。

方药：神应养真丸合乌发丸化裁之：酸枣仁30g，远志15g，川芎12g，当归15g，制何首乌15g，柏叶15g，黑芝麻15g，女贞子15g，菟丝子15g，夜交藤30g，赤芍15g，羌活6g。20剂，水煎服，日服2次。嘱节制油腻食品。

10月31日二诊：药后睡眠改善，每夜可睡5小时左右，头部油腻减少，并且头顶部有绒毛长出。继守原方20剂，服法同前。

12月2日三诊：服药2个月，头角至前头顶已普遍生出细绒样头发，睡眠好转，每夜可睡6~7小时。继守原方20剂，服法同前。

2012年1月8日四诊：服药3个月，头角及前头顶遍生黑发，但发细软不壮；每夜可眠6~7小时。再守原方20剂以巩固。嘱：注意饮食和休息。

14. 斑秃

（1）刘某，男，25岁，工人，住桓仁县东城区，2011年1月25日就诊。

主诉及病史：脱发半年。因工作紧张，常倒夜班，感觉劳倦，近半年理发时发现后头枕部及头角成片状脱发，如指甲大，日渐加重，现在出现多处脱发，遂来求治。

查：头枕部有两处脱发面积约2cm×1cm；头两侧耳上有

两处，头顶部有 3 处，面积约 1cm×1cm。脱发处皮肤光亮，无发根。舌质淡红，苔白，脉弦细。

诊断：斑秃。

辨证：心肾两虚，血不荣发。

治则：益气补肾，活血祛风。

方药：黄芪 30g，制何首乌 15g，川芎 12g，赤芍 15g，红花 15g，女贞子 15g，黑芝麻 15g，菟丝子 15g，当归 15g，远志 15g，羌活 7.5g，茯苓 15g，蝉蜕 6g，甘草 5g。20 剂，水煎服，日 2 次，餐后服。嘱：外用生姜片摩擦脱发处，以热为度，日 2~3 次。

2 月 23 日二诊：药尽。脱发处均生出绒毛状细发，且疲劳感亦好转，续按原方 10 剂，服法同前。

按：方中黄芪补气；当归、川芎、赤芍、红花养血活血；制何首乌、女贞子、黑芝麻、菟丝子补肾生发；远志、茯苓安神定志；羌活、蝉蜕祛风；甘草调和诸药。

（2）宋某，女，41 岁，个体户，住桓仁县民族街，2012 年 5 月 14 日就诊。

主诉及病史：前头部斑秃月余，伴睡眠不佳，每夜可入睡 3~5 小时。

查：前头部斑秃，约 1.5cm×1.5cm，头发脱落，无发根。舌质淡红，苔薄，脉弦细。

诊断：斑秃。

辨证：心肾两虚，血不荣发。

治则：养血补肾，安神祛风。

方药：酸枣仁 25g，远志 15g，当归 15g，制首乌 15g，女贞子 15g，黑芝麻 15g，旱莲草 15g，菟丝子 15g，羌活 7.5g，防风 10g，赤芍 15g。10 剂，水煎服，日 2 次，餐后服。

6 月 15 日二诊：药尽半月余，睡眠明显好转，每夜可入睡 5~6 小时，前头斑秃处已有绒发生出。继守原方 20 剂，服法同前。药尽未再来诊。

（3）宋某，女，46 岁，农民，住桓仁县平原城村，2012 年 10 月 24 日就诊。

主诉及病史：头部脱发已 7 年，开始仅见 2~3 片，如指甲大，脱落部分皮肤光亮，无发根，以后逐渐加重，尤以今年脱发严重，并伴有困倦、手足夜热，心中顾忌，遂来求中医治疗。

查：后头及顶部 8 处脱发，小者约 1.0cm×1.2cm 大，大者约 1.5cm×2.0cm 大，皮肤油亮，无发根。舌质淡红，苔白，脉弦细。

诊断：斑秃。

辨证：心肾阴虚，血不荣发。

治则：养心肾，清热凉血。

方药：川芎 12g，当归 15g，制何首乌 15g，女贞子 15g，黑芝麻 15g，菟丝子 15g，远志 15g，赤芍 15g，旱莲草 15g，栀子 12g，地骨皮 15g，10 剂，水煎服，日服 2 次。

11 月 8 日二诊：脱发未见加重，困倦、手足心夜热减轻。继守原方续服。

12 月 23 日三诊：原方药已连服 40 剂，原脱落部分已渐生绒毛细发，困倦已瘥，手足心夜热时有发生。继守原方 10 剂，服法同前。药尽未再来诊。

按：斑秃，中医俗称"油风""鬼剃头""鬼舔头。"发为血余，肾之外华，心肾阴虚血燥，发失荣养而脱。局部成片脱落，乃夹血瘀也，故以养心肾、清热凉血化瘀为法，始获痊愈。

15. 阴部湿毒

（1）外阴湿毒

姜某，男，44 岁，农民，住桓仁县拐磨子镇，于 2010 年

5 月 11 日初诊。

主诉及病史：阴囊瘙痒，龟头起水泡 1 周，痒热。

查：阴囊红色丘疹，微肿，有搔痕；龟头红疹如粟，个别粟疹呈水泡样，包皮亦有散在粟疹。

诊断：外阴湿毒。

辨证：湿热蕴毒，下注于阴。

治则：清热燥湿解毒。

方药：苦参 20g，白鲜皮 20g，蒲公英 20g，地丁 20g，黄柏 15g，土茯苓 30g，地肤子 20g，白花蛇舌草 30g。6 剂，水煎外洗，早晚各洗 1 次。嘱：忌食腥辣发物。

9 月 25 日二诊：原症外洗后已痊愈数月，近日又有复发之象，遂来取原方药 6 剂外洗。

（2）淋证、袖口风并病（急性尿路感染、龟头病毒性疱疹）

郭某，男，32 岁，农民，住桓仁县二户来镇，2011 年 1 月 11 日就诊。

主诉及病史：尿急、尿痛、龟头起水泡半个月余。尿频急，尿痛，尿少，余沥不净，伴小腹憋胀隐痛，龟头及包皮有粟粒样小水泡，痒热痛。在某医院检查：急性尿路感染、龟头病毒性疱疹，静脉点滴环丙沙星 1 周，效果不佳，遂来求治。

查：舌质红，苔白腻，脉弦滑。

诊断：淋证、袖口风并病（西医诊断：急性尿路感染、龟头病毒性疱疹）。

辨证：肝肾湿毒下注。

治则：清热解毒通淋。

方药：五淋散化裁：栀子 12g，黄芩 15g，黄柏 12g，白芍 15g，当归 15g，甘草 5g，生地黄 15g，泽泻 15g，车前子 15g，滑石 20g，川木通 15g，土茯苓 30g，龙胆草 15g，蒲公英 20g，鱼腥草 25g。7 剂，水煎服，日服 2 次。嘱：忌食腥辣发物。

1月24日二诊：药尽。尿频尿急尿痛感消失，排尿已畅，但仍有小腹憋胀感；龟头疱疹消退，仍有痒热感。效不更方，继守原方5剂，务求邪净。

按：肝肾湿毒下注，膀胱气化不利致淋；龟头外罩包皮，状若袖口罩手，龟头、包皮小水泡，痒热痛，古曰袖口风，乃湿毒所聚，故治宜清热解毒通淋。

（3）淋毒下注（性病、病毒性疱疹）

于某，男，43岁，工人，住辽阳市，于2011年12月8日初诊。

主诉及病史：阴茎、龟头部疱疹半年。自诉阴茎及龟头瘙痒，热痛，尿黄，便干。在当地某医院诊断为性病、病毒性疱疹，用西药和中药未间断治疗，时轻时重，一直不愈。经他人推荐来桓找余治疗。

查体：阴茎及龟头多处粟粒样疱疹，冠状沟有两处如绿豆粒大溃疡，阴茎包皮翻转后亦可见大米粒大小溃疡两处。舌质偏红，苔薄黄，脉弦滑。

诊断：淋毒下注（西医诊断：性病、病毒性疱疹）。

辨证：肝肾湿毒下注。

治则：泻肝清热解毒。

方药：龙胆泻肝汤合三妙散化裁加减：龙胆草15g，黄芩12g，柴胡10g，生地黄15g，当归15g，泽泻15g，川木通15g，黄柏15g，苍术15g，牛膝15g，滑石20g，甘草7.5g，白鲜皮15g，蒲公英20g，地丁15g，苦参15g，土茯苓30g，白花蛇舌草30g。10剂，水煎服，日服2次。嘱：忌食辛辣酒类、发物，注意局部卫生，禁房事。

12月22日二诊：来电话告曰：龟头痒痛、热感大见缓解，疱疹部分消退，委托亲属再代取原方药10剂。

（四）肛肠痛

贾某，女，45岁，农民，住桓仁县二道沟村，2012年4月25日就诊。

主诉及病史：肛门坠胀疼痛，大便滞下不畅已4个月。在县医院做肠镜检查：直肠炎、肛周脓肿。注射抗生素及口服消炎药半月，未见好转，遂来求中医治疗。

查：舌淡，苔白，脉弦无力。

诊断：肛肠痛（西医诊断：直肠炎、肛周脓肿）。

辨证：气虚湿热浊瘀蕴结直肠。

治则：益气导滞，解毒化瘀。

方药：黄芪30g，当归15g，枳实15g，大黄12g（后下），黄连7.5g，槟榔15g，泽泻15g，马齿苋30g，苦参20g，槐花15g，蒲公英20g，浙贝母10g。7剂，水煎服，日服2次。嘱：忌食腥辣发物油炸食物。

5月18日二诊：药尽。肛门坠胀疼痛大见缓解，大便较畅。继守原方7剂。

5月31日三诊：肛门微有坠胀感，已不痛，大便滞下，便不成形。再予原方7剂，以清余毒。

按：舌淡白，脉弦无力，且本病迁延4个月，乃气虚、脾失健运致使湿热浊瘀蕴结直肠，故益气导滞以治其本，解毒化瘀散结以治其标。如单用清热解毒、散结导滞之品，恐犯虚虚实实之过，本法妙在黄芪、当归益气养血、祛瘀生新。

（五）外科其他疾病

1. 蛇咬伤

（1）邵某，男，22岁，农民，住桓仁县刘家沟大队，住院病志号：（65）13923号。

主诉及病史：于1965年8月23日在山上劳动被毒蛇咬

伤，其蛇逃遁。当即就近到电厂医院住院 3 日，病情加重，遂转来县医院外科住院，急邀中医会诊。

查：蛇咬部位于右足内踝偏上，足背至胫膝部肿胀硬痛，色呈青紫，观其股部外侧"风市穴"周围亦呈现紫色瘀斑，如手掌大，疼痛，手不可抚。其毒势大有逼腹攻心之险。神志尚清，脉弦数可寻。其势可谓险矣。急以大剂解毒化瘀，以求转机。

诊断：毒蛇咬伤。

治则：解毒化瘀。

方药：赤木 50g，白芷 30g，水煎，分 2 次服。另用：大蜈蚣 2 条，雄黄 3g，合研细末，分 2 次吞服。

二诊：药尽 1 剂，肿势未再进展，且微有消退之象。方药：蜈蚣 4 条，羌活 10g，白芷 15g，独活 15g，五灵脂 15g，赤木 25g，雄黄 3g，明矾 3g，1 剂，水煎服，分 2 次服。

三诊：肿胀已消退至踝。继守二诊方再进 2 剂，即告愈出院。

（2）田某，男，56 岁，农民，住桓仁县业主沟乡，2012 年 7 月 10 日就诊。

主诉及病史：3 日前在山上劳作，右手食指被毒蛇咬伤，当即自采草药"斩龙草"捣烂外敷，手指肿胀上延至肘腕，疼痛胀热难忍，遂来求治。

查：右手食指第 1 节两侧留有蛇咬伤口，指肿胀上延至肘腕部，皮肤色暗青紫。

诊断：毒蛇咬伤。

治则：解毒化瘀。

方药：红花 15g，桃仁 10g，五灵脂 15g，白芷 12g，大蜈蚣 1 条，雄黄 2g，独活 15g，半枝莲 30g，白花蛇舌草 30g，野菊花 20g，川木通 12g。5 剂，水煎服，日服 1 剂，饭后服。

7月15日二诊：药后肿胀明显消退，但仍疼痛热痒。继守原方5剂。

7月23日三诊：肿胀已基本消退，右食指两侧留有伤口，仍感疼痛热痒。继守原方去红花，加金银花25g，没药10g，5剂，服法同前。药尽未再来诊。8月14日电话追访，告愈。

2. 外伤瘀血

李某，男，38岁，农民，住桓仁县向阳公社。

病史：1966年11月5日乘汽车翻车，左小腿部被挤压挫伤急诊入院。经拍X光片证实：未见骨折。收入外科病房，转请中医治疗。

查：左小腿肿胀，肤色略紫暗，表皮未破，局部微热，拒按。

诊断：外伤瘀血。

治则：活血化瘀止痛。

方药：桃仁15g，红花15g，赤芍15g，当归15g，煅自燃铜15g，赤木15g，土鳖虫7.5g，丹参15g，牛膝15g，制乳香10g，制没药10g，黄柏10g，木香5g。水煎，日服1剂。

上药连服15剂，告愈出院。

3. 吃韭菜可疗误吞金属异物

方法：取新鲜老韭菜一把（约3～4两），切段3～4寸长许，用沸水焯后减其辛辣之气，速嚼吞下即可，异物可被韭菜纤维裹挟由大便排除。如西关村木匠李某，为他人建房吊棚，口衔2寸长铁钉仰面操作，不小心将铁钉吞下一个，甚为恐惧，急跑到医院找余，余告速吃水焯韭菜一把后，可服两匙香油（约30mL），暂时不要吃其他食物。李某按此法服用，次日大便排出未消化之韭菜裹挟铁钉而下，未出现胃痛腹痛。又如1983年，一县公安局看守所犯人被羁押时间过长，得不到结案，精神极度压抑，欲寻自杀或找机会与外界沟通，遂将汤匙咬扁，或牙刷柄，或砸下铸铁暖气片之片翅硬性吞下，看守人员发现后急送医院，经拍 X 光片检查证实后，收住院手术治疗。所长贾某、王某与我交谈时说："3 个月内已发生两起"，甚感无奈。吾教以用水焯韭菜取异物之法。为防冬天找不到韭菜（当时我地没有暖棚蔬菜），即在秋天买些阴干备用，用时以沸水浸泡即可。1984 年至 1985 年间，先后发生羁押犯人吞异物事件 6 起，均以此法使吞下之异物成功排出体外。患者免受开刀之苦和经济负担，看守人员亦免受狱外监管之难。自此以后，在押犯人再无效仿事件发生。

五、五官科

（一）眼疾

1. 火眼（病毒性角膜炎）

雷某，女，51 岁，农民，住桓仁县，2011 年 9 月 16 日就诊。

主诉及病史：右眼外眦红、痛、痒月余，并伴有视物模糊，咽干、口干。在某医院眼科诊断为病毒性角膜炎，口服消炎药并外用眼药水（药名不详）治疗至今，效果不显，遂来求中医治疗。

查：右眼白睛外侧赤红，睑缘微肿，有薄屑。舌质偏红，苔白干，脉浮弦。

诊断：火眼（西医诊断：病毒性角膜炎）。

辨证：风热上犯于目。

治则：疏风清热明目。

方药：银翘散合普济消毒饮加减：金银花 20g，连翘 15g，竹叶 15g，薄荷 6g，牛蒡子 15g，黄芩 12g，黄连 7.5g，升麻

6g，菊花 15g，蝉蜕 7.5g，蒺藜 15g，赤芍 15g，生地黄 15g，大青叶 15g，甘草 5g。7 剂，水煎服，日服 2 次，餐后服。嘱：忌食腥辣发物。

9 月 26 日二诊：右眼角稍红，痛痒感明显好转，视物较前清晰。查：舌质淡红，苔白，脉弦。继守原方再进 7 剂，服法同前。

2. 睑弦赤烂（睑缘炎、结膜炎）

王某，女，68 岁，退休教师，住桓仁县教师楼，2011 年 2 月 18 日就诊。

主诉及病史：眼睑红肿热痒 3～4 年。双眼睑边赤红，痒热，脱屑，伴上下眼皮肿、羞光已 3～4 年。曾在某医院眼科诊断为睑缘炎、结膜炎，一直口服消炎药并外用可的松眼膏、红霉素眼膏，始终不愈。今来余处求治。

查：双眼睑赤红肿，有薄白屑，白睛亦布红血丝，未见倒睫。舌质略红，苔薄白腻干，脉浮弦。

诊断：睑弦赤烂（西医诊断：睑缘炎、结膜炎）。

辨证：心肝风热湿毒上窜。

治则：疏风清热解毒。

方药：普济消毒饮加减：黄芩 12g，黄连 7.5g，牛蒡子 15g，大青叶 15g，升麻 6g，连翘 15g，陈皮 15g，金银花 20g，野菊花 20g，刺蒺藜 15g，白鲜皮 15g，地肤子 15g，车前子 15g，甘草 6g。6 剂，水煎服，日 2 次，餐后服。嘱：忌食辛辣发物。

2 月 26 日二诊：药后眼睑赤红热痒感已去多半，视物清亮。效不更方，再守原方续服 6 剂，以清余毒务尽。

3. 目痒多泪（过敏性泪囊炎）

魏某，女，68 岁，农民，住桓仁县雅河乡，于 2011 年 11 月 29 日初诊。

主诉及病史：双眼目内眦痒甚，多泪。双眼内眼角瘙痒多泪，伴胃脘胀，少纳，口苦月余。

查：双目内眦红，微肿，舌红，苔薄白黄相兼，脉浮弦。

诊断：目痒多泪（西医诊断：过敏性泪囊炎）。

辨证：肝脾风热上扰。

治则：疏风清热化湿。

方药：金银花 20g，连翘 12g，薄荷 6g，柴胡 12g，黄芩 15g，栀子 12g，车前子 15g，菊花 15g，白蒺藜 15g，木贼 15g，蝉蜕 7.5g，陈皮 15g，神曲 15g，香附 15g，甘草 5g。7 剂，水煎 3 次，日服 2 次。忌食腥辣发物。

2011 年 12 月 15 日二诊：药后目痒、多泪、口苦大见好转，纳食量增。惟出现睑浮肿、面虚浮，乃风热湿阻也。继守上方加地肤子 15g，以疏风清热利湿。再进 7 剂，诸症告愈。

4. 眼睑下垂（眼睑肌无力）

谭某，女，41 岁，个体户，住桓仁县丽水小区，2012 年 5 月 31 日就诊。

主诉及病史：双眼上睑下垂，睁眼困难，目视双影，已两个月余。伴头晕耳鸣，手无力。去沈阳四院检查，诊断为"眼睑肌无力"，给予口服西药"溴吡斯的明" 1 个月，效果不显，要求中药治疗。

查：双眼上眼睑下垂，睁眼上启困难，仅可半睁。舌质淡红，苔薄白干，脉弦无力。

诊断：眼睑下垂（西医诊断：眼睑肌无力）。

辨证：肝脾气阴虚。

治则：益气升提，清头明目。

方药：补中益气汤加味：黄芪 30g，白术 15g，陈皮 12g，升麻 7.5g，柴胡 7.5g，党参 15g，甘草 5g，当归 15g，葛根 20g，密蒙花 15g，川芎 12g，黄芩 15g。7 剂，水煎服，日服 2

次。

6月14日二诊：药尽。病情未见明显改善，再予原方7剂。

6月25日三诊：病情改善，眼睑垂沉感减轻，眼缝增大，眼视重影亦轻，头晕耳鸣、手无力好转。继守原方加枸杞15g，再服。

7月30日四诊：三诊方连服21剂，基本恢复正常。今再取三诊方药7剂，予以巩固。

（二）鼻疾

1. 鼻鼽（慢性鼻炎）

李某，男，48岁，农民，住桓仁县古城镇双岭子村，于2012年1月5日就诊。

主诉及病史：鼻塞喷嚏，鼻流清涕如水如注，不能自控，已6~7年。曾在县医院五官科检查，诊断为慢性鼻炎，服用西药治疗月余罔效，遂来中医求治。

查：舌淡红，苔白润，脉浮弦。

诊断：鼻鼽（西医诊断：慢性鼻炎）。

辨证：脾肺气虚，外感风邪犯脑，肺液外泄。

治则：益气疏风，通窍清热。

方药：苍耳子散化裁：炒苍耳子15g，辛夷花15g，细辛5g，白芷12g，川芎12g，黄芩12g，金银花20g，薄荷3g，党参15g，茯苓15g，陈皮12g，甘草5g。7剂，水煎服，日2次，饭后服。

2月26日二诊：停药已1个半月，病情已大见好转，偶有喷嚏、流清涕。再索原方药7剂，服法同前。

9月28日三诊：病已痊愈半年多，今因劳累复感外邪，宿疾发作，遂再取原方药14剂。药尽未再来诊。

按：肺主气通天，鼻为肺之外窍通脑，气虚涕液自泄。

2. 鼻渊、腹痛合病（鼻炎、鼻颊肥大、肠粘连）

赵某，男，39 岁，农民，住桓仁县古城镇，于 2011 年 11 月 23 日初诊。

主诉及病史：鼻塞堵闷，呼吸不畅，时有黄涕，前头痛月余。常出现右下腹痛胀，大便不成形。曾去某医院五官科、外科做相关检查：①鼻颊肥大、鼻炎；②肠粘连（1 年前做过阑尾炎手术）。服用消炎药治疗半月，未见明显改善，遂找中医求治。

查：舌质淡红，苔白腻，脉浮弦。

诊断：鼻渊、腹痛合病（西医诊断：鼻炎、鼻颊肥大、肠粘连）。

辨证：脾肺蕴热，上蒸于鼻窍，下滞于肠道。

治则：宣肺通窍，清热导滞并用。

方药：炒苍耳子 15g，辛夷花 15g，白芷 12g，细辛 5g，黄芩 15g，黄连 7.5g，金银花 20g，连翘 15g，木香 6g，陈皮 15g，鱼腥草 20g，败酱草 20g，川芎 12g，青皮 12g。7 剂，水煎服，日 2 次，饭后服。

12 月 7 日复诊：自诉药后鼻塞堵闷、头痛大见好转，右下腹已基本无痛胀感。药已奏效，无须更方。再予原方 7 剂，服法同前。

3. 鼻疮

杨某，女，59 岁，农民，住桓仁县业主沟乡，于 2012 年 2 月 14 日初诊。

主诉及病史：鼻孔干热、生疮，伴耳热、耳痒 2 个月不愈。当地医院给服"阿奇霉素""牛黄上清丸"治疗未见明显效果，且出现头晕，腹痛便溏，遂来求治。

查：双鼻孔干红，内有小疖破溃，留有脓痂，耳红。舌质红干，苔白干，脉浮弦。

诊断：鼻疮。

辨证：温毒上犯。

治则：辛凉解表，清热解毒。

方药：银翘散化裁：金银花 20g，连翘 15g，牛蒡子 15g，薄荷 3g，甘草 5g，知母 15g，生石膏 20g（先煎），黄芩 12g，野菊花 20g，蒲公英 20g，地丁 15g，牡丹皮 15g，鱼腥草 20g。7 剂，水煎服，日服 1 剂，餐后服。嘱：忌食辛辣发物。

2 月 23 日二诊：药后诸症已去过半。效不更方，再予原方 7 剂以尽清余毒。

4. 鼻衄

臧某，男，57 岁，农民，住桓仁县二棚甸子镇，于 2012 年 4 月 12 日就诊。

主诉及病史：鼻出血已近 3 个月。鼻孔流血，时轻时重，轻时以冷水洗之并塞以棉球即止，重时棉球塞鼻即从口出，多在早晨或夜间。近来因感冒加重，口鼻咽干，身痛，不发热。

查：双侧鼻孔均塞以棉球，咽红干，舌质尖红，苔薄白干，脉浮弦。

诊断：鼻衄。

辨证：风温上犯，阴虚络伤。

治则：辛凉解毒，凉血止血。

方药：银翘散合犀角地黄汤化裁：金银花 20g，连翘 15g，牛蒡子 15g，桔梗 10g，生石膏 20g（先煎），牡丹皮 15g，生地黄 15g，水牛角 10g（先煎），白芍 15g，藕节 15g，小蓟 20g，甘草 5g。7 剂，水煎服，日 2 次，餐后服。

4 月 25 日二诊：服药 3 日鼻出血减少，今已 5 日鼻孔未再出血，鼻咽干热、身痛头晕均好转。效不更方，再予原方 5 剂予以巩固。

按：时值春令，肺阴不足，外感温邪，温热灼伤鼻络致衄；近来又复感外邪，头晕口干身痛。故治以辛凉，清热凉血止血。银翘散合犀角地黄汤化裁治之，共服 12 剂而愈。

5. 鼻衄、眩晕并病（鼻衄血、高血压）

张某，男，56 岁，工人，住桓仁县，2005 年 4 月 8 日家人陪护来诊。

主诉及病史：鼻出血不止 3 日。本月 6 日夜间约 10 点钟，突然鼻出血不止，在当地医院临时止血无效，急乘车到县医院进行压迫止血 2 小时不见好转，以纱条堵右鼻腔则左鼻孔出，堵塞左鼻腔则从口吐血，并伴有头晕头昏，恶心欲呕。血压 200/120mmHg。提示颅内压增高，连夜转院去沈阳医大。沈阳医大仍重新在鼻腔填塞药物纱条（具体不详），滴注甘露醇和止血药，病情渐趋平稳，今天返县来中医求诊。既往有高血压病史，发病诱因与清明节修墓劳累有关。

查：形体较壮实，精神欠佳，由于纱条填塞，双鼻孔至鼻骨两侧膨胀外露纱条瘀血色。舌红干，苔白腻，脉弦滑有力。

诊断：鼻衄、眩晕并病（西医诊断：鼻衄血、高血压）。

辨证：肝阳暴亢冲脑，鼻窍络伤。

治则：重镇潜阳，凉血止血。

方药：代赭石 60g（先煎），寒水石 20g（先煎），生石膏 20g（先煎），海浮石 20g（先煎），生龙骨 40g，生牡蛎 40g，龙胆草 15g，黄芩 15g，白芍 20g，槟榔 15g，大黄 12g，藕节 20g，白茅根 30g，泽泻 15g，牛膝 15g。6 剂，水煎服，日服 1 剂。

4 月 15 日二诊：精神转佳，头昏蒙感消失。昨天自行到当地医院将鼻腔纱条取出，未再出血。血压 160/90mmHg。自诉比平时服降压药效果好，心中甚喜，要求再服原方 6 剂，预防鼻出血和进一步调整血压。

（三）喉痛、火瘰、便秘合病（咽喉炎、淋巴结炎）

牛某，男，40岁，农民，住宽甸县牛毛坞，2011年5月11日就诊。

主诉及病史：咽喉痛两月余。经常嗓子痛，着急上火或感冒加重。近两个月来打针和口服消炎药无明显效果，且伴有大便难，3～4日1行，如羊屎状，右下腹隐痛。

查：咽喉及上腭充血、水肿，未见扁桃体肿大，右颈下淋巴肿大约2cm×2cm，压痛。舌质红，苔白黄干，脉浮数。

诊断：喉痛、火瘰、便秘合病（西医诊断：咽喉炎、淋巴结炎）。

辨证：肺胃火旺，上聚于喉，下结于肠。

治则：清热解毒通便。

方药：金银花25g，连翘15g，牛蒡子15g，薄荷5g，北豆根15g，射干15g，知母15g，生石膏20g，生地黄15g，赤芍15g，野菊花20g，黄连5g，玄参20g，大黄12g（后下），竹叶15g。10剂，水煎服，日服2次。嘱：忌食腥辣烟酒。

6月1日二诊：药后咽喉仍有隐痛感，咽干，大便1～2日1行，条形干便。查：咽部及上腭轻度充血，肿消，右颈下淋巴结缩小约1cm×1cm，无压痛，舌质红润，苔白干，脉弦。继守原方再进10剂，服法同前。

按：金银花、连翘、牛蒡子、薄荷、野菊花疏风清热解毒；北豆根、射干疗喉毒之要药；知母、生石膏、生地黄、黄连清肺胃之火；赤芍化瘀散结；玄参、大黄泻热通便；竹叶清热利尿，配大黄、玄参使邪热从二便出。此方上中下三焦一并统之。

（四）口疮

1. 口疮（复发性口腔溃疡）

刘某，男，40岁，技术员，住桓仁县江城花园，2011年

6 月 16 日就诊。

主诉及病史：慢性口腔溃疡 2 年多。因工作紧张，作息时间无规律，加之饮食不周，舌尖、舌边、唇内侧或齿龈反复出现溃疡，热痛，从不敢吃带有刺激性的食物。长年服维生素 B₂、维 C 和消炎药，时轻时重，始终未能治愈。近因工作紧张，口疮又重，不敢饮食，并伴有手指尖冷凉，大便不畅。

查：面色少华，舌红，舌尖及舌边、腮内侧、下齿龈、下唇内近 10 处溃疡，苔白腻，脉细数。

诊断：口疮（西医诊断：复发性口腔溃疡）。

辨证：心脾火炽，热蕴口舌成疡。

治则：清热解毒，导热下行。

方药：金银花 20g，连翘 15g，生地黄 15g，川木通 15g，甘草 7.5g，竹叶 15g，黄连 6g，蒲公英 20g，槟榔 15g，陈皮 12g，肉桂 3g，党参 15g。6 剂，水煎服，日服 2 次，口含慢咽。

6 月 27 日二诊：疼痛大为缓解，原溃疡面已收敛，大便较畅。继守原方再进 6 剂，服法同前。

按：金银花、连翘、黄连、蒲公英清火解毒；配导赤散（生地黄、木通、甘草、竹叶）导热下行；槟榔、陈皮推荡食滞；党参扶正益气；肉桂为使，引火归元。

2. 顽固性口疮

何某，男，27 岁，某水利工程技术员，住桓仁县鸡兴沟工程处，2012 年 9 月 18 日就诊。

主诉及病史：自幼患口腔溃疡已 20 余年，反复发作至今。发作时舌痛，齿龈红痛，并有多处白色溃疡点，小如红米粒，大如黄豆粒，不敢饮食，服用多种西药维生素及消炎药均无效。近 1 周来宿疾又发，伴咽红、咽痛、唇红燥、口干渴不欲饮，经他人介绍来诊。

查：舌红，咽红，舌尖、舌边、下齿龈多处白色溃疡点，唇红燥，苔薄白干，脉浮数。

诊断：顽固性口疮。

辨证：心脾阴虚内热，复感风热，毒热蕴结成疡。

治则：疏风清热解毒。

方药：银翘散合导赤散加减：金银花25g，连翘15g，牛蒡子15g，薄荷5g，甘草5g，滑石20g，北豆根15g，生地黄15g，竹叶15g，黄芩12g，黄连6g，川木通15g，蒲公英20g，7剂，水煎服，日服1剂。嘱：忌食腥辣发物。

11月27日二诊：服用上方药后口疮已痊，近因工作劳累复发。再取原方药7剂，服法同前。

2013年3月20日三诊：药后口疮3个月余未犯，近因外感咽痛诱发口疮，复取原方药7剂，服法同前。

3. 口疮、便秘并病（泛发性口腔溃疡、便秘）

周某，女，48岁，住桓仁县，2011年12月15日就诊。

主诉及病史：口疮、胃胀、大便干燥20多日。口舌生疮，不敢吃东西；口热喜冷饮；胃胀满，食之即胀，但又总感饥饿；大便3～4日1行，排便难，便形如球状；并伴有头痛，少寐。曾服多种抗生素消炎去火无效，今日来诊。

查：舌质红，唇红干，舌尖及两边、齿龈溃疡白点达7处之多，苔薄黄腻，脉滑数。

诊断：口疮、便秘并病（西医诊断：泛发性口腔溃疡、便秘）。

辨证：心脾实热。

治则：泻热通便。

方药：白虎汤合导赤散加味：生石膏25g，知母15g，生地黄15g，川木通15g，甘草5g，竹叶15g，黄芩12g，川军15g，连翘15g，蒲公英20g，陈皮12g。6剂，水煎服，日服1

次。嘱：忌食腥辣发物。

12月24日二诊：药尽。口舌疮已收敛，口不热渴，胃胀善饥感已除，大便2日1行，便转条形。惟睡眠不好，一夜入睡4~5小时，舌红，苔薄白干，脉细数。证属热邪骤清，阳不敛阴也。调整方药用酸枣仁汤合导赤散加味：酸枣仁30g，茯苓15g，知母15g，川芎10g，甘草5g，生地黄15g，川木通15g，竹叶15g，蒲公英20g，当归15g，陈皮12g，槟榔片15g。6剂，水煎服，改为日服2次。药尽告愈。

4. 口疮、耳聋合病（牙周炎、神经性耳聋）

尤某，女，60岁，农民，住桓仁县沙尖子镇，于2011年11月7日初诊。

主诉及病史：牙周反复发炎、耳聋半年多。半年前牙周齿龈红肿疼痛，或溃烂有白点；口干热渴，不多饮；咀嚼食物困难，并伴有耳鸣、耳聋；大便或溏或秘。一直服用西药抗生素和维生素类药，时轻时重，从未治愈，遇事操劳上火尤甚。

查：舌质红，苔白干，全口牙周红肿，上下唇内有数个溃疡白点，脉浮弦数。

诊断：口疮、耳聋合病（西医诊断：牙周炎、神经性耳聋）。

辨证：胃肾阴虚火旺。

治则：清热解毒。

方药：金银花30g，连翘12g，薄荷5g，升麻7.5g，黄连7.5g，生地黄15g，牡丹皮15g，蒲公英20g，野菊花15g，竹叶15g，玄参20g，甘草5g。7剂，水煎服，日服3次。嘱：忌食腥辣发物。

12月6日二诊：服上药后口疮大见好转，溃疡已愈，牙龈肿消，耳聋亦改善。因忙于农活停药，近来又觉加重，伴头晕、尿黄。继守上方去竹叶，加川木通 15g。7 剂，水煎服，日服 2 次。

12 月 19 日三诊：病情基本稳定，恐再复发，要求再服 7 剂，以清余毒，巩固疗效。服法同前。

5. 狐惑病（口腔溃疡）

刘某，女，46 岁，农民，住桓仁县普乐堡镇，2012 年 11 月 6 日就诊。

主诉及病史：舌热如火灼水烫，上腭不适，口黏，口唇脱皮，阴痒痛，大便干近 3 年。曾在本地与沈阳医大检查，诊断为口腔溃疡，服多种维生素类药和消炎药治疗，无明显效果，遂来中医求治。末次月经 10 月 31 日。

查：舌质略红干，苔薄黄腻，上腭略红无津，唇红燥脱皮，脉弦细数。

诊断：狐惑病（西医诊断：口腔溃疡）。

辨证：心脾阴虚内热。

治则：清热养阴，导热下行。

方药：甘草泻心汤合导赤散加减：甘草 7.5g，黄连 7.5g，黄芩 12g，生地黄 15g，川木通 15g，竹叶 15g，苦参 15g，知母 15g，生石膏 20g，石斛 15g，金银花 20g，连翘 15g，7 剂，水煎服，日服 1 剂。嘱：忌食腥辣发物。

11 月 27 日二诊：药尽 10 余日，舌热灼烫感明显缓解，阴痒痛消失。复取原方药 14 剂。

12 月 11 日三诊：舌仍时有热烫感，口黏及唇燥脱皮消失。再予原方 7 剂。药尽未再来诊。

按：舌热如火灼、水烫感，上腭不适，舌红干，口黏，口唇脱皮，舌苔薄黄腻，属心脾阴虚，湿热不化；阴痒痛属湿热下注；发于口腔为惑，发于阴部为狐，属古之狐惑证。予以甘草泻心汤合导赤散加减，清热养阴，燥湿解毒。罹患 3 年，服此 28 剂痊愈。

6. 狐惑病（复发性口腔溃疡、阴道炎）

李某，女，70 岁，住辽宁省本溪市，于 2012 年 3 月 10 日初诊。

主诉及病史：口腔溃疡伴阴痒反复发作 1 年余。口、舌、咽、齿龈溃疡，反复发作，并伴阴道瘙痒发热 1 年多。在当地医院诊断为复发性口腔溃疡、阴道炎，常年口服消炎药和维生素，始终不愈，近 1 个月感冒后尤重，饮食困难，大便黏滞不畅。经别人介绍专程来诊。

查：咽红，咽颊及上腭部充血，散在白色溃疡面，舌两边及齿龈均有多处溃疡面，鼻头微红肿，舌质红，少苔，脉弦细数。

诊断：狐惑病（西医诊断：复发性口腔溃疡、阴道炎）。

辨证：阴虚内热夹瘀，复感风热火炽。

治则：辛凉清热，导火下行。

方药：银翘散合导赤散加减：金银花 20g，连翘 15g，竹叶 15g，薄荷 5g，生地黄 15g，川木通 15g，蒲公英 20g，野菊花 20g，黄芩 15g，柴胡 7.5g，玄参 15g，党参 15g，苦参 15g，甘草 6g。10 剂，水煎服，日服 1 剂。嘱：忌食腥辣发物。

3 月 22 日复诊：自诉口腔溃疡及阴痒大见好转，疼痛减轻，可正常饮食，大便稍畅。近因走路劳累，右膝关节滑膜炎发作，微肿痛。查：口腔咽、上腭、齿龈充血转淡，原溃疡面收敛，鼻头肿消失。舌质红，苔薄白，脉弦微数。继守原方去薄荷、柴胡、黄芩，加土茯苓 25g，薏苡仁 30g，牛膝 15g，半夏 15g，再服 10 剂善后。

（五）唇风

纪某，女，20 岁，农民，住桓仁县四平村，2011 年 1 月 8 日就诊。

主诉及病史：口唇肿胀热痒4个月。本人未察觉原因，出现口唇肿胀热痒，时有小水泡，破溃流黄水。某医院皮肤科诊断为过敏性唇炎，口服血毒清、维生素类药，外用可的松软膏、红霉素软膏等，无明显效果，且出现口唇周围皮肤颜色变黯，今已4个月，日渐加重。

查：口唇肿胀，色红；口周肤色黯黑；舌质红，苔白干，脉浮数。

诊断：唇风（西医诊断：过敏性唇炎）。

辨证：脾热夹湿，外感风邪，湿毒蕴结于唇。

治则：清热化湿，疏风解毒。

方药：金银花20g，防风12g，荆芥10g，苍术15g，黄柏12g，黄芩12g，白鲜皮15g，野菊花15g，蒲公英20g，地丁15g，土茯苓20g，玄参15g，陈皮15g，甘草5g。10剂，水煎服，日2次，饭后服。嘱：忌食腥辣发物。

1月27日二诊：口唇肿胀热痒感基本消退，口周颜色由黯转淡。效不更方，继守原方再进7剂，以除邪务尽。

按：脾开窍于口唇，脾热夹湿，湿热不化，复感风邪，风湿热搏结成毒，故肿胀、热痒、破溃流黄水；毒瘀日久则口周色黯。方中金银花、苍术、黄柏、黄芩、白鲜皮、野菊花、蒲公英、地丁、土茯苓清热化湿解毒；防风、荆芥祛风止痒；玄参、陈皮、甘草清脾热。

（六）口眼歪斜

王某，男，53岁，农民，住桓仁县六河村，于1967年7月12日初诊。

主诉及病史：口眼歪斜3日。3日前在村外放羊，天气突变，冒雨感寒，早晨睡觉醒来，发现右眼不能闭合，口角向左歪斜，饮食右口角漏饭，急来求治。

查：舌淡红，脉弦。

诊断：口眼歪斜（西医诊断：面神经麻痹）。

辨证：风邪痹着于面，络脉不畅。

治则：益气祛风通络。

方药：黄芪50g，防风15g，大蜈蚣1条。2剂，水煎服，日服1剂。

另配合割治疗法：以手指探入口腔患侧腮部，在颊车穴处以手指内外相对捻之，有一硬筋，用消毒手术刀片纵向割一长约1cm，深约0.2cm切口，内用纱布块垫敷，外以手指挟持，轻轻按摩数次后，以冷开水漱口。待血止，再以数层纱布块蘸上消毒后的乌贼骨细粉，以手指压之，令其慢慢合齿后，再将手指抽出。10分钟后将纱布块抽出即可。

2日后病已痊愈。

按：吾曾用此法，配合口服中药，治疗60余例，均获良效。如1周内不愈，可下周再割治一次，最多割治3次。1周治愈者占70%，病史不超过1个月者效佳。

附篇 发表的部分论文

中医治疗元阳暴脱证（急性心梗）一例

患者刘某，女，年龄 67 岁，既往有高血压、动脉硬化病史。1973 年 12 月 21 日上午 9 时许，在室外劳动，突然晕倒，不省人事。经当地医生检查，血压及脉搏均无，呼吸弱，心音亦弱，随即注射尼可刹米、静脉滴注氢化可的松等药，经抢救后，血压、脉搏开始好转，意识也逐渐清楚。但血压上升至 70/50mmHg 时，再未升高，病人处于休克状态。至 26 日，病情仍无好转。后经会诊决定中药治疗。

问诊：自觉头晕，胸闷恶心，畏寒，不思饮食，心悸气短，烦躁，每餐只食一两稀饭，五六日未大便，尿量极少、色浓如茶。

望诊：面容消瘦，神志有时恍惚，蜷卧，两颧潮红，苔白而滑，两边紫暗，唇口青紫。

闻诊：语声低微，气怯息短。

切脉：脉象微细沉伏，三五不调，若有若无，四肢厥冷，血压 70/50mmHg，体温 36℃。

辨证：肾藏精，主骨、主髓，脑为髓海，元阳衰微，髓海空虚，故头晕；先天之气亏耗，后天胃气失其所本，故纳食差、恶心；宗气无根，气不归元，肾不纳气，故心悸气短。阳虚膀胱不能化气，故尿少；心主血脉，元阳乃脉行之动力，阳衰欲绝，故脉见微细沉伏，三五不调；元阳暴脱，故见四肢厥逆，唇口青紫，心烦，面赤戴阳等症。以上症状变化虽多，而元阳衰竭是辨证的关键。

诊断：元阳暴脱证。

治疗：首以回阳救急法，用参附汤加当归四逆汤化裁。

处方：人参三钱，熟附片三钱，当归三钱，桂枝二钱，细辛一钱，甘草二钱，炮姜二钱，水煎服，6小时服一次。

次诊：服一剂后，血压即明显上升（80/68mmHg），连服4剂，头晕大减，四肢已温，纳食量增，脉较前略大，但仍三五不调，不大便，尿少。上方加红花、桃仁、茯苓各三钱，再进4剂，改为日服2次。

三诊：服药后诸症好转，病人已能下地活动，脉象细弱，血压126/85mmHg，自觉口干。拟方：人参三钱，山药五钱，石斛三钱，花粉三钱。2剂，水煎服，以善其后。至今已有六个月余，血压仍保持在120～130/85～90mmHg，每日从事家务劳动，无何不适感觉。

体会：

（1）本病开始出现晕倒，无血压及脉搏，经西医及时抢救，使血压维持在70/50mmHg长达5日之久，给中医治疗带来机会。病人获愈，不可否认是在西医治疗的基础上，而用中药获得了比较满意的效果。

（2）在西医治疗过程中，病人血压仅维持在70/50mmHg，仍处于休克状态，5日未获进展，改用中药后（西药全部停用）病情迅速好转，说明中医药的疗效是肯定的。

通过用药对本病的治疗，使我深深体会到毛主席关于"中国医药学是一个伟大的宝库，应当努力发掘，加以提高"的伟大教导是无比英明正确的。体会到中西医结合，创建我国新医药学的深远意义。（《辽宁中医》1975年第2期）

用"小青龙汤"治疗小儿寒性哮喘的体会

　　小青龙汤是治疗外有表寒、内有水饮的经方，为历代中医所习用，假若认证准确，方证相符，实有良效。笔者用本方加减治疗小儿寒性哮喘数十例，效果满意，颇有肤浅体会。

　　1. 应用范围

　　《伤寒论》曰："伤寒表不解，心下有水气，干呕，发热而咳，或渴，或利，或噎，或小便不利、小腹满，或喘者，小青龙汤主之。"又"心下有水气，咳而微喘，发热不渴，服汤已渴者，此寒去欲解也，小青龙汤主之。"《金匮要略》用本方治疗溢饮；加石膏以治"肺胀咳而上气，烦躁而喘，脉浮者，心下有水气"，又治咳逆倚息不得卧诸证。

　　从以上诸证看出，仲景立方意旨在于温肺散寒，逐饮镇咳。亦适应于小儿寒性哮喘。临床表现为：感受风寒易于发作，咳嗽气促，痰涎清稀，喉间哮鸣，形寒无汗，面㿠色晦，肢不温，口不渴或喜热饮，干呕或呕吐清水，恶寒或有发热，舌苔薄白或淡滑，脉象浮紧或浮滑。

　　2. 病因病机

　　在病机方面：大都内有伏饮，外感寒凉，二虚相加，闭阻肺气，肺失宣达。痰液是内因，是发病的基础，它的产生主要责之脾肾二脏。"脾为生痰之源"，脾弱运化失健，则痰浊内积，肾虚则摄纳无权而气逆；命火衰微，则火不生土，又可加剧脾的虚亏。至于急性发作，与肺有密切关系。因"肺主皮毛""司开合""肺为贮痰之器"，肺虚则卫外不固，风寒外邪易于侵入，夹痰互阻气道，以致气机不利。所以急性发作，病机主要在肺；慢性发作或缓解期，病机主要在脾肾。所以在后期调理上，用培补脾肾的方法以巩固疗效，防止复发，是很重要的。

3. 临床体会

小青龙汤治疗小儿寒性哮喘效果比较理想，其平喘化痰的功能优于其他方剂，并且效果稳定。方中麻黄是主药，用以开玄府、平喘止咳；半夏化饮止呕；干姜、细辛、五味子温肺镇咳；桂枝、芍药、麻黄共起解表作用。麻黄、干姜、细辛、五味子、半夏、甘草是必用的药物。在有表热的情况下，加桂枝、芍药，但喘而无热者不用。五味子为收敛肺肾之药，与细辛、干姜温肺散寒同用，一散一收，即《内经》所谓"以辛散之，以甘缓之，以酸收之"之意，并无滞邪不去之弊。无汗表实者用生麻黄，去芍药；表虚有汗者宜用蜜炙麻黄。治新发病例，宜注意"散"，重用干姜；治久发病例，宜注意"敛"，重用五味子；邪盛痰壅者，可去五味子，加白芥子、苏子、葶苈子等。

4. 验案举例

（1）女婴，15个月，喂予牛奶，体质肥胖，常发哮喘。近来又发作二十余日，时发热恶寒，无汗，咳嗽，痰多清稀，喉中痰鸣，辘辘有声，张口抬肩，夜不能入睡，常呕痰涎，舌淡滑，指纹浮露色紫，脉象浮滑。经西医X线胸透，诊断为支气管肺炎。经西医治疗效果不显。按中医诊断，属内有宿饮、复感风寒、寒饮相搏、阻塞气道之寒性哮喘。拟小青龙汤加减：麻黄1.5g，桂枝0.5g，白芍0.5g，干姜0.5g，细辛0.5g，半夏1.5g，五味子大的2粒，杏仁1g，白芥子1g，苏子1g。水煎2次，每次煎得药汁2匙，6小时服一次。上药连服4剂，喘平，喉中痰鸣消失，夜寐安宁。

（2）男孩，5岁，患哮喘已2年，遇寒即发。西医诊断为气管炎，经西药治疗效果不显，来我处用中药治疗。症见小儿面色㿠白，神怯，语声低微，喉中嘤嘤作响，张口抬肩，小便清长，脉濡细无力，舌淡滑。中医诊为肾不纳气，肺虚不能化敛之寒性哮喘，拟小青龙汤加减：麻黄5g，干姜1.5g，五味子2.5g，细辛1g，半夏2.5g，甘草1.5g，龙骨5g，熟附片1.5g。水煎服，日服2次。上药连服4剂，喘止，痰鸣消失，复投二剂，精神转佳，玩耍如常。

因其母诉及患儿两年来常发哮喘，察患儿体质瘦弱，为巩固疗效，拟脾肾两补之法常服。处方：白术5g，桂枝2.5g，茯苓5g，橘红2.5g，甘草（炙）1.5g，龙骨5g，熟地黄5g，山萸肉2.5g，五味子1.5g，熟附片1.5g，核桃一枚（打碎），水煎服。上方服二十余剂止，随访2年未见复发。

（《辽宁中级医刊》1978年第5期）

试谈 "治崩三法" 在临床出血证中的运用

武之望《济阴纲目》中引方氏曰："治崩次第，初用止血以塞其流，中用清热凉血以澄其源，末用补血以还其旧……"被后世称之为"治崩三法"，并以此来指导治疗妇科的崩漏，为广大中医所熟悉。

塞流含有急者治标、急先止血之义；澄源，乃辨证求因，正本清源之治；复旧是调整脏腑经络气血的偏盛偏衰，以达到身体康复的目的。塞流、澄源、复旧是治疗中的三个阶段，不是孤立的和截然分开的，常常是塞流澄源并举、塞流复旧并举或澄源复旧并举，各有侧重，相辅相成，相互为用。若单塞其流，不澄其源，则不能遏止血液妄行之势；单行澄源，不塞其流，则血脱气浮，易导致阴阳离绝；单塞流、澄源，不复其旧，又必有后顾之忧，故此三法必互相兼备。塞流、澄源、复旧大致包括止血、凉血、散瘀、收敛、益气、养血等几个方面，它不仅适用于妇科崩漏，而且可适用于各科临床中的其他出血疾病。兹分述如下：

1. 塞流

病人失血后出现的各种危急之证，稍若延迟，即可危及生命，急当对症处理，乃急者治标的法则。

（1）益气固脱　气与血互根，无血则气无由生，无气则血无由长，气为血之帅，血为气之母。大出血患者容易导致血少气无所依的病机，出现晕倒、手足厥冷、面色㿠白、气微出冷汗等症状，临床上常以独参汤救脱。如《温病条辨·治血论》说："故善治血者，不求有形之血，而求无形之气。"《张氏医通》说得更为具体："若大脱血后，毋以诊脉，急用独参汤加当归救之。"在临床上不论何种出血，如咳血、吐血、便血、崩漏、产后血晕、外伤出血等，皆可用之，有益气摄血，强心救脱之效。

（2）止血　血是维持人体生命的重要精华物质，大量出血可危及生命，必须采取止血措施。大体分为两种：一是外治法，如包扎压迫，手术结扎血管，冷敷或外用止血药等，常用于外伤出血或鼻衄、齿衄、耳衄……二是内治法，即口服止血药，如三七粉、百草霜、云南白药等。这类药大多数是以止血为主，清热凉血化瘀为辅，塞流之中寓有澄源之意。

2. 塞流与澄源并举

病症为标，病因为本；塞流治标，澄源治本，两者并举，标本兼顾。

（1）凉血止血　血得热则沸，遇寒则凝。凡属热邪迫血妄行之证，皆须用凉血止血法。如肝火灼胃的吐血，肝火犯肺的咳血，肝经血热以致经血暴下的血崩及月经过多等证，均属常见。宜用生地黄、槐角、地榆、侧柏叶、大小蓟、茅根等凉血止血药，或伍用黄芩、黄连、栀子、犀角等清热药，并根据出血部位的不同而选择不同的止血药。吐血宜用生地黄、黄芩、花蕊石、棕榈炭、乌贼骨、白及；衄血宜用栀子、黄芩、白茅根；咳血宜用阿胶、白及、血余炭、藕节、小蓟；血崩宜用阿胶、艾叶、生地黄、黄芩、侧柏叶、棕榈炭；肠出血宜用槐角、地榆等。上部出血多伍以降气药，如苏子、杏仁、旋覆花，使血随气下而不上溢，或伍以大黄导热下行，釜底抽薪，从而缓解上部出血之势。以《十药神书》十灰散为例，主治吐血、咳血来势骤急，方中大蓟、小蓟、荷叶、侧柏叶、白茅根、茜草根、棕皮均为止血药，又能清热凉血；加栀子导肝热下行；丹皮凉肝清热；大黄导胃热下行，大黄、丹皮又是活血祛瘀之品，配伍入方能清热止血而无凝滞之弊。以上十味均烧存性，故名十灰散，以增加止血之功。

（2）收敛止血　收敛含有收涩、潜阳、敛阴固脱之意。"血脱者敛之以阴，气脱者敛之以阳。"收敛止血以酸涩之品为多，适用于虚性出血证。如脾不统血所致的大便下血，常用诃子、五倍子、地榆炭；肺阴虚之咳血，常用诃子、乌梅炭、白及、侧柏叶；冲任不固之崩漏，常用棕榈炭、乌梅炭、龙骨、牡蛎等。龙骨、牡蛎不但能收敛止血，且有益阴潜阳作用。如张锡纯的固冲汤，其中用龙骨、牡蛎即寓有此意。

收敛止血法，很少单用收敛止血药，多是配伍在其他止血方药中使用。偏于气虚的，益气摄血和收敛止血并用；偏于血瘀的，以活血散瘀和收敛止血并用；偏于热的，以凉血清热与收敛止血并用等。总之，以收敛止血药治其标，以病因、病位不同而选用不同的药物治其本，即可应无穷之变。

（3）散瘀止血　脉中有瘀滞，有碍血行，而使血溢于外。

若需止血，必先散瘀，瘀血不去，新血安能归经？临床中凡有血瘀指征者，皆可以活血药与止血药同用。散瘀与止血在一定条件下，起到相辅相成的效果。例如，失笑散治疗产后血晕，不仅有瘀血的见证，又有出血的见证，若只活血散瘀而不止血，就有可能导致大量出血的恶果。方中五灵脂活血散瘀，澄本清源，消除致病之因；蒲黄既有行血之功，又有止血之力，与五灵脂合用，不仅增强了行瘀的力量，又照顾到出血的症状。又如《眼科六经法要》的生蒲黄汤治疗眼底出血，血分有热导致眼底出血，应凉血止血，故本方用生蒲黄、旱莲草、生地黄、荆芥炭。由于眼底出血导致视力模糊，若治疗时只着重止血，不散瘀血，则瘀血沉留于眼底，会导致患者失明的严重后果，故在凉血止血的基础上，配伍丹参、丹皮、郁金、川芎行血散瘀之品，共奏散瘀止血之效。血随气行，亦随气滞，故常在散瘀止血中辅以理气药。

（4）温经止血　适用于无热象的虚寒性出血证。凡起病缓，或出血反复不止，面色㿠白，血色淡或紫暗，身冷脉微者，多为阳虚之证，治当温阳固摄。运用温阳止血法，常因出血部位或病证不同，用方亦各异。如《金匮要略》中的黄土汤以黄土为主药，适于大便下血；柏叶汤以柏叶、艾叶为主药，适于胃出血的吐血；甘草干姜汤以炮姜为主药，适于肺胃出血的吐血、咳血等。

3. 澄源

着重审因论治，正本清源，则出血自止，乃治本之大法。

（1）凉血解毒　热入营血，迫血妄行，阳络受伤则血从上溢而为吐血、咳血、衄血；阴络受伤而血从下出则为便血、溺血；热邪迫血外溢肌肤则为肌衄发斑。根据热清血自宁、阴滋火自熄的机理，当以清热解毒、凉血滋阴为法，不用止血之品而达到止血的目的。如温热病毒燔及营血而致出血所用的是犀角地黄汤。方中犀角凉心泻肝，大清营血热毒；生地黄清热凉血，养阴滋液；赤芍、丹皮凉血散血，犀角、生地黄得二药相助，既增强了清热解毒、凉血滋阴的作用，又防止了因寒凉太过引起瘀血停滞的弊病，不用止血药，就能起到对热邪迫血妄行的出血证止血化斑的作用。再如《丹溪心法》治疗肝火灼伤肺络而咳血的咳血方；张仲景治疗湿热郁遏肠胃而下痢便血的白头翁汤等，亦属此类。

（2）补养心脾　心主血，脾统血。心虚则血无所主，脾虚则气弱血无所摄。临床多见于慢性出血；或妇女月经不调、月经过多；或崩中漏下；或血小板减少而致的出血证。如常用的代表方剂归脾汤，是养心和健脾并重，气血双补的方剂。方中十味药无一味是止血之品，却能达到止血的目的，体现了补养心脾法在治疗出血病中的作用，并含有澄源、复旧双重意义。

4. 复旧

出血已止之后，即着手巩固疗效，调整脏腑经络气血阴阳之偏胜偏衰，以恢复健康。气虚则血无所摄，血虚则气无所依。失血之后，必然影响气血相互依存的正常关系，而出现种种症状。气血又与心、肝、肺、脾、肾有密切关系。肺主气，朝百脉；心主血脉，循环不已；肝藏血而调节血量，脾统血而为生化之源；肾为先天之本，又主纳气，肾气充沛，纳气正常，呼吸才能均匀。从这一整体观念出发，根据临床的不同表现，补其不足，损其有余。如脾虚气弱加参、术、芪；阴虚发热加地骨皮、丹皮、生地黄；盗汗加玉竹，自汗加牡蛎；心悸加远志；失眠加枣仁等。

（1）气血双补　血的运行有赖气的推动，气的化生又以血为物质基础，气血大伤之后，当以气血双补调理，寓有阳生阴长之妙。如当归补血汤，方中黄芪补气，促进有形之血速生；当归补血，以敛摄无形之气，使之阴阳相引。此法用处甚广，如临床常用的八珍汤、归脾汤、十全大补汤、人参养荣汤等，比比皆属。

（2）滋阴凉血　阴虚则阳必亢，血虚者气必越，阴血不足，气热偏炽，每每导致阴血暗耗，脉络灼伤的出血证，治宜滋阴凉血以复其旧，即壮水之主以制阳光。如治疗肺痨的百合固金汤，方中生地黄、玄参、白芍滋阴清热凉血，熟地黄、百合、麦冬补肺润燥，贝母、桔梗、甘草清肺止咳，当归补血活血，使滋阴而无腻滞之弊。

（3）补血调肝　肝既然有藏血和调节血量的作用，所以某些出血证后期的恢复中，常常补血调肝。如四物汤，既是补血的基础方，又是调经的基础方。方中熟地黄、当归补血养血，白芍补血敛肝潜阳，川芎活血使补而不滞，或酌加阿胶、首乌、菊花、柏子仁等以治疗出血证后期存在的头晕目眩，耳鸣，心悸，睡眠不安，面色指甲不华，脉弦细等肝血不足的见证。

（4）益气活血　气行则血行，气滞则血滞。益气能推动血液循环或促进新血的化生，活血可散其血脉中之瘀滞，有助血液循环和血液的新陈代谢。益气与活血相辅相成，相互为用。如王清任所创的补阳还五汤，治疗脑卒中（包括脑出血）引起的口眼歪斜、半身不遂等证。方中重用黄芪益气固表，归尾、赤芍、川芎、桃仁、地龙活血化瘀通络，临床应用，每获良效。

（5）复旧与塞流并举　此法多适于脏腑气血虚弱，病势较缓的慢性出血，或出血已基本控制，仅属调理巩固疗效者，多以调理之复旧为主，止血之塞流为辅，在复旧的基础上，根据出血部位和病因的不同，稍辅以收敛止血之品。如气虚下陷的崩中漏下、便血，可用气血双补的归脾汤加棕榈炭、柏叶炭、地榆等；肺痨咳血的，可用滋阴凉血的百合固金汤加小蓟、白及、藕节等；妊娠腹痛下血、冲任虚损崩中漏下，可用补血调肝的四物汤加阿胶、艾叶炭（名胶艾四物汤）等。

（6）复旧、澄源并举　这方面的治法与意义，已寓于澄源或复旧法中，如归脾汤、百合固金汤等，皆属此类，兹不赘述。

另外，注意起居劳逸和饮食的调理、有助于恢复健康，亦属复旧之意。

综上所述，塞流、澄源、复旧三法不但是治疗妇科崩漏的法则，而且对临床各科出血证亦有广泛的指导意义。如其曰"治崩三法"，不如说治"出血证三法"为宜。

（《辽宁中医杂志》1981 年第 6 期）

运用补中益气汤琐谈

补中益气汤是李东垣遵《内经》"损者益之"，"劳者温之"之旨而制定的补益名方。东垣曰："内伤脾胃，乃伤其气；外感风寒，乃伤其形。伤其外为有余，有余者泻之；伤其内为不足，不足者补之。内伤不足之病，苟误认作外感有余之病而反泻之，则虚其虚也。"方中黄芪为君，补中益气，升阳固表止汗；党参、白术、甘草为臣，益气健脾补中；佐以当归补血和血；陈皮理气和胃；更用少量升麻、柴胡升举清阳以为使，兼有疏郁透达之意，诸药相伍，共起益气健脾，升阳举陷之功。在临床上用来治疗以中气不足为主的许多虚弱性疾病，已为医林所共赏。笔者用此方于内、妇、儿、外等各科临床中，治疗数十种病证，均获一定疗效，兹举数例如下：

1. 长期发热

崔某，男，40岁。5个月前因感冒发热寒战，出冷汗，周身酸痛，微咳，吐白沫痰，经用西药及抗生素等住院治疗3个月无效。后转某医院检查：血沉5mm；血色素13克，白细胞5700，中性53%，淋巴球46%。十二指肠液培养未见细菌生长。诊断：发热待查。建议每日用红霉素12万单位，氢考100mg静滴，治疗近2个月，发热不退，体温37.2℃～39.6℃，遂来我院求治。诊见面色㿠白无华，四肢倦怠，神疲少气，口干不欲饮，舌质淡苔薄白，脉细弱无力。证属气虚发热，拟甘温除热法。方用补中益气汤加味：黄芪20g，党参20g，白术15g，甘草6g，当归15g，陈皮12g，柴胡12g，升麻6g，黄芩12g，重楼15g。连进20剂，发热寒战未作，体温恢复正常，但仍感乏力气短，遇劳则肌肉酸痛，遇风易打喷嚏，时有自汗出，纳食尚可。查其舌质转淡红，边有齿痕，苔薄白腻，脉沉细数无力。继守原方加防风15g。又进6剂，病愈出院。嘱服补中益气丸调理半月，以巩固疗效。

2. 癃闭

姜某，男，72岁。患前列腺肥大已2年，经治疗时轻时重。2日前初觉排尿不畅，继而点滴不出，小腹胀急，予以导尿，腹胀急虽暂缓，因导尿不慎损伤尿道，肿胀疼痛，致使导尿困难，遂来我院求治。查舌质淡胖，边有齿痕，苔白滑，脉虚弦无力，两寸弱小。诊为中气下陷，下元亏虚，阳不化气，方用补中益气汤加味：黄芪20g，白术15g，陈皮10g，升麻10g，柴胡6g，党参15g，当归15g，甘草6g，小茴香12g，肉桂面6g（分冲），黄柏10g，金钱草15g。3剂，药尽能自行排尿，尿道肿痛消除。效不更方，又进6剂，排尿正常。

3. 昏愦

于某，女，76岁。年迈体弱，劳累过度，突然昏倒，神识不清，经西医观察治疗 2 日，神志仍不清，饮食不进，间有遗尿，乃邀余前往诊视。病人闭目如寐，问话不答，时自呓语，四肢间有无意识活动。舌尖红绛起刺，苔白厚而燥，脉虚大且数，按之无力。证属年迈气衰，五志过极，气阴两虚，气机逆乱。宜以补中益气汤益中升阳，佐以知母、生石膏宣清肺胃之热以护阴。药用：党参 15g，黄芪 15g，白术 12g，陈皮 10g，当归 15g，升麻 6g，柴胡 6g，甘草 6g，知母 12g，生石膏 25g（先煎）。药尽 1 剂二目能自启，给水知饮。2 剂神清知食，连服 6 剂则能下床扶杖自行活动。

4. 肠梗阻术后粘连引起再次肠梗阻

王某，男，68 岁。患者于 1978 年 10 月患肠梗阻，术后两月创口愈合。体质虚弱，伴有脘腹隐痛，纳差少气。3 日前夜间突然腹痛增剧，未见缓解，诊为肠粘连引起再次肠梗阻，嘱其再次手术治疗。患者不同意手术，遂求余诊治。见患者双手捧腹，语言低微，口苦口干，水饮不下，恶心，欲吐不出，腹胀且痛，大便三四日未行。舌淡紫，苔白厚腻腐，脉象弦滑大而无力。证属中气不足，运化无力，腑气阻滞不通。治宜益气通腑，方药：黄芪 15g，党参 15g，白术 15g，陈皮 12g，当归 15g，甘草 5g，升麻 5g，柴胡 10g，枳实 12g，大黄 15g（后下），芒硝 20g（分冲）。2 剂药后，泻下硬便夹有恶秽稀水，腹痛腹胀顿除，精神转佳。原方去枳实、大黄、芒硝，加神曲 15g，莱菔子 15g，枳壳 15g，又服 6 剂，诸证尽愈，遂出院回家调养。

5. 带下、阴吹

王某，女，37 岁，近 3 个月来疲乏少气，身重嗜卧，尿频色清，白带绵绵不断如月潮，无特殊气味，伴有阴部奇痒，特别是阴道常如排气作响，甚感苦恼。查：舌淡紫，苔白滑，脉细弦缓，尺无。证属中气下陷，脾肾两虚，湿浊下注。拟益气升阳化湿法，方用补中益气汤加味：黄芪 20g，党参 15g，白术 15g，陈皮 12g，当归 15g，升麻 6g，柴胡 6g，蛇床子 20g，椿根白皮 15g，茯苓 15g，菟丝子 15g，苍术 15g，炒车前子 15g，甘草 6g。另用艾叶 15g，蛇床子 15g，苦参 15g，川椒 15g，水煎外洗阴部。先后连服 8 剂病愈。

体会

清·柯韵伯认为补中益气汤可以补脾、心、肺、肝，"惟不宜补肾，阴虚于下者不宜升，阳虚于下者更不宜升也。"此论似有不妥。证之临床，因中气虚累及肾阳虚者屡见不鲜。如余治疗脱肛、阴脱、阴吹、转胞、癃闭、眩晕等病证，皆与肾关系密切，且又皆属肾阳虚亏所致。因多是中气不足累及于肾，故用补中益气法以达到升提肾气的目的，而取得满意疗效。以余一得之见，凡见神疲倦怠，少气，舌质淡，苔白，脉大无力或细弱者，无论属于何种病证，症情如何复杂，均可根据"中气不足"之证，按标本缓急斟酌使用。补中益气汤治其本，配以专药治其标而应手取效。

补中益气汤是针对"中气虚"即中焦脾胃气虚而设。脾胃是后天之本，主运主化。中气充足上可奉养心肺，保持宗气充沛，实现贯心脉以行气血，走息道以司呼吸的功能。下可滋填肝肾，充养肾中之真气，合而为元气，维持人的生命活动。内可充脏腑，外可实肌肤，旁达四肢百骸，是人体营养精微输布之枢纽。所以凡脾虚胃弱，中气不足引起的诸虚之疾，在上不足者宜升，在下不足者宜提，在左右四肢肌肤者宜充填鼓舞，每每多获良效。

（《辽宁中医杂志》1984 年第 3 期）

婴儿肠梗阻术后再梗阻二例治验

　　笔者根据中医小儿"易虚易实""易寒易热"或"脾常不足"的特点，自拟益气通腑、导滞通腑、化瘀通腑、温阳通腑四法，辨证施治婴儿肠梗阻手术后出现再梗阻 2 例疗效满意，介绍如下。

　　例 1. 张某，男，2 岁。1983 年 12 月 27 日会诊。患儿因粘连性肠梗阻于当月 22 日手术，术中分离粘连，解除梗阻，术后排气排大便各 1 次。之后开始无大便、无排气、腹部渐大，肠音微弱，反复呕吐，至 26 日经 X 线腹部透视，见有多个液平面，且肠音消失，诊断为：①肠麻痹；②肠粘连引起再次肠梗阻。因患儿体质状态很差，难于承受第 2 次手术，在做转院准备的同时邀余会诊。刻诊：患儿精神萎靡，面色㿠白无华，左鼻孔留有胃肠减压管，口唇青白，囟门凹陷，四肢肌肉松弛，腹胀如鼓，按之稍软，叩之空空，哭声低微嘶哑无力，指纹淡青，脉细数无力。四诊合参，证属中气下陷，升降失司，气滞血瘀，浊邪内聚。治当通腑泻浊为主，参以益气、导滞、化瘀之意。方药：番泻叶 3g，酒川军 5g（后下），芒硝 4g（分冲），赤芍 3g，桃仁 3g，枳实 3g，木香 3g，厚朴 5g，莱菔子 10g，党参 6g，黄芪 10g，升麻 3g。水煎 2 次，取汁 100mL，分 3 次，每 4 小时鼻饲给药 1 次。嘱大便通下即刻停服。

　　二诊：给药 3 次后，连续排大便 3 次，呈稀水样，夹有黑色黏液，未再呕吐，腹胀明显减轻，肠音增强。改用健脾益气、消食导滞法。党参 6g，焦白术 6g，茯苓 10g，炒山药 6g，炒白扁豆 6g，陈皮 6g，神曲 6g，鸡内金 6g，半夏 3g，莱菔子 3g，木香 2g。2 剂，每剂水煎 2 次，取汁 100mL，分 3 次，鼻饲给药。

三诊：患儿精神转佳，腹软不胀，虽未大便，但矢气频转，肠音正常，已撤去胃肠减压管，嘱进母乳，无何不良反应。为巩固疗效，继守 2 诊方连服 6 剂，精神良好，玩耍如常，面色及指甲转红润，腹软，日排大便 1 次，色淡黄成形，于 1984 年 1 月 5 日告愈出院。考虑系粘连性肠梗阻，虽经剥离，恐日后酿患，嘱服白术散 1.5g 合疳积散 0.5g，日服 2 次，调理 1 个月。1 年后追访，发育良好。

例 2. 孙某，男，7 个月。1984 年 11 月 1 日因患肠梗阻而手术。术后排气、排大便各 1 次，之后第 2 天出现呕吐、腹胀、无大便，经 X 线腹部透视，发现 2 个液平面，诊断为肠梗阻术后粘连引起再次梗阻。因患儿精神及营养状况不佳，难以再次手术，邀余会诊。刻下：患儿精神萎靡，面色萎黄不泽，睡则露睛，形体瘦削，左鼻孔留有胃肠减压管，腹部膨隆如鼓，叩之空空，哭声低微嘶哑，指甲淡白，指纹淡青隐于风气二关，四肢不温。证属中气大伤，运化无力，浊邪内停，阴损及阳。治以通腑泻浊为主，佐以温阳益气，导滞化瘀。方药：熟军 3g（后下），芒硝 4.5g（分 3 次冲服），熟附片 3g，党参 6g，焦白术 6g，黄芪 10g，枳壳、槟榔片、莱菔子、半夏、鸡内金、当归各 6g。水煎 2 次，取汁 100mL，分 3 次，每 4 小时鼻饲给药一次，嘱大便通下即刻停服。

二诊：上药服尽开始排大便，先后 2 次，量少略溏，色黑绿相杂。腹软，恶心未吐。仍宗前法，续投 4 剂，每 6 小时鼻饲给药一次。

三诊：患儿面色红润，手能握玩具玩耍，四肢转温，胃肠减压管已撤去，腹软，日排大便 1 次，嘱进母乳，指纹淡红，隐于风关之下，改用健脾、导滞化瘀法，党参 6g，白术 6g，陈皮 5g，神曲 3g，莱菔子 6g，槟榔片 6g，鸡内金 5g，桃仁、赤芍、当归各 6g。水煎 2 次，取汁 100ml，分 3 次，每 6 小时服一次。

上药连服 8 剂，于 12 日痊愈出院。1 年后追访，发育正常。

（《辽宁中医杂志》1987 年第 12 期）

当归补血汤合五子衍宗丸化裁治疗 男性不育症 13 例

笔者根据"肾藏精""主生殖""精血同源"的理论，选用当归补血汤（黄芪、当归）益气补血，合以五子衍宗丸（枸杞子、菟丝子、覆盆子、五味子、车前子）补肾填精为基本方，临证化裁治疗男性不育症，取得一定疗效。阳虚加淫阳藿、仙茅、肉桂等；阴虚加制龟甲、生地黄、山萸肉等；湿热加黄柏、泽泻、滑石等；痰浊血瘀加海藻、昆布、王不留行、炮山甲等；早泄、梦遗、滑精加龙骨、芡实、山药等。每剂水煎 3 次，每日 2 次；或将上药水煎浓缩干燥压片，每片重 0.3g（约含生药 10g），每次 4 片，日 3 次。服药 30 天复查 1 次精液常规。若爱人怀孕或精液常规正常即可停药，连续治疗 3 个月无明显进步者，判为无效，终止治疗。

一般资料：13 例中年龄最小 24 岁，最大 36 岁；结婚 2～3 年 9 例，4 年 3 例，10 年 1 例。其中精竭症（精子数极少或无精子）4 例；乏精症（精子数明显低于正常值，无生育能力）8 例；精液不液化 1 例。

治疗结果：临床治愈 10 例（女方已妊娠者 7 例）；显效 1
例；无效 2 例（均属于精竭症，治疗后无变化）。

中医学认为，精子的形成与肾的关系最为密切，尽管导致
男性不育的原因极其复杂，但总括起来不外乎一个"虚"字，
或肾阴虚，或肾阳虚，或虚中夹实，致使精血不足或生精障
碍。笔者从"精血同源"理论出发，选用当归补血汤合五子
衍宗丸为基本方，临证时伍以淫羊藿、肉桂、制龟甲、黄柏等
补阳补阴药，取其"阴中求阳""阳中求阴"之意，再结合每
个患者的特殊情况予以辨证用药，方可取得较好疗效。

（《辽宁中医杂志》1988 年第 5 期）

育精 I ~ IV 号系列药治疗
男性不育症 136 例

笔者采用育精 I ~ IV 号系列中药，辨证施治，取得满意疗
效，现初步总结如下。

1. 临床资料

本组 136 例均为门诊病例；病例选择标准：婚龄 2 年以
上，夫妻同居，未避孕，女方无生殖系统疾病而未能孕育；精
液常规：精子计数低于 6000 万/mL；精子活力低于 60% 或死
精子、无精子；年龄：最小 23 岁，最大 36 岁，平均年龄 26.6
岁；婚龄：2 年以上者 94 例，3 ~ 4 年以上 30 例，5 ~ 10 年 12
例。精子计数：无精子 16 例，0 ~ 10/高倍视野 11 例，1000
万/mL 以下 13 例，1000 万 ~ 3000 万/mL 24 例，3000 万以上
~ 6000 万/mL 以下 72 例。精子活动力：除无精子症外，全部
死精子 4 例，死精子占 70% 以上 32 例，活动力 5% 以上，不

足 40% 101 例，40% 以上不足 60% 15 例。

2. 治疗方法

全部病例根据辨证与辨病相结合的方法，分别采用 I ~ IV 号系列药对症治疗。各号药物均分别干燥粉碎，过 100 目筛，装入空心胶丸，每粒含生药 0.3g，每次吞服 6 ~ 8 粒，1 日服 3 次，连服 3 个月为 1 个疗程。服药 1 个月做 1 次精液常规检查，服药期间如配偶妊娠或精液常规正常，即可停服。患者服药期间，嘱其节制房事和忌食辛辣食物及酒类。

如遇兼证和两个证型兼有的患者，可将两个型号的药物同服（剂量各自减半）或交替服用。本组中的个别患者曾间服过 I ~ IV 号系列药物的汤剂。

3. 辨治方药

（1）肾阴阳两虚，精气不充　治以填补阴阳，振奋肾气。临床表现精子数减少，即在 6000 万/mL 以下，精子活动度低于 60%；一般无明显自觉症状，有的可见神疲乏力，腰膝酸软，遇劳加重，舌淡，脉细弱。方选育精 I 号：黄芪、当归、熟地黄、菟丝子、枸杞、五味子、覆盆子、肉苁蓉、巴戟肉、山萸肉、淫羊藿等。例案：

彭某，30 岁，工人。1988 年 12 月 20 日初诊，主诉结婚 2 年不育，配偶妇检无异常。平时自感神疲乏力，腰膝酸软，夜寐多梦，舌淡脉细弱。精液常规：精液量 4mL，精子计数 4 ~ 5/高倍视野，脂肪球（+）。选用 I 号药，连服 3 个月。1989 年 4 月 12 日告曰：爱人停经 50 天，妊免试验阳性。年末生一男婴。

（2）肾阳不足，精无由生　治以温阳补肾，激发精生。临床表现精子计数及活动率均低下，或伴有阴冷精清，腰膝酸软畏寒，早泄或举而不坚，性欲淡漠，尿频清长，面色㿠白或晦暗，舌淡、脉沉细。方选育精 II 号方：在 I 号方基础上，加补骨脂、韭子、仙茅、鹿角霜、肉桂等。例案：

付某，32岁，工人。1987年10月31日初诊。诉结婚4年不育，经治疗效果不显。自觉腰膝酸软畏寒，性淡漠或举而不坚，或早泄，尿清长，神疲乏力。查面色萎黄，舌淡，脉沉细。精液常规：量1.5mL，质稀薄，精子计数3000万/mL，活动率40％。投服育精Ⅱ号药1个疗程，1988年3月配偶妊娠，年末生一男婴。

（3）肾阴不足，精源枯涸　治以滋阴补肾，壮水育精。临床常见精液量少，色黄质稠，或结块，或不液化，或精子数少，或畸形率高，伴见头晕耳鸣，腰膝酸软，失眠盗汗，房事较频，尿黄，面色晦暗不泽，舌质红，脉细数或虚大。方选育精Ⅲ号：当归、熟地黄、菟丝子、覆盆子、枸杞、车前子、泽泻、山萸肉、山药、五味子、女贞子、酸枣仁、远志、制龟甲、黄柏等。例案：

黄某，28岁，1988年3月29日初诊。诉结婚2年余不育，平时腰酸痛，凌晨2～4时疼痛尤甚，少寐多梦，盗汗，阴茎易勃起，尿黄。舌质暗红，脉弦细数，尺大无力。精液常规：量1.5mL，pH值8，精子计数2～3/高倍视野，白细胞（++），脂肪球（++）。投服育精Ⅲ号药1疗程，1988年7月2日告曰：爱人经某医院检查怀孕。1989年3月生一男婴。

（4）湿热痰瘀，困扰精室　治以清化瘀浊，生精育阴。临床精液常规，除精子计数和活动力乏弱外，并见红白细胞、脓球、脂肪球；局部检查有精索静脉曲张或附睾结节，或房事后会阴部及小腹、睾丸处隐痛或胀痛不适，腰骶酸痛，尿频急或痛，或尿黄混浊，或房事不能射精，舌质红，苔白厚，脉弦滑等。方选育精Ⅳ号：萆薢、木通、滑石、甘草、黄柏、石菖蒲、白花蛇舌草、川楝子、牛膝、炒王不留行、莪术、炮山甲、蜈蚣等。例案：

于某，31 岁，于 1988 年 6 月 17 日就诊。配偶妇检无异常，夫妻同居 3 年不育。精液常规：精子计数 1800 万/mL，活动不良 30%，死精子 70%。局部检查：双侧附睾结节如花生米大，压痛；双侧精索静脉曲张，如蚯蚓盘曲。平时伴见头晕耳鸣，多梦健忘，房事后小腹及会阴部胀闷不适；舌稍红苔黄腻，脉弦滑尺大。投服育精Ⅳ号药 1 疗程后，精液常规：精子计数 1.3 亿/mL，有活力 10%，白细胞（++）。继服 1 个月，同年 12 月 16 日配偶停经 2 个月，妊免试验阳性，1989 年 7 月产一女婴。

4. 治疗结果

治愈：经服药 1 个疗程（3 个月，下同），服药期间或停药 3 个月内配偶妊娠者，或精子计数 8000 万/mL 以上、活力 65% 以上 96 例，其中妊娠 77 例；有效：精子计数递增 1000 万/mL 以上、活力提高 10% 以上 18 例；无效：精子计数与活力无明显改善或信访无回音 22 例。总有效率 83.83%。

（《辽宁中医杂志》1991 年第 4 期）